머리말PREFACE

최근 간호계는 보건정책이나 간호정책과 관련된 이슈를 활발하게 만들어 내고 있다. 또 이에 대한 논의와 의견개진 역시 적극적으로 이루어지고 있다. 이는 다른 어느 때 보다 보건정책에 대한 요구가 높아지면서 간호정책과 연결되고 국가 보건정책과 간호정책이 상호 직 · 간접적으로 영향을 미치기 때문이다. 따라서 간호가 국가 보건정책의 중심에 위치한다는 사실에 대해 이의를 제기할 사람은 이제 아무도 없다.

한국간호교육평가원에서 제시한 간호학습성과의 마지막 부분도 '국내 · 외 보건의료 정책변화를 인지한다'로 되어 있다. 그동안 우리에게 '정책'이란 용어는 쉽지 않은 단어였다. 특히 간호라는 말이 들어가서 '간호정책'이란 용어를 접할 때면 맘이 무겁게만 느껴졌다. 분명 학습성과로 정책의 변화를 인지해야 되는 것이 중요한 부분이지만 이와 관련된 자료나 교재는 그리 많지 않았고 정책변화를 따라갈 감각이나 자신이 없었기에 더욱 그러했다.

정보화시대에 사는 우리들은 정책에 영향을 주고 정책문제를 이슈화하기 위해 영향력 있는 대중매체를 주도할 수도 있고, 우리의 이해를 직접 나서서 정책에 반영할 수도 있게 되었다. 실제로 미국에서는 간호 관련 협회를 통한 여론이나 로비활동으로 자신들의 이해를 정책에 반영시킨다. 미국의 이해 단체 중에 1,299개 기관에서 로비활동금으로 4억8천 달러를 소요하였고 2,918명의 로비스트를 사용하였다고 한다. 그중에 간호마취협회(AANA)에서는 94만 달러, 미국간호협회(ANA)에서는 160만 달러를 소요한 것으로 보고된다. 그러나 우리나라 간호정책의 현실은 이를 펼쳐나가기에 아직 많은 부분에서 부족한 것 같다. 뿐만 아니라 간호 관련 단체가 국가 보건정책 수립과 집행에 적극적으로 개입하는 목소리도 아직 크지 않은 게 현실이다.

본서는 간호부문이 국가 보건정책의 중심에서 자신의 위치를 찾아가는데 조금이나마 도움이 되었으면 하는 소망에서 출발한 결과물이다. 본서는 간호와 정책, 보건의료와 국가, 보건의료정책, 사회보장제도와 의료체계, 정책과정인 의제설정 - 정책결정 - 집행 - 평가, 간호정책과 질관리, 보건의료정책의 변동 및 보건의료이슈에 대해 되도록 쉽게 설명하고 있다. 학부학생들 뿐만 아니라 석 · 박사 학생들에게도 간호와 보건의료정책에 더 많은 관심을 갖도록 저자들 모두 함께 노력하였다. 그 이유는 간호와 보건의료정책을 공부하는 간호학도들을 통해 간호정책의 미래를 기대하는 바가 크기 때문이다.

"첫술에 배부를 수 없다"는 마음으로 본서를 세상에 내놓는다. 독자 여러분의 관심과 사랑이 주마가편(走馬加鞭)임을 확신한다.

흔쾌히 본서 출간을 결정해 주신 계축문화사 주사장님과 표지와 편집에 꼼꼼히 힘써 주신 계축문화사 편집부 여러분께 감사드린다.

2024년 2월

대표저자 이혜영

POLICY IN NURSING & HEALTH CARE

간호와 보건의료정책

제 2 판

이혜영 · 권미영 · 박금주 · 백찬기 · 조미영 · 문재우 편저

계축문화사

차례 CONTENTS

제10장 보건의료정책변동 237

제11장 간호와 보건의료이슈 263

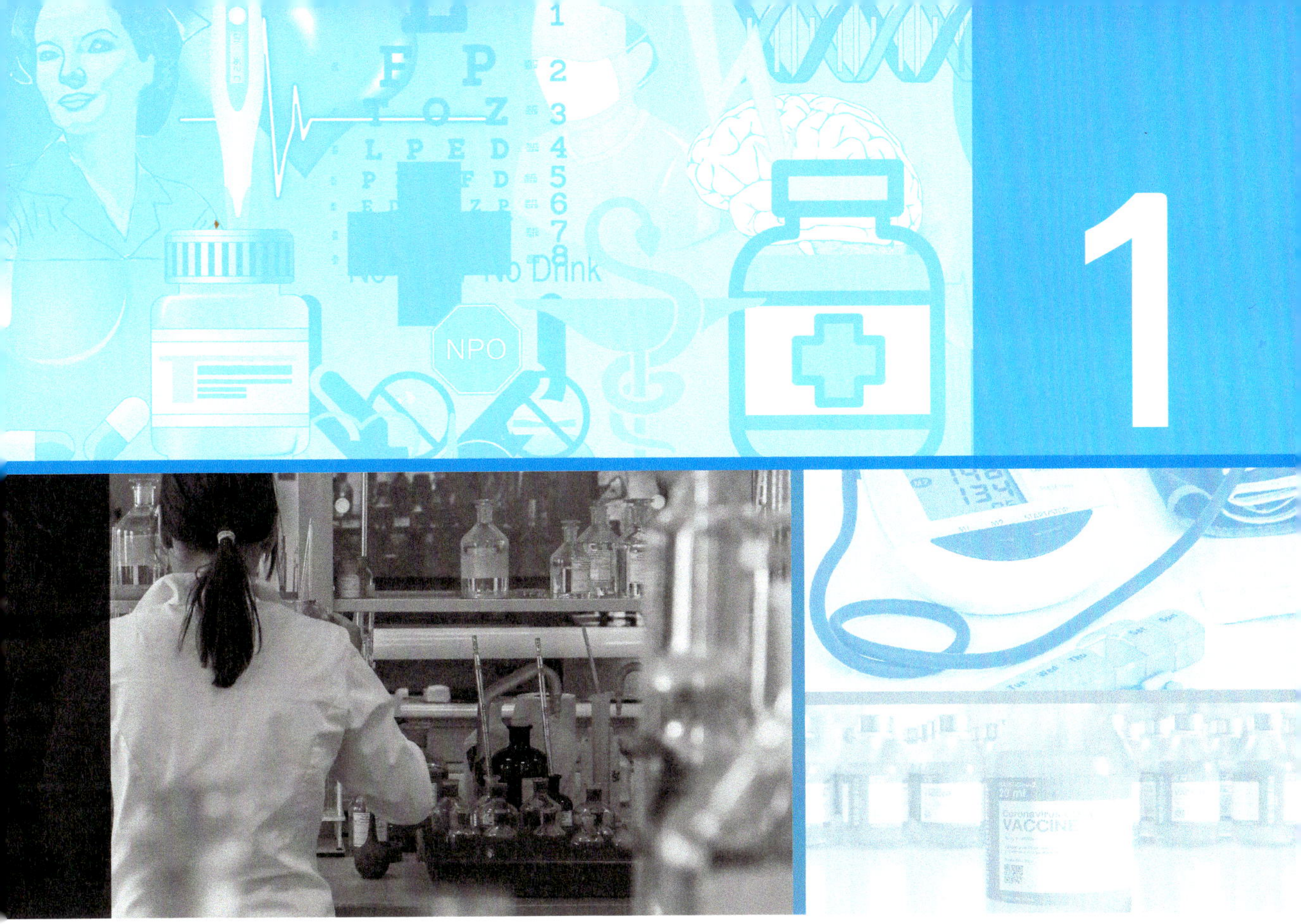

1

간호와 정책

제1절 정책의 개념

제2절 정책과정

제3절 간호정책과 정책과정

제4절 간호정책의 활동프레임

제1장

1 간호와 정책

제1절 정책의 개념

1 정책의 정의

정책(policy)의 어원은 고대 그리스의 '도시국가'라는 'polis'에서 유래되었다. 정책은 결정 사항을 안내하고 합리적인 결과를 수행할 수 있게 하는 원칙이나 규율을 가리킨다. 사진적 의미로는 '정부나 정치단체, 개인 등이 정치적인 목적을 실현하거나 사회적인 문제를 해결하기 위하여 취하는 방침이나 수단'이다. 중세유럽에서는 정책이라는 용어를 '공공부분관리 처리' 또는 '정부운영'으로, 근대유럽에서는 '공적 일 처리', '공적문제 운영'으로 정의하였다. 즉, 정책이란 정부 또는 공공기관이 공적 목표를 달성하기 위하여 준비한 행동지침이라고 정의할 수 있다. 따라서 정책은 목표와 수단의 결합이다.

한편, 정치(politics)는 "가치의 권위적 배분(authoritative allocation of values)", "국가의 운영 또는 이 운영에 영향을 미치는 활동"으로 정의되는데 'polis'라는 정책의 어원과 같이한다.

일상적으로 정책이란 용어가 많이 사용되지만 실제 정책학에서는 일반적 의미의 정책이라기보다는 공공정책(public policy)을 말한다. 공공정책은 공공이익(public interest)과 공공사항(public affairs)을 내포한 개념이다. 공공정책은 활동의 주체가 정부 및 지방자치단체 등의 공공기관인 경우를 말한다.

정책에 대한 국외 학자들의 정의를 살펴보면, 정책을 국가의 목표가치 및 관행의 예정된 사업[1)], 전체사회를 위한 제 가치의 권위적 배분[2)], 매우 복잡하고 동태적인 과정을 통하여 주로 정부기관에 의해 결정되는 미래지향적인 행동지침을 말하며, 공식적으로는 가능한 최선의 수단을 통하여 공익을 달성하는 것[3)], 정부의 목적이나 목표[4)], 문제해결에 있어서 목적 있는 행동방안[5)], 정부의 중요한 활동[6)], 목표와 그 목표의 실행을 위한 행동으로 구성된 것[7)], 집단 간의 타협과 조정의 산물[8)], 정부가 하는 일이나 하지 않기로 결정한 모든 것[9)]이라고 하였다.

국내 학자들의 정의를 살펴보면, 정책을 대부분의 사회구성원과 관련이 있는 시급한 문제들을 권위적(합법적)으로 해결함으로써 생활의 질과 공익을 향상시키고자 하는 정부 및 공공기관의 미래지향적인 활동방침 또는 활동목표[10)], 바람직한 사회 상태를 이룩하려는 정책목표와 이를 달성하기 위해 필요한 정책수단에 대하여 권위 있는 정부기관이 공식적으로 결정한 기본방침[11)], 조직의 이상과 목적을 달성하기 위한 기본목표와 계획 및 사업[12)], 각종의 정치적 · 행정적 과정을 통하여 권위 있게 결정된 공적 목표와 이를 달성하기 위한 수단과 관련된 기본방침[13)], 바람직한 사회 상태를 이룩하려는 정책목표와 이를 달성하기 위해 필요한 정책수단에 대하여 권위 있는 정부기관이 공식적으로 결정한 기본방침[14)]이라고 하였다.

이상으로 정의를 종합해 보면, 정책은 "공공문제를 해결하거나 어떤 목표를 달성하기 위하여 정부가 결정한 행동방침"이라 할 수 있다. 그리고 정책의 개념에는 ① 정부 주체, ② 권위 있는 결정의 산물, ③ 행동방침, ④ 공공문제 해결이나 목표 달성과 관련, ④ 미래 지향성을 내포한다.

2 정책의 속성

정책은 공공기관이 주체이기 때문에 공공정책의 주체는 정부이며 정치 권력성을 띠며, 정책을 실현하고자 하는 특정 목표의 지향적 활동이 들어있기 때문에 특정가치를 실현하려는 미래성과 방향성을 갖는다. 또한 정책은 목표와 함께 그 실현수단을 핵심으로 실제적 정책수단의 행동경로를 제시하며, 비용과 편익의 배분을 통해 국민들의 이익이 복합되어 이해관계에 영향을 미친다.

즉, 정책의 속성은 정치권력성, 목표지향성, 미래지향성, 행동지향성, 공익지향성을 포함한다.

3 정책의 중요성

정책에 의해서 우리의 식생활, 주거, 교육, 보건, 조세, 국방의무, 환경, 교통 등 일상생활에 모든 것이 만들어지고 영향을 받는다. 일단 채택된 정책은 장기간에 걸쳐 국민의 생활에 광범위하게 영향을 끼친다. 따라서 그 영향과 효과를 다각도에서 검토하여 적절한 정책을 만들어내야 한다.[15)]

1945년 일본의 히로시마 원자탄 투하라는 군사정책 결정은 인류를 파멸로 이끌 수도 있는 대표적인 정책이었다. 국내정책으로 1974년 고교 입시 과열로 인한 교육문제와 부작용을 해결하기 위한 방안으로 실시되었던 고등학교 평준화 같은 교육정책이 있었고, 1980년대 수입자유화정책, 2000년부터 시행된 의약분업정책 등이 있는데 이들은 국민들의 일상생활에 많은 영향을 미치는 정책이었다. 이러한 중요한 정책이 잘못 결정되거나 잘못 집행되어 평가되면 크게는 인류의 운명을 그르치고, 작게는 국민생활이 어려워지게 된다. 잘못된 세금정책으로 멸망한 국가들을 보면 정책이 작게는 국민생활의 소소한 부분에 영향을 미치지만, 크게는 국가의 흥망성쇠를 좌우하는 것을 알 수 있다.

우리나라의 공공정책은 과거 개발연대의 경제개발 및 성장위주의 정책기조를 견지해왔으나 민주화 이후에 접어들면서 민간부문의 자율성을 존중하는 쪽으로 그 방향성이 전환되고 있다. 경제개발을 위한 정책수요보다는 사회안전망의 구축 및 삶의 질 제고를 위한 정책수요가 폭증하고 있으며, 민주화 이후 분배적 형평성의 요구가 분출되고 있을 뿐 아니라 저출산 · 고령화 및 재난 · 안전관리 등 사회적 위기나 위험(risk)에 대한 정책적 대응의 필요성이 높아지고 있는 실정이다. 특별히 사회복지관련 상임위원회의법안 가운데에 절반 정도가 보건의료분야라는 점을 보면 보건의료정책의 중요성은 알 수 있다.[16)]

따라서 적절한 보건의료정책을 결정하고 계획을 수립하여 실현하는 것은 국민 건강에 지대한 영향을 끼칠 것이다.

4 정책목표

효과적인 정책집행을 위해서는 정책목표가 명확하고 일관성이 유지되어야 한다. 정책목표가 명료하지 못하면 정책의 일관성도 상실할 가능성이 크다. 정책목표가 명료하고 정책이 일관성을 지닐 때 집행자에게 지시가 제대로 전달되고 하급기관의 혼란이 줄어들어 성공적인 집행이 가능하게 된다.

정책목표는 정책을 통해 구현하고자 하는 미래의 바람직한 상태를 의미하며, 정책의 존립근거이다. 정책목표는 정책수단 선정과 집행, 평가의 기준이다. 정책목표의 설정이 성공적이려면 문제의 정의가 분명해야 하고, 복수의 목표들 간에 우선순위가 적절하게 결정되어야 한다.

정책을 결정하는 우선순위의 기준으로서 크게 내재적 기준(intrinsic criteria), 수요(demand), 필요(need), 사회경제적 순편익(net social or economic benefit)의 네 가지로 나누고 다시 필요성을 파악하는 기준으로 ① 다양한 상황·문제들이 널리 퍼져 있는 정도, ② 각 문제들의 영향의 강도, ③ 영향 받는 집단, ④ 그 문제에 대한 정치적 관심도를 들고 있다.[17)]

일반적인 목표설정은 SMART, 즉 구체적(specific), 측정가능(measurable), 달성가능(achievable), 현실적(realistic), 시간적 제한(time-limited) 등을 고려해야 한다. 이에 정책목표 요건으로는 다음과 같다.

① 공식적으로 표방된 목표(stated goal)와 실제목표(real goal) 사이에는 괴리가 없어야 한다.
② 정책목표는 해결해야 할 정책문제나 궁극적인 목표에 비추어 타당성이 있어야 한다.
③ 정책목표들 사이에는 내적 일관성(internal consistency)이 유지되어야 한다.
④ 정책목표는 구체적이고 실제적이어야 한다.
⑤ 정책목표는 인적·물적 자원 등 여러 가지 제약요건을 고려하여 실현 가능성이 있어야 한다.
⑥ 정책목표는 관련 집단의 이익을 적절히 집합시킨 것이어야 한다.
⑦ 정책목표는 어느 정도 융통성을 가져야 한다.

제2절 정책과정

1 정책과정의 개요

1) 정책과정의 의의

우리 사회에는 해결해야 할 무수한 문제가 존재한다. 이렇게 해결해야 할 다양한 문제들을 사회문제라 하는데 모든 사회문제를 정부가 해결해야 할 정책대상으로 선택되지는 않는다.

사회문제 중 일부만이 정부가 정책적 해결을 위하여 신중한 검토를 하게 되는데, 검토하기로 결정한 사회문제를 정책문제라 한다. 이렇게 일부를 정책문제로 선정하고 일부를 방치하기로 결정하는 과정을 정책의제 설정과정이라 한다.

어떤 사회문제가 정책문제로 거론되게 되면 이를 해결하여 달성해야 할 정책목표를 설정하고 이 목표를 달성하기 위한 여러 대안들을 고안하여 검토하게 되는데, 이러한 일련의 과정을 정책결정과정이라 한다. 이 중에서도 각 대안들을 비교 · 분석 · 검토하는 것을 정책분석이라 한다. 즉, 보다 바람직한 정책대안의 선택을 위한 지적 작업이 정책분석이다.

결정된 정책은 보다 구체화되어 현실적으로 집행되어야 하는데, 이 정책의 실현 활동을 정책집행이라 하며, 정책집행상의 여러 문제들을 파악하고 집행된 결과가 원래 정책의 목표를 어느 정도나 달성했는가를 평가하는 것을 정책평가라 한다. 정책평가는 정책의 종결이나 수정을 위한 지식을 제공하여 새로운 정책결정에 기여하게 된다.

정책과정에 대한 단계구분은 어디까지나 분석적 필요와 설명의 편의를 위한 것이다. 경험적 연구들은 실제의 정책과정에서 어떤 단계가 생략되거나 각 단계가 분리할 수 없을 만큼 유기적으로 관련되어 있음을 밝혀 주고 있다. 그러나 C. E. Lindblom[18]은 정책과정이 반드시 순차적으로 진행되는 것은 아니며, 분절적(disjointed), 점증적(incremental), 비정형적으로 진행된다고 하였다. 정책과정의 각 단계는 상호 유기적인 연계관계에 있어 정책형성이 집행에 영향을 미치는가 하면 정책집행이 역으로 형성에 영향을 미치기도 한다. 이렇게 볼 때 정책평가는 정책의 종결을 의미하는 것이 아니라 새로운 정책의 시작으로 볼 수도 있다. 이러한 특성을 Robert T. Nakamura와 Frank Smallwood[19]는 정책과정의 순환원칙(principle of circularity)이라고 불렀다.

정책과정은 정책 환경 속에서 유발된 문제의식으로부터 정책의 형성, 집행, 평가, 그리고 종결에 이르는 일련의 결정과 행동의 과정을 말한다. 정책과정은 ① 다양성, ② 복잡성, ③ 동태성을 본질로 한다. 정책과정의 각 단계는 혼합적으로 진행된다. 정책과정에서는 단계의 반복과 생략, 순환현상이 나타나기도 한다. 정책과정은 어떤 이유로 인해 진행과정에서 바뀔 수도 있다. 정책과정은 본질적으로 사회과정의 일부이기 때문에 고도의 정치성을 띤다. 또 사회문제의 완전한 해결이 불가능한 것처럼 정책문제도 완전해결은 불가능한 것이다. 따라서 정책과정은 끊임없이 반복되는 영속성을 특징으로 한다.

2) 정책과정의 특성

정책과정의 단계는 시계열적인 논리적 배열을 지니지만 실제로 정책과정은 반드시 이 배열에 따라서 전개되는 것이 아니다. 정책과정은 매우 복잡하고 동태적인 특징을 다음과 같이 내포하고 있다.

(1) 혼재성

정책과정은 그 단계가 명백히 구분되지 않는 것이 보통이다. 정책과정은 서로 혼재된 상태로 진행된다. 즉 정책과정의 모든 단계는 동태적인 활동이다. 정책과정은 개방체계이기 때문에 계속적인 환류과정을 거치다 보면 과정자체가 불분명해지는 경향이 있다.

(2) 반복성 · 생략성 · 순환성

정책과정이 혼재된 상태로 진행된다는 것은 반드시 시간적으로 1회적인 순서로만 진행되지는 않는다는 것이다. 어떤 단계는 동일한 단계가 반복되고, 어떤 단계는 아예 생략되며, 또 어떤 단계에서는 그 이전 단계로 다시 돌아가 진행되기도 한다. 모든 정책과정은 환류과정을 통해서 정책변동을 이끌어내는 순환적 과정이다.

(3) 가변성

한 번 채택된 정책은 그것이 종결될 때까지 고정되어 있는 것이 아니다. 오히려 거의 모든 정책은 정책과정의 여러 단계를 거치면서 여러 가지 이유로 불가피하게 변화를 겪고 수정과정을 거친다. 정책이 변화를 겪게 되는 이유로는 정책기관의 방침변경, 정책상황의 변화, 국민요구의 변화, 정책도구의 변화 등을 지적할 수 있다.

그러나 정책과정이 지나치게 경직되어서도 안 되겠지만 너무 자주 변하다 보면 본래의 정책의도와는 다른 결과를 초래할 수도 있다.

(4) 정치성

정책과정은 오직 이성과 증거를 통하여 분석적으로만 진행되는 것은 아니다. 분석적 측면을 포함하지만 다른 한편으로 정치적 측면, 즉 협상과 타협, 그리고 권력적 작용을 포함한다.

정치성은 정책과정을 공개하고 그 투명성을 높여야 하는 것을 전제로 한다. 폐쇄적인 정책과정은 필연적으로 관청의 편의성, 특정 집단이익 위주의 한정성을 지니고 결국 사회로부터 유리되고 국민의 기대와 요구에 소극적인 반응 행태를 보인다. 공개적 · 민주적 정책과정이 대단히 중요하며, 이를 위한 행정절차를 제도화시키고, 정보를 공개하며, 국민과 정부의 상호접촉을 효율적으로 기획하고 관리하여야 한다.

건강보험통합이나 의약분업 등의 보건정책과정을 살펴보면 정치적 결정이 행정부서내의 관료적 결정보다 오히려 우선하는 예를 볼 수 있다.

(5) 사회과정성

정책과정은 개인 또는 담당기관이 독자적으로 운영할 수 있는 단순한 의사결정과정이 아니다. 정책과정은 다수의 활동주체들이 복합적으로 개입하는 동태적인 참여과정이다. 따라서 정책과정은 항상 사회 속에 놓여 있으면서 그 관련자와 관련집단이 매우 다양하고 그 관련성이 대단히 넓은 상황에서 전개되는 사회과정성을 특징으로 한다. 건강보험 통합과정을 살펴보면 다양한 사회집단들이 연대하여 통합과 분리를 각기 주장는 것을 볼 수 있다.

(6) 영속성

정책문제의 완전한 해결은 불가능하다. 하나의 정책문제 해결은 다른 정책문제를 발생시키고 해결과제를 남겨 놓는다. 이런 관점에서 본다면 정책문제의 해결은 정책문제의 대체에 불과하다. 정책과정은 영원히 끝나지 않는 과정이다. 정책종결은 영원히 끝나지 않는 정책과정을 어느 시점에서 인위적으로 종결짓는다는 뜻에 불과하다.

2 정책과정의 구분

정책과정은 정부 또는 공공기관이 필요한 정책의제를 채택하고 합법적인 절차와 심의과정을 거쳐 최선의 대안을 선택하는 행위이다. 이러한 정책과정은 1차적으로 정책의제의 채택과정을 거쳐 이루어지게 되는데, 다양한 사회문제 가운데 특정의 정책의제가 채택되면 이를 해결하기 위해 다양한 대안들을 비교하고 평가함으로써 최선의 대안을 선택하게 된다. 이때 최선의 대안이란 합리성과 효율성, 실현가능성(feasibility), 긴급성 등의 요인이 반영된 대안을 뜻하며, 정당성과 합법적 권위가 부여되어야 한다.

1) 정책과정의 단계구분론

정책과정이란 하나의 문제가 확인되고 이것이 정책을 통해 해결에 이르기까지의 전 과정을 말한다. 정책과정이 일반적으로 거치게 되는 단계에 대해서 학자들은 다음과 같이 다양한 구분과 견해를 내놓고 있다.

(1) H. D. Lasswell[20]

① 정보수집 및 획득과정(intelligence process), ② 지지획득 과정(promotion process), ③ 정책입안과정(prescription process), ④ 정책의 수정 및 보완과정(invocation process), ⑤ 정책의 적용 및 집행과정(application process), ⑥ 종결과정(termination process), ⑦ 평가과정(appraisal process)

(2) James E. Anderson[21)]

① 의제설정(agenda setting) ② 형성(alternative)
③ 정책채택(policy choice) ④ 집행(implementation)
⑤ 평가(evaluation)

(3) Randall B. Ripley & Grace A. Franklin[22)]

① 형성 · 합법화(policy-making · legitimation)
② 집행(implementation)
③ 평가(evaluation)
④ 정책변동(policy change)

(4) Thomas R. Dye[23)]

① 문제의 인지(identifying problems)
② 정책대안의 결정(formulating policy proposals)
③ 정책의 합법화(legitimating policies)
④ 정책의 집행(implementing policies)
⑤ 정책의 평가(evaluating policies)

(5) Brian W. Hogwood & B. Guy Peters[24)]

① 의제설정(agenda-setting) ② 정책결정(policy formulation)
③ 합법화(legitimation) ④ 조직화(organization)
⑤ 집행(implementation) ⑥ 평가(evaluation)
⑦ 종결(termination)

(6) Y. Dror[25)]

정책과정을 크게 3단계로 나누고 이것을 다시 18개의 세부단계로 나누었다. 3단계는 ① 기본방침 결정단계(meta-policy making stage), ② 정책결정단계(policy-making stage), ③ 정책결정 이후단계(post-policy making stage)이다.[26)]

제3절 간호정책과 정책과정

간호에서 정책은 건강정책 또는 건강관리정책이다. 그래서 간호의 주요 정책은 필수 서비스에 대해 저렴한 건강보험을 제공하면서 의료서비스에 대한 사람들의 접근성을 향상시키는 것이다. 의료접근성이란 필요할 때 합리적인 가격으로 적절한 진료를 받을 수 있는 능력을 의미한다.

의료분야에서 더 많은 가치를 창출하기 위해서 치료조정 개선, 보장, 또는 건강에 대한 접근성 확대 및 진료비 지불방식의 개혁 등에 중점을 두며, 이를 위해 아래와 같은 정책과정이 요구된다.

1 정책과정

정책과정은 앤더슨(James E Anderson)의 정책과정이 가장 일반화되고 보편화되어 있다. 이 과정은 정책의제를 설정하기 위해 문제를 인식하여 문제규명을 시작으로 의제설정, 정책형성, 정책채택, 정책집행 및 정책평가의 5단계 과정을 거친다(그림 1-1).

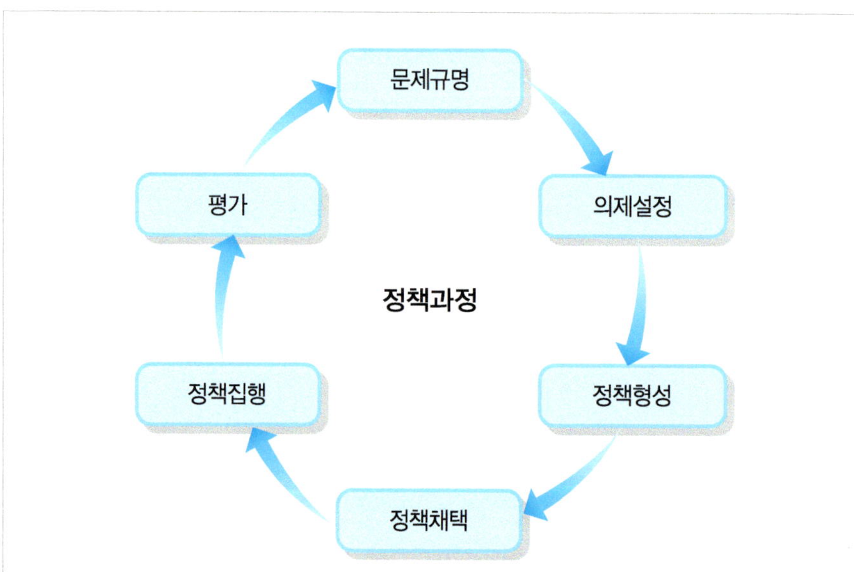

그림 1-1 앤더슨의 정책과정 모델(Anderson's Sequential Model)

1) 의제설정

많은 의안 중에 토의의제, 진행의제, 결정의제를 거쳐서 문제로 규명되는 의제이며, 환경으로부터 발생한 사회문제가 공적으로 인식되어 하나의 정책의제로 떠오르는 과정을 말한다.

2) 정책형성

의제로 설정된 문제의 해결대안을 찾고 관련집단들이 대안의 개발에 참여하여 정책대안을 개발하고 정책으로 전환시켜 나가는 과정이다. 이 과정에서 쟁점의 관련성, 사회적 유의성, 실행가능성을 고려하며 정책이 형성된다.

3) 정책채택

정책채택은 정부가 제기된 문제들을 해결하기 위한 해결책을 채택하는 단계이며, 법적 절차를 거쳐 채택이 이루어진다. 이 단계에서는 정책대안이 어떻게 채택되고 합법화되며 정책채택을 위하여 충족되어야 할 조건은 무엇인가 등의 문제가 다루어진다.

4) 정책집행

정책을 실세계에서 구체화시키는 단계를 말하며, 이 단계에서는 정책을 실행하기 위해 행정부, 간호부조직에서 집행하게 된다. 다양한 변수들의 상호작용과 교호작용이 있어서 의도했던 정책목표와 괴리될 수 있다.

5) 정책평가

정책의 내용과 산출 및 집행과정, 결과 등이 정책 목적을 얼마나 실현시켰고, 충족시켰는지를 판단하는 과정이다. 평가에는 정책의 목표를 효과적으로 달성했는지, 제한된 자원과 수단으로 효율적으로 산출하였는지, 대상자에게 비용과 편익이 형평성 있게 분배되었는지, 분배되는 규모가 수요에 맞게 적정한지를 포함한다.

2 간호정책과정의 영향력

간호정책 중에 건강정책을 형성하는 두드러진 영향력은 간호정책과정 중에 나타난다. 간호정책에서 제안되는 가치에서부터 정책분석, 지지와 행동, 대통령 권력, 정책, 과학과 연구, 언론매체 및 이익단체에 이르기까지 영향력을 나타낸다.

1) 가치

간호정책이 제안되고 채택될 때 중요한 가치가 뒷받침된다. 그 가치는 모든 정치적인 활동과 정책을 만드는 활동에 영향을 미친다. 공공정책은 사회적인 가치에 영향을 받기도 하지만 갈등도 있게 된다. 정책은 특별한 결정을 하는데 우선순위가 되는 가치에 영향을 받는다.[27] 각기 다른 사람들이 각기 다른 가치를 두기 때문에 자원이 제한적이면 정책채택은 어떤 사람들에게 불리하게 되거나 혹은 채택을 받지 못한다.[28]

2) 정책분석

분석은 더 좋은 이해를 위해 목적과 과정을 검토한다. 정책분석은 문제를 사정하고 가능한 해결책을 결정하기 위해 다양한 방법을 사용한다. 분석은 문제의 원인을 비판적으로 사고하게 하고 문제를 규명하며 가장 적절하게 정책채택을 한다(그림 1-2).

3) 지지와 행동

대상자를 지지하는 것은 간호사의 주요 역할이다. 간호사로 근무를 하면서 간호와 간호의 사회적인 맥락을 규명하는 '간호의 사회정책 성명서'를 지지할

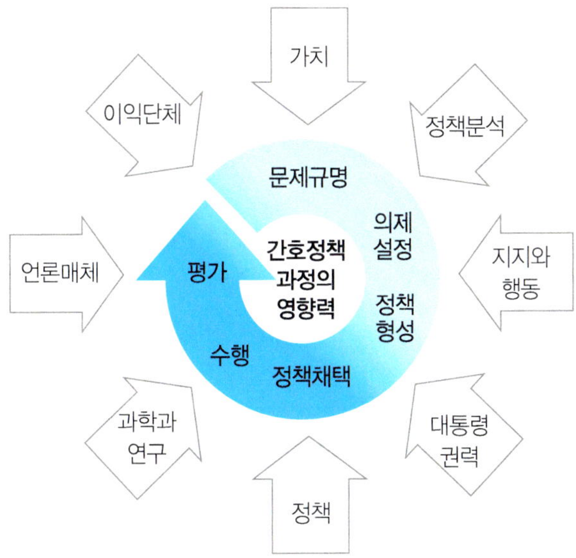

그림 1-2 간호정책과정의 영향력

출처 : D. JMason et al.(2013). policy & polities in nursing and health care. p.7.

수 있으며 정지와 성책을 위해 대규모로 지지할 수 있다. 정책행동주의는 정책채택을 지지하고 대중에게 관심을 얻기 위해 근거를 이용하고 인터넷의 블로그와 같은 효과적인 전략과 다양한 방법으로 이의를 제기할 수 있다.

4) 대통령 권력

대통령은 정부행정의 권력을 상징하며 국가전체에서 대표로 선택된 유일한 사람이다. 대통령은 우선에 있는 국가의 정책의제를 가시적이고 공식적으로 추진할 수 있다. 비록 대통령은 법안 도입을 할 수는 없지만 법률을 입안할 수 있다. 또한 대통령은 의회로부터 정책변화를 지지할 수는 없지만 행정명령을 제기할 수 있다.

5) 정책

영향력 있는 정책을 이해 당사자들의 힘을 얻기 위해 정책은 권력과 관계를 사용한다. 부족한 자원을 분배할 때 경쟁적인 관심을 피할 수 없기 때문에 정책개발은 정책적인 맥락안에 행해진다.

정책의 정의는 영향력(influencing), 분배(allocation), 희소성(scarce)이라는 중요한 개념들을 포함한다. 영향력이란 정책과정의 결과를 형성하는 기회로 표현된다. 분배란 자원분배가 어떻게 되었는지를 결정하는 것을 의미한다. 희소성이란 모든 당은 그들이 원하는 모든 것을 가질 수 없고 가능한 자원에 제한이 있는 것이다. 그 외 모든 자원으로 경제적인 것이 고려되지만 인간적인 자원(사람), 시간, 사무실과 같은 공간도 포함된다.[29)]

6) 과학과 연구

정보화시대는 근거기반 실천과 정책에 주안점을 둔다. 과학적인 발견은 정책과정의 단계에서 강력한 역할을 하게 된다. 과학과 연구는 세부적인 문제를 집중시키고, 정책의제로 부각시킨다. 연구는 연구의 범위와 크기를 규정할 때 가치가 있고, 연구는 정치추천을 뒷받침하는 가치가 있다. 연구는 제안된 정책을 지지받을 수 있도록 도와준다. 근거는 정치토론에 정보를 제공하고 정책채택을 돕는다.

7) 언론매체

언론매체는 신문, 방송, 통신 등을 통해 특정이슈에 관심을 불러일으킴으로 정책과정에 작용한다. 양극화된 견지를 정책적인 홍보나 TV뉴스에 나와 말한다. 언론의 목적은 제안된 정책이나 입후보자를 지지하거나 반대하기 위해서 목표가 되는 대중의 감정과 가치를 두고 메시지를 전달하는데 있다. 매체의 사용 전략은 오늘날의 정보 불협화음에서 긴요하다. 목표하는 대중에 관심을 얻을 때 힘이 된다.

정보화시대에 간호사들은 정책에 영향을 주고 정책문제를 기자들과 말하기 위해 대중매체를 주도적으로 사용해야 된다. 대중매체는 영향력 있는 정책개발자의 도구이며 간호사에게 그들의 메시지를 조절하기 위한 기회를 제공한다.[30)]

8) 이익단체

이익단체는 그들의 구성원과 이로운 정책을 위해서 홍보한다. 협회, 조합 등의 이익단체는 여론이나 로비활동, 전문성, 정보 및 재력 등 다양한 수단을 통해 자신들의 이해를 정책에 반영시키려고 활동한다. 미국의 사례를 보면, 2013년 1,299개의 기관에서 로비 활동금액으로 4억8천 달러를 소요하였고, 2,918명의 로비스트들을 사용하였다. 미국 간호마취협회에 94만 달러, 미국간호협회에서 160만 달러를 소요한 것으로 보고된다.[31)]

제 4 절 간호정책의 활동프레임

간호는 대중과 계약을 맺는다. 직업의 실천법, 표준, 윤리는 사회 정의를 위한 활동의 역사에 뿌리를 두고 있다. 사회와의 사회적 계약에는 전문적인 책임이 요구된다. 그래서 간호사는 어떤 환경에서든지 정책적 맥락을 지속적으로 고려해야 한다. 윤리적 문제를 포함한 다루기 힘든 건강 관리 문제의 해결은 간단하지 않다.

그러나 미국 연례 갤럽 여론조사에 따르면, 간호사는 다른 전문직보다 "정직하고 윤리적 기준"이 더 높은 것으로 보고된다.[32)] 이러한 대중의 신뢰는 간호사들이 정책에 적극적으로 영향을 미치도록 도덕적 의무를 부과한다. 따라서 간호사는 건강과 사회정책을 형성하기 위해 영향력이 있는 다양한 영역에서 일해야 한다. 정책은 의료시스템의 문제를 해결하고 건강의 사회적 결정요인을 다루기 위해 고안된 프레임을 보여준다(그림 1-3). 간호사의 활동프레임은 정부, 직장, 이익단체(전문단체 포함) 및 지역사회가 된다.

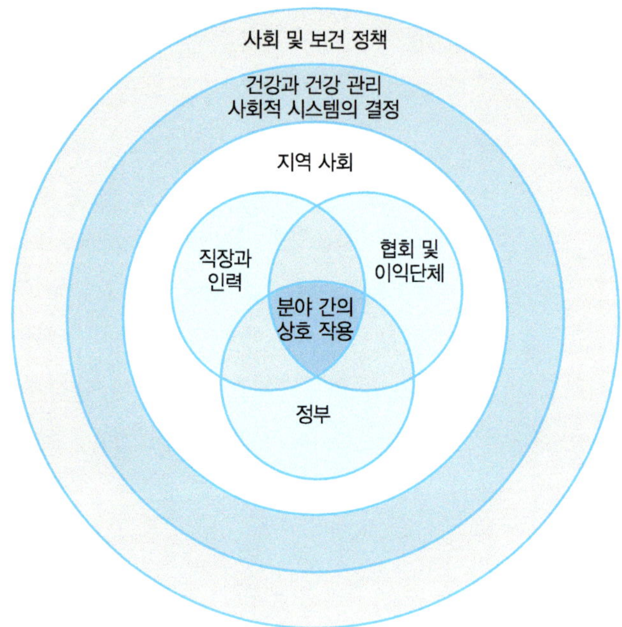

그림 1-3 활동프레임; 행동에 영향을 미치는 영역

출처 : D. JMason et al.(2013). policy & polities in nursing and health care. p.10.

1) 정부

간호사가 정부에서 정책적으로 영향을 미치는 방법은 여러 가지가 있다. 예를 들어 정부에 영향력 있는 자리에 임명되거나, 정부나 지방기관에서 봉사하거나, 선출직 공무원으로 활동하거나, 유급 로비스트로 일을 하거나, 정책입안자들에게 입장 전달을 하거나, 정부 청문회에서 증언을 제공하거나 집회 활동을 통해 문제와 관심을 갖는 것이다. 즉 정부는 간호사의 다양한 정책 활동 영역이 된다.

2) 직장

간호사는 병원, 진료소, 학교, 민간기업, 정부기관, 군대, 연구센터 및 요양원 등 다양한 환경에서 일한다. 이러한 직장 환경은 모두 정치적 환경이며 자원이 된다. 정책은 간호사가 고용된 의료현장의 다양한 활동을 안내한다. 환자치료 지침, 임상절차, 직원의 배치 정책과 같은 내부조직의 정책은 환자치료 및 간호에 많은 영향요인이 된다. 또한 의료현장에서 외부정책으로는 간호면허를 규제하는 것이 있다. 따라서 직장은 간호정책을 통해 간호인력의 규모와 구성과 배치에 영향을 미친다.

3) 이익단체

간호협회와 같은 이익단체는 중요한 역할을 하고 있다. 협회에서는 정책을 옹호하는 입법 또는 정책 위원회가 있다. 회원들의 업무를 수행하고 환자들의 이익을 증진한다. 그룹과 함께 일하며 효율성을 높이고 자원을 공유하고 학습을 강화한다. 그래서 협회는 훌륭한 훈련장소가 될 수 있고, 정책과 정치적 행동을 배우는 장소가 될 수 있다. 그래서 이런 이익집단은 여론을 형성하며 미디어의 광고를 통해 자금의 흐름을 갖는 강력한 주체가 되며 간호사의 활동영역이 된다.

4) 지역사회

지역사회에서 간호사가 건강과 사회정책에 미치는 영향이 광범위하다. 간호학은 많은 사례를 통해 지역사회 활동의 풍부한 역사가 있다. 이러한 역사를 만들어가는 지역사회 내 간호사는 리더십이 요구된다. 지역사회는 어떤 공통점을 공유하고 서로 상호작용하는 사람들의 집단이다. 지리적 위치를 공유하며 서로에 대한 헌신을 보여준다. 소도시나 마을 등과 같은 주거공동체에서 직책을 맡을 기회가 있다. 따라서 지역사회는 간호사의 리더십을 향상하고 상호작용할 수 있는 정책활동의 영역이 된다.

참고문헌

1) H. D. Lasswell and A. Kaplan(1970), Power and Society, New Haven, CT: Yale University Press, p.71.
2) D. Easton(1953), The Political System, New York: Alfred A. Knopf, Inc., p.129.
3) Y. Dror(1968), Public Policymaking Reexamined, Scranton: Chandler Publishing Company, p.12.
4) C. J. Friedrich(1963), Man and His Government, New York: McGraw-Hill Co., p.70.
5) J. E. Anderson(1975), Public Policy-Making, New York: Praeger Publishers, p.3
6) I. Sharkansky(1975), Public Administration: Policy-Making in Government Agency, 3rd ed., Chicago: Rand McNally Co., p.4.
7) A. Wildavsky(1979), The Arts and Crafts of Policy Analysis, London: The Macmillan, pp.1~3.
8) Dahl R. A. and C. E. Lindblom(1953), Politics, Economics and Welfare, New York: Harper & Row Publishers. Inc.
9) Dye. T. R.(1981), Understanding Public Policy, 4th ed., Englewood Cliffs. N. J.: Prentice-Hall. Inc.
10) 안해균(2000), 정책학원론, 서울: 다산출판사, pp.37~38.
11) 정정길(1997), 정책학원론, 서울: 대명출판사, p.52.
12) 김형렬(2000), 정책학, 서울: 법문사, p.4.
13) 유 훈(1999), 정책학원론, 서울: 법문사, p.22.
14) 김창엽(2013), 보건의료정책의 결정과정(www.cykim.pe.kr/policymaking).
15) 이보영, 이정애, 이정애(2015), 보건의료 간호정책, 서울: 메디캠퍼스, p.49.
16) 김권식(2013), "정책수단선택 영향요인에 관한 연구: 보건의료정책 입법과정을 중심으로".
17) B. Hogwood and L. Gunn(1984), Policy Analysis for the Real World, N. Y.: Oxford University Press, pp.168~169.
18) C. E. Lindblom, 안용식·최호준 공역(1984), 정책결정론, 서울: 삼영사, p.24.
19) Robert T. Nakamura and Frank Smallwood(1980), The Politics of Policy Implementation, New York: St. Martin's Press, pp.111~144.
20) H. D. Lasswell(1975). Research in Policy Analysis: The Intelligence and Appraisal Functions, Massachusetts: Addison-Wesley Publishing Co., pp.1~17.

21) James E. Anderson(1979), Public Policy–Making, 2nd ed., New York : Holt, Rinehart and Winston, pp.10~13.

22) Randall B. Ripley & Grace A. Franklin(1986), Bureaucracy and Policy Implementatiom, 2nd ed., Chicago : Dorsey, pp.5~9.

23) Thomas R. Dye(1984), Understanding Public Policy, 5th ed., Englewood Cliffs, N.J. : Prentice–Hall, pp.23~26.

24) Brian W. Hogwood & B. Guy Peters(1982), Policy Dynamics, New York : St. Martin's Press, pp.7~9.

25) Y. Dror(1971), Design for Policy Sciences, New York : American Elsevier Publishing Co., Inc., p.1.

26) 제1장 1, 2절은 "문재우(2015), 보건정책론, 서울 : 계축문화사, pp.93~122."의 내용을 전문인용하여 수정 보완함.

27) Kraft, M., & Furlong, S.(2010), Public policy : Politics, analysis and alternatives, 3rd ed., Washington, DC: CO Press.

28) Bankowski, Z.(1996), "Ethics and human values in health policy", World Health Forum, 17(2), 146–149.

29) Masons, D., Leavitt, J., & Chaffee, M.(2012), "Policy and politics : A framework for action", Policy and politics in nursing and health care, 6th ed., ST. Louis, MO: Elsevier.

30) Grande D., Gollust, S., Pany, M., Seymour, J., Goss, A., Kilaru, A., et al.(2014), "Translating research for Health Policy : Researchers' perceptions and use of social media", Health Affairs, 33(7), 1278–1285.

31) Masons, D., Gardner, D., Outlaw, F H., O' Grady, E.(2016), Policy & politics in nuring and health care, 7th ed., ST. Louis, MO: Elsevier.

32) Brenan, M. (2018). Nurses again outpace other professions for honesty, ethics. Retrieved from https://news.gallup.com/poll/245597/nurses–again–outpace–professions–honesty–ethics.aspx.

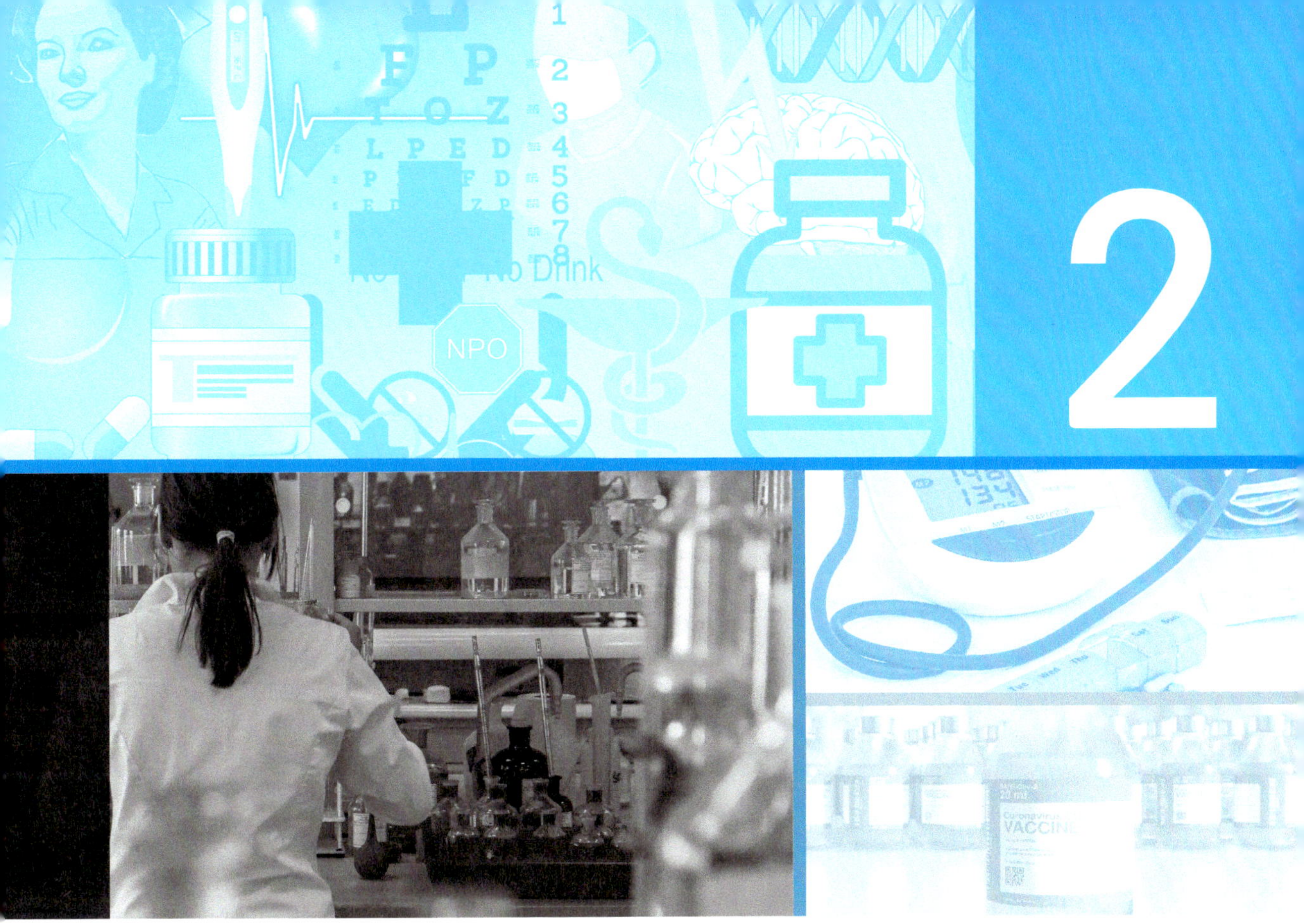

2

보건의료와 국가

제2장

2 보건의료와 국가

제1절 보건의료의 국가개입

1 시장경제

자본주의국가에서 모든 재화는 시장에서 거래되어 가격이 형성되고 자원이 배분된다. 시장가격은 소비자가 선호하는 수요와 공급자의 이윤에 의해 결정되고 거래량이 결정된다. 시장에서는 수요와 공급이 교차하는 지점에서 가격이 결정되고 거래가 시작된다. 소비자는 주어진 소득에서 가격이 하락되면 수요량이 증가되고 공급자는 주어진 자본력에서 자기가 만든 상품의 가격이 올라가면 공급량이 증가된다. 거래량의 변화는 의료시장에서 소비자의 소득이나 취향이 변화하여 수요가 변화하면, 또는 의료기술이 변화하여 공급의 변화가 생기면 시장의 균형가격과 균형거래량이 바뀌어 소비자들의 의료 이용량이 변화된다. 이것이 시장의 원칙이다.

경쟁시장이나 독점시장에서 기업의 한계수입과 한계생산비가 일치할 때 생산량이 결정된다. 생산자의 총수입이 더 이상 증가되지 않을 때가 바로 한계수입과 한계비용이 같아질 때이고 생산자가 생산을 더 이상 늘리지 않고 생산량을 결정하게 되는데 이것을 기업의 균형조건이라고 한다.

경쟁적인 시장경제에서는 정부의 개입이 없이도 자원분배가 효율적으로 이루어진다. 사회 속에서 경제문제가 보이지 않은 손(the invisible hand)이라는 가격기구의 효율적인 작용으로 자연스레 이루어져서 전체적으로 조화와 균형을 이룬다.

그러나 보건분야는 일반정책과는 달리 시장경제의 원리가 항상 적용되는 것은 아니다. 수요와 공급의 법칙에 의해 의료인력이 과다 공급되면 전체 국민의료비가 절감되어야 하나 현실은 그렇지 못하다. 보건의료인력이 과다 공급된다 하더라도 타 분야로의 전용이 불가능하여 국가적인 낭비를 초래하며, 공급부족시에도 단기간에 인력을 공급할 수 없는 시장경제원리 적용의 한계가 있게 된다.

2 국가개입의 필요성

보건의료는 다른 서비스에 비해 독특한 특성을 지니고 있다. 전 국민은 보건의료서비스의 잠재적 수요자이며, 의료 공급자의 경우 대체재가 거의 존재하지 않는 독점적 · 전문적 지위를 누리고 있다는 것이다. 이러한 특징으로 자유방임적 시장기능에 보건의료를 맡길 수 없고, 정부는 일정한 역할을 하지 않으면 안 된다. 보건의료부문은 기본적으로 소득수준의 향상에 따른 건강과 생활의 질을 추구하는 과정에서 성장하지만, 소비성이 강한 서비스의 생산이라는 점에서 반드시 바람직한 것은 아니다. 정책담당자는 보건의료비의 결정요인 규명과 보건비용의 상승억제를 위한 정책개발에 지대한 관심을 기울이고 있는 현실이다.[1)]

일반적으로 보건의료에 대한 정부의 정치적 · 경제적 · 법률적 개입은 시장기능의 실패, 과도한 의료비의 지출, 자원의 비효율적인 배분 등의 원인에 그 정당성이 있다.

1) 시장기능의 실패(Market Failure)

시장은 결국 가격기구에 의해 결정된다. 경쟁적 가격기구에 의하여 시장경제가 형성되어도 어떤 재화는 그 재화가 갖는 특성 때문에 효율적인 자원배분이 달성되지 못한다. 이처럼 자유로운 가격(시장)기구가 자원의 효율적인 배분을 실현하지 못하는 현상을 시장실패라고 하며, 그 원인은 시장의 불완전성, 외부효과, 공공재의 존재, 불확실성과 정보의 차이 등에 있다. 보건의료서비스는 여러 특징으로 인해 시장기능이 실패하거나 불완전한 경우가 대부분이다. 따라서 시장의 원리가 지배하는 경쟁에 재화나 서비스의 생산, 소비, 분배를 맡길 수 없고 불가피하게 정부가 개입할 수밖에 없다. 정부가 규제정책과 촉진정책을 실시하는 목적은 시장실패로 인한 문제점을 극복하기 위함이다. 하지만, 시장에 대한 정부개입의 정당성 근거로 시장실패가 자주 거론되고 있으나 시장실패는 정부개입의 필요조건이지 충분조건은 결코 아니다. 왜냐하면, 시장실패는 경쟁시장이 자원의 배분을 완전히 잘 못한다는 의미가 아니라 최선의 상태, 즉 가장 효율적인 자원배분의 상태에 이르지 못한다는 것을 의미할 뿐이기 때문이다. 시장이 실패한다고 해서 정부가 개입하면 시장보다 더 나은 결과가 반드시 이루어진다는 보장은 없다. 정부개입도 얼마든지 실패할 수도 있고 오히려 시장보다 더 나쁜 결과를 초래할 수도 있다.[2)]

근본적으로 보건의료서비스는 완전경쟁시장(purely competitive market)의 조건, 즉 충분한 정보를 가지고 있는 다수의 소비자와 공급자(many well-informed buyers and sellers), 동질의 상품(homogeneous goods), 소비자와 공급자의 독립된 행동(the buyers and sellers act independently), 자유로운 시장진입과 퇴출(free entry and exit in the market) 등이 결코 달성될 수 없다. 또한, 소비자나 공급자의 측면에서 보건의료서비스를 구입하거나 제공하는 비용을 최소화하려는 동기가 부족하다. 이는 자원의 비효율적인 활용이 항상 존재하고 있음을 의미한다. 보건의료서비스는 사람들이 다른 사람을 위해 제공하는 서비스 중 가장 인간적인 형태의 서비스라 할 수 있다. 보건의료서비스는 인간중심(people-oriented)의 서비스이기 때문에 단지 질병이나 사고를 치료하는 것만이 아니라 건강과 관련된 전인적 서비스를 특징으로 한다.

완전경쟁

완전경쟁의 또 다른 전제조건으로는 ① 공공재(public goods)가 존재하지 않을 것, ② 외부효과(externality)가 존재하지 않을 것, ③ 규모의 경제(economy of scale, increasing returns to scale)가 없을 것, ④ 학습효과(learning effects : 오랜 기간 동안의 생산활동을 통해 습득한 경험, 지식, 노하우 등에 의해 생산요소의 생산성이 높아지면 단위생산비용이 체감하게 되는 것을 의미한다. 학습효과는 규모의 경제와 같이 진입장벽의 역할을 한다)가 없을 것 등을 지적할 수 있다. 이처럼 많은 조건 중에서 한두 가지만이라도 충족되지 않으면 완전경쟁이 달성될 수 없다.

(1) 질병의 예측 불가능성(Uneven and Unpredictable)

정기적인 신체검사나 예방접종을 제외하고는 개인적 차원에서 질병과 부상의 현실적인 발생 가능성을 예측하는 것은 거의 불가능하다. 이처럼 개인의 경우 질병발생 예측이 어렵지만 과거의 실적을 기초로 전체 인구의 질병발생률을 예측하는 것은 어느 정도 가능하다. 즉, 집단적 차원에서는 통계학적 기법을 사용하여 의료수요를 예측할 수 있다.

질병 비용 부담은 예측이 가능하다면 저축하여 용이하게 충분히 대처할 수 있다. 질병은 소득 능력을 감소시키고 건강의 상실은 위험을 수반하게 된다. 개인의 경우는 질병의 발생측정이 불가능하지만 집단의 경우는 경험적으로 예측이 가능하다.

이러한 개별적 수요의 불확실성과 불규칙성에 대한 집단적 대응이 보험이다. 하나의 사회제도인 건강보험을 통해 미래의 불확실한 큰 손실(loss)을 현재의 확실한 작은 손실(보험료)로 대처하여 질병발생의 예측 불가능성에 대비하고 있다.

(2) 외부효과(External Effect)

외부효과는 외부경제(external economy : 예방접종, 성병치료, 도로건설에 따른 주변땅값 상승 등)와 외부불경제(external diseconomy : 공해, 폐수 등)로 나눈다. 어떤 경제 주체의 소비 또는 생산활동의 결과가 다른 사람에게 편익(혜택)을 제공함에도 불구하고 이에 대한 대가를 가격기구를 통해 받지 못한 것이 외부경제(사적 한계비용 > 사회적 한계비용)이고, 다른 사람에게 손해를 끼치고도 이에 대한 정당한 대가를 지불하지 않은 것이 외부불경제(사적 한계비용 < 사회적 한계비용)이다. 보건의료서비스는 외부경제효과를 가지고 있다.

외부경제는 확산효과(spillover effect)를 가지고 있다. 외부경제 행위는 자신이 하지 않아도 타인이 하게 되면 자신도 이익을 누리게 된다. 이러한 의미에서 Friedman은 외부효과를 이웃효과(neighborhood effect)라고 부르기도 하였다.[3)]

외부효과가 큰 재화에 대해서는 정부가 개입하여 보통 세 가지 정책을 실시하고 있다. 첫째, 경제적 유인(economic incentive)을 제공하는 방법이다. 공해배출업소에 대한 세금부과, 공해방지 시설시 세금 면제나 보조금 지급 등이 이에 속한다. 둘째, 정부가 직접 개입하여 규제하는 방법이다. 공해배출업소를 처벌하거나 의사나 병원의 과밀지역 개업(설립)규제를 실시하는 것이 대표적인 예이다. 셋째, 상품 자체를 정부가 직접 제공하는 방법이다. 무료예방접종, 정관수술은 이에 속한다.

전염성 질환의 경우 개인의 예방적, 치료적 의료서비스는 개인의 질병예방과 치료 이상의 결과를 초래한다. 전염의 전파를 차단하는 경우 얻어지는 효과는 치료를 하는 자가 얻는 효과의 몇 배를 사회는 얻게 된다. 질병의 면역성을 획득함으로써 추가적인 비용 부담없이 타인의 감염 위험은 감소될 수 있다. 이러한 경우 개인이 지출한 비용에 대한 개인의 한계편익은 사회의 한계편익보다 훨씬 작다.

외부효과의 존재는 공익을 위해 정부가 개입해야 한다는 주장의 중요한 논거로 오랫동안 지지되어 왔다. 그러나 R. H. Coase의 정리(Coase Theorem)에 의하면 비록 개인간의 외부효과가 존재한다 할지라도 일정한 조건, 즉 거래비용(transaction cost)이 적고 각 개인의 소유권이 명확히 설정되어 있는 경우에서는 정부의 개입이 불필요하다는 것이다. 이러한 주장은 신자유주의자들이 정부개입 축소를 주장하는 중요한 근거로 작용하였다.

(3) 공공재(Public Goods)적 성격

공공재란 사유재(사용재)에 대립되는 것으로서 사유재와는 달리 그것에 대한 소비자들의 선호가 드러나지 않기 때문에 시장 메카니즘에 의한 공급은 불가능하고 투표를 통한 의사결정의 정치적 과정을 통해서만 공급될 수 있는 성질을 갖는 재화와 서비스를 말한다. 예를 들면 경찰, 국방, 소방, 공원, 도로, 교육 등은 공공재의 대표적인 것들이다. 공공재 공급에서 고려해야 할 점은 두 가지이다.

첫째, 얼마만큼의 공공재를 공급할 것인가? 이것은 공급될 공공재의 양을 결정하는 문제이다.

둘째, 공공재 공급에 필요한 비용은 어떻게 부담할 것인가 하는 문제로서, 이것은 공공재의 공급을 위해 각 개인이 부담해야 할 조세의 분담 비율을 의미한다.

공공재는 엄격한 의미에서 소비가 비경쟁적으로 모든 소비자에게 골고루 편익이 돌아가야 하는 재화나 서비스를 말한다. 이러한 공공재의 특징으로는 비배제성(non-excludability)과 모든 사람이 같은 양을 소비해야 하는 소비의 집단성(collective consumption)이 있다.

즉, 공공재는 ① 생산과 소비가 동시에 이루어져 축적되지 않은 성격을 가지고 있고, ② 누구도 소비로부터 배제될 수 없는 비배제성과 대가의 지불 없이도 이용과 소비가 지장을 받지 않는 무임승차자 문제(free-rider problem)가 제기되며, ③ 타인의 소비로 자기의 소비가 지장을 받지 않는 비경합성(non-rivalry)을 가지는 속성이 있으므로 국가개입의 정당성을 인정받고 있다.[4] 공공재는 그 특성상 정부가 개입하지 않고 시장경쟁의 상태를 그대로 유지하면 구매력을 가진 사람만이 이용하여 시장기능이 실패(market failure)하게 된다.

앞에서도 지적하였듯이 공공재는 소비에 있어 비경합성과 비배제성의 특성을 지니고 있다.

이 두 특성은 반드시 일치하지는 않는다. 전자는 한 개인의 소비가 타인의 소비량을 감소시키지 않는 것, 또는 동일한 산출량을 모두가 향유할 수 있다는 것으로, 종종 등량소비와 같은 개념으로 사용된다. 공공재 소비에서 어떤 특정한 개인을 배제시킬 수 없다는 비배제성은 재화 그 자체의 속성에 기인하기보다는 배제 비용과 직접적으로 관련되므로 가용자원의 양이나 소유권과 같은 사회제도적 측면과 깊은 연관을 갖는다.[5]

현대 헌법에는 건강권을 국민의 기본권 중의 하나로 명시하고 있다. 즉, 국가는 국민의 생존에 필요한 보건의료서비스를 제공해야 할 의무를 지고 있다. 또한, 보건의료서비스는 장기적 편익(long-term benefit)을 가져다준다.

따라서 보건의료에 대한 정부개입은 거의 대부분의 국가에서 상존한다. 국가 개입의 당위성이 커질수록 소비자 측의 도덕적 위해 또는 불감증(moral hazard) 역시 증가할 소지가 크다.

공공재에 대해 국가는 얼마나 생산할 것인가(allocation), 어떻게 비용을 부담할 것인가(financing), 어떻게 분배할 것인가(distribution)를 결정하는 세 가지 기능을 갖는다.

(4) 정보의 비대칭성(Asymmetry of Information)

음식점 안에다 가격을 적은 경우보다는 밖에서도 음식가격을 볼 수 있도록 하는 경우에 소비자는 훨씬 더 현명한 결정을 할 수 있다. 속을 잘 모르는 수박을 사기가 내키지 않는 경우가 많다. 삼각형으로 수박의 속을 잘라보는 것도 결국 상품의 품질에 대한 정보를 획득하는 과정이다.

소비자 구매행위의 핵심은 정보수집이라고 할 수 있다. 자신이 구입하고자 하는 품목에 관해 이곳저곳 다니면서 가격과 품질을 비교하여 제품에 관한 정보를 수집하는 것이 곧 구매활동이다.

보건의료 부문에서는 소비자의 선별능력이 부족하고 미경험자이기 때문에 가치를 평가하는 데는 능력의 한계가 있다. 특히 질적 평가와 판단은 거의 불가능하다.

합리적인 선택과 의사결정은 충분한 정보를 전제로 한다. 그러나 의료시장은 소비자와 공급자간에 정보가 불균등하게 분포되어 있다. 소비자는 자신의 건강상태에 대한 지식 부족, 제공되는 보건의료서비스의 내용에 대한 지식 부족, 가격정보의 부족, 치료 결과에 대한 지식 부족 등 소비자의 지식 부족(consumer ignorance)은 다른 시장에 비해 의료시장은 넓게 존재한다.

소비자나 공급자 모두 재화나 서비스의 품질과 가격에 대해 충분한 정보를 가지고 있어야 합리적인 선택이 가능하다. 그러나 어떤 재화가 다음과 같은 몇 가지 속성을 지닐 때는 불완전한 정보로 인해 시장기능에 장애가 발생하게 된다.[6)]

첫째, 재화나 서비스에 대한 정보를 수집하거나 정보의 질을 향상시키는 데 상당한 비용이 요구되는 경우이다. 정보에 소비자가 접근하기가 용이하지 않을 때 발생한다. 정보에의 접근과 획득시의 고비용이 문제이다.

둘째, 정보를 이해하고 분석하여 합리적인 판단을 하기가 매우 어려운 경우이다. 보건의료서비스처럼 전문적이고 세부적이며 기술적인 정보는 대부분 이러한 속성을 내포하고 있다.

셋째, 재화나 서비스의 선택시 잘못된 결정을 하였을 경우 물질적, 정신적 손해가 막대한 경우이다. 예컨대, 잘못된 의료서비스를 선택하였을 경우 생명의 위협까지도 발생한다.

넷째, 재화나 서비스에 대한 선택의 폭이 비교적 단순한 경우이다. 보건의

> **공급 유인수요**
>
> Rice에 의하면 공급 유인수요(SID)란 만약 환자가 의사와 같은 정도의 정보와 지식을 가졌을 때 환자가 선택하게 될 의료서비스와는 다른 의료서비스를 공급자(의사 등)가 제공하거나 권고하는 정도이다.
> T. H. Rice(1983), The Impact of Change Medicare Reimbur-sement Rates on Physician-induced Demand, Medical Care, 21(8), pp.803~815.

> **의료공급자**
>
> 환자는 전문지식이 부족하여 의료서비스를 평가하고 감독하는 것이 용이하지 않다. 결국 의료공급자의 양심에 의존할 수밖에 없다. 따라서 의료공급자에게 적절한 유인체계(incentive system)를 제공할 필요가 있다. 과잉진료와 불필요한 진료를 막기 위해서는 적절하게 설계된 유인체계가 구축되어야 한다.

료서비스는 매우 복잡한 기술적인 정보를 가지고 있어야만 올바른 선택을 할 수 있으나 소비자에게만 맡겨 두면 잘못된 선택이 발생할 가능성이 크다.

보건의료 부문은 여기저기 돌아다니면서(shopping around) 정보를 얻을 수도 없으며, 폐쇄시장(closed market)이기 때문에 공급자 위주의 시장(supplier control market)일 수밖에 없다. 따라서 전문가 지배(professional dominance)가 존재하여 공급 유인수요(supply induced demand)가 창출되기도 한다.

의료공급자가 의료수요자의 완전한 대리인(perfect agent) 역할을 하는 선의의 공급자(benevolent provider)가 되어 환자의 건강상태 및 경제상태 등을 모두 고려한 최적의 의료를 반드시 공급하지는 않는다. 또한 공급자가 수요자를 위해 최선을 다하도록 지휘 · 감독하는 것도 어렵고 행위를 정확히 관찰할 수도 없다.

따라서 의료수요자와 의료공급자와의 관계는 지극히 불리한 결과를 초래할 가능성이 처음부터 내재되어 있다. 그러므로 정보의 비대칭으로 인해 의료공급자의 성실과 능력과 책임의식이 중요하다.

오늘날에는 "환자에게 가장 유리한 의학적 결정을 할 수 있는 권리와 책임은 오로지 의료인에게 있다"는 소위 의료부권주의(medical paternalism)가 "자신의 건강과 관계되는 모든 결정은 환자가 자의로 결정하고 그 책임도 환자가 스스로 지겠다"는 소비자주권(consumer sover-eignty)의 시대로 바뀌고 있다. 이제 소비자도 의료에 대한 상당한 지식과 정보에 근거한 판단의 영역을 넓혀가고 있다. 따라서 앞으로 소비자는 보다 정확하고 자세한 정보를 얻게 되고 자신의 질병치료 과정에서 중요한 목소리를 내게 될 것으로 예견된다.[7]

충분한 정보와 지식을 갖게 된 소비자는 점차적으로 더 정당한 요구사항과

욕구를 가지고 선택권을 극대화하게 된다.

(5) 경쟁제한(Restriction on Competition)

보건의료서비스는 다른 어떤 종류의 서비스보다 법적, 제도적으로 경쟁이 제한되어 독과점이 형성되고 있다. 경쟁제한의 예를 살펴보면, 첫째, 생산권이 한정된 면허권자에게만 제한되어 있어 이들은 독점적 지위를 누리고 있다.

둘째, 공급시장에의 진입제한이다. 아무리 자유시장 경쟁체제라 하더라도 누구든지 의료시장에 진입할 수는 없다. 일정한 자격과 조건을 갖춘 자만이 시장에 진입할 수 있다.

셋째, 공급의 비탄력성에 의한 경쟁제한이다. 보건의료의 공급은 일반 공산품과 달리 상당한 공급 기간이 요구된다. 전문적인 보건의료서비스를 제공하기 위해서는 약 12~15년의 교육 기간이 필요하다. 따라서 보건의료의 공급은 가격 인상에 매우 비탄력적이다.

넷째, 가격 경쟁이나 선전의 제한이다. 의료기관간의 가격 경쟁이나 광고를 통한 경쟁이 금지되어 있다. 광고를 통한 경쟁을 제한하는 이유는 소비자가 광고에 현혹되기 쉽고, 불필요한 서비스를 구입하게 되고, 광고비를 결국 소비자가 부담하게 되어 서비스 가격이 상승하게 된다는 데 있다.

의료부권주의

의료부권주의란 "의사는 부모가 자식을 대하는 것처럼 최선을 다해 환자를 돌본다."는 뜻으로, 인술의 의미와 크게 다르지 않을 것이다. 그러나 요즈음 의료부권주의가 '부권의 권위와 독선'으로 환자에게 비추어지는 경향이 없지 않다.

Mirvis에 의하면 의사의 권리와 권력은 네 가지 단계에 의해 기반이 형성된다.

첫째, 정보에 대한 독점이다. 의학은 고도로 전문화된 지식체계를 가지고 있으므로 일반인이 쉽게 접근할 수 없다. 따라서 그러한 지식에 통달한 의사만이 그 지식을 통제할 수 있다.

둘째, 의료전문직의 업무에 대해 대중이 상당한 가치를 부여하며, 그들의 행위가 대중의 이익에 봉사할 것이라고 믿는다.

셋째, 의사들은 조직적으로 대중의 신뢰를 받기 위해 노력한다. 윤리강령을 제정하며 의학교육의 기준을 설정하고 부적절하거나 비윤리적인 시술을 행하는 구성원을 배제함으로써 의사라면 누구든지 학문적으로나 도덕적으로 일정 수준 이상에 있다는 점을 인식시킨다.

넷째, 전문 직업인의 자질을 국가가 인정하여 의사의 배타적 권리를 법으로 규정한다. 따라서 전문화된 지식체계에 근거한 의권은, 대중이 의사라는 전문 직업인의 필요성을 인정하고 받아들이며, 그들에게 신뢰를 보냄으로써 법적인 지위를 확보하게 되는 것이다.

D. M. Mirvis(1993), "Physician's Autonomy, The Relation between Public and Professional Expectations," New England Journal of Medicine, 328 (18), pp.1346~1349.

그러나 보건의료서비스에 대한 광고는 소비자에게 공급자나 서비스에 대한 자세한 정보를 제공할 뿐만 아니라 소비자의 쇼핑비용(consumer's search cost)을 절감하는 효과를 가지고 있다.[8)]

보건의료 부문에 대한 이러한 경쟁제한의 목적은 소비자를 보호하고 서비스 향상을 위한 것이다. 따라서 전통적 사고에 의하면 보건 부문에서의 경쟁은

> **의료의 질**
>
> 우리나라 의료법에 의하면 의료인은 의료인 단체가 주관하는 1년 1회 총 8시간의 보수교육을 명시하고 있다. 최소한의 의료 질을 유지하고 보장하기 위한 제도적 장치와 정책이 없는 것이 현실이다. 의료의 질에 대해서는 거의 방치하고 있다고 해도 과언은 아니다.
>
> 김정화 · 이경원(1997), 의료개혁의 현안과 정책과제, 한국행정학보, 31(4), p.191.

낭비적이며 제거되어야 한다.

그러나 경쟁은 보다 능률적인 생산 방법과 보다 효과적인 치료 방법을 추구하는 요인으로 작용할 수 있다. 경쟁을 반대하는 사람들은 의료의 질 저하를 주장한다. 그러나 현재의 질 관리와 교육여건을 가지고도 비윤리적이고 무능한 의료공급자로부터 소비자를 보호할 수 있다. 경쟁체제하에서는 의료의 질이 저하되기보다는 오히려 질이 향상될 것이다.

의료서비스가 시장의 경쟁체계에 의해 관리되지 않기 때문에 국가는 의료서비스 관리 및 질 향상을 위해 개입해야 하는 정당성을 인정받게 된다.

2) 건강의 총체적 특성(Holistic Nature of Health)

많은 종류의 활동이 건강과 연관되어 개념화되고 있다. 건강을 상실하면 모든 것을 잃는다는 말이 있듯이 건강은 모든 활동의 출발점이다. 즉 건강은 어떤 것에도 우선하는 가치이다.

따라서 보건의료의 잠재적 유효성은 크다. 잠재적 유효성이란 질병을 예방하고 치료하여 장기적으로 건강한 삶과 사회활동을 함으로써 개인이나 사회에 가져다주는 장기적인 효과를 말하는데, 과학기술의 진보에 따라 그 유효성은 현저히 증가한다.

건강과 질병은 개인적인 인생역정(personal biographies)과 밀착되어 있으며 자신의 정체성과 직접 연관되어 있다.

3) 다차원적 필요(Multidimension of Needs)

건강문제는 다차원적이다. 정치적, 경제적, 사회적, 물리적, 문화적, 개인적 요인에 의해 영향을 받는다. 건강의 사회 · 경제적 결정론자들은 빈부격차 등의 사회적 요인이 계급간의 건강 불평등에도 직접적으로 영향을 미친다고 주장한다. 상실모형(Loss Model)에 의하면 개인의 취약성(vulnerability) 수준이 건강수준에 영향을 미친다. 한 개인이 취약하다는 것은 상실의 상황에 직면해서 그 상황을 극복할 가용자원의 부족을 의미한다. 감수성, 취약성, 스트레스 유발인자, 대응자원 등에 초점을 두고 있는 상실모형은 건강의 유지와 보호, 질환의 회복 등에 필요한 사회적 지원(social support)의 역할에 중점을 두고 있다.

4) 건강권의 대두(Health as a Human Right)

건강한 삶에 대한 인간의 염원은 인류의 역사만큼이나 그 뿌리가 깊다. 건강을 최고의 행복지표로 삼고 있는 것은 동서양을 떠나 언제나 진실이었다. 이처럼 건강의 중요성은 시와 공을 초월하여 강조되고 있었지만 개인의 문제일 뿐이었고 국가나 사회는 단지 방관자적인 입장이 오랫동안 지속되었다. 역사상 최초로 시민이 정치의 주체로 등장한 근대 민주주의 국가에서도 국민의 건강문제가 전염병처럼 심각하게 사회 문제화되지 않는 이상 국가는 별로 개입하지 않았다.

인구의 크기가 국력과 밀접한 관련이 있었던 중상주의시대에 국가는 인구증가와 국민건강증진을 위해 많은 노력을 경주하였지만 국가가 베푸는 수혜의 범위를 넘지는 못하였다. 보건의료의 제공이 수혜적이고 체제유지적인 관점에서 이루어졌다고 할 수 있다. 중상주의와 절대주의시대에는 공중보건을 주로 경찰이 담당하였기 때문에 의사경찰(Medizinalpolizei)이라는 이름이 등장하기도 하였다.[9)]

선진국의 경우 18~19세기 산업화와 공업화의 와중 속에서 또한 후진국의 경우 경제개발의 깃발 아래에서 국민의 건강상태는 극도로 악화되고 있었지만 건강은 개인의 문제로 간주되고 있었다.

인적 자원(human capital)으로서의 건강은 초기 경제개발 단계에서는 결코 최우선 순위가 주어지지 않았다. 왜냐하면, 건강에 대한 투자는 즉각적인 경제수익(immediate economic return)이 없는 소비라고 생각하고 있었기 때문이다. 결국 건강증진은 경제개발에 따른 하나의 부산물(trickle-down)일 뿐이다.[10)]

20세기에 들어와 고도의 경제성장을 거듭한 세계 각국은 발전의 방향을 복지 쪽으로 전환하였다. 그동안의 경제성장에 따른 부의 축적은 국민의 인간다운 삶에 대한 투자의 기반을 마련했던 것이다. '인간다운 삶'이란 인간의 존엄성에 상응하는 생활을 의미한다. 건강하고 문화적인 최저한도의 생활에 대한 권리를 주장하기에 이르렀다. 따라서 인간다운 생활의 보장이란 소득보장과 의료보장을 의미한다.

경제개발에 따른 고용의 창출은 소득보장의 측면에서는 어느 정도 효과를 거두었음은 틀림이 없다. 그러나 경제성장과 의료보장은 상당기간 동안 접목되지 못하고 있었다. 더욱이 의료요구의 분출과 의료기술의 발달 등에 따른 의료비의 상승은 개인이 부담하기에는 너무나 과중한 것이다. 이제 더 이상 건강은 개인의 문제가 아니라 우리 모두의 문제가 된 것이다.

국가가 제공한 보건의료서비스도 수혜의 개념이 아니라 국민의 생존권적 기본권의 하나로 대두되어 국가에 대하여 건강한 생활을 침해하지 않도록 요구할 수 있을 뿐만 아니라(소극적인 권리), 건강을 유지하도록 국가에 대하여 적극적으로 요구할 수 있는 권리(적극적인 권리)로 자리를 잡게 된 것이다.

건강권이란 말을 헌법 제10조에 규정된 행복을 추구할 권리와 제35조에 규정된 건강하고 쾌적한 환경에서 생활할 권리를 포함하는 넓은 의미의 건강권과, 병에 걸렸을 때 차별 없이 최선의 진료를 받을 수 있는 좁은 의미의 건강권으로 나누어 볼 수 있을 것이다.[11)]

오늘날 국가가 국민의 건강을 유지 · 증진시키는데 책임을 져야 한다는 데에는 이론의 여지가 없다. 이제는 단순한 보건의료의 '제도적 보장'의 개념을 초월하여 '국민의 건강'을 보장하는 개념에까지 진전되고 있다.

3 국가개입의 역할

1) 의료체계의 공급능력의 개입

국가가 공급능력에 대하여 개입하는 이유는 정부가 공급에 대하여 규제하지 않을 경우 희소한 자원 낭비는 물론 공급 과잉으로 공급자의 유인 수요가 초래될 수 있기 때문이다. 공급능력을 확충하기 위해서 국가가 취하는 전형적인 방법은 입법을 통해서 새로운 인프라와 같은 공급능력을 확충하는 제안에 타당성을 검토하는 기구를 설치하는 것이다. 공급능력의 확충을 방지하는 규제가 쉽게 작동하기 어렵기 때문에 정부는 확충에 대한 기준을 설정하려는 노력을 한다.

2) 가격의 통제

의료서비스에서 가격을 통제하는 목적은 의료비를 통제하는데 있다면 서비스의 양도 통제해야 정책의 효과를 얻을 수 있다. 경쟁을 지향한다고 해도 정부에 의한 가격설정은 매우 중요한 수단이 될 수 있다. 예를 들어 구매자와 계약을 위해서 경쟁하는 병원은 비용이전을 통해서 경쟁적 압력에 대응할 수 있다. 정부가 가격을 통제하여 구매자들에게 단일가격을 적용하면 비용 이전 문제는 해결할 수 있다.

서비스의 가격은 매우 중요한 기능을 하게 되는데 필요도를 기준으로 의료계획에 의하여 의료체계가 운영되고 있지만, 의료체계 밖은 자본주의 시장경제 체제인 것을 유의해야 한다. 자본주의 시장경제에서는 가격이 자원을 배분하는 기능을 갖기 때문에 가격이 지나치게 통제되면 자원이 의료분야로 배분되기 어렵다.

의료분야에서도 가격은 자원배분 기능을 한다. 행위별수가제를 택하든 혹은 DRG 포괄수가제(diagnosis related groups)를 택하든 상대적인 가격이 균형적이지 못하면 자원이 몰려들지 않기 때문에 가격통제가 요구된다.

3) 의료서비스 질 관리

정부는 의료서비스의 제공자 성과에 관한 정보를 통해 의료분야를 규제할 수 있다. 공급자의 성과에 대한 정보를 유통시키는 것은 의료이용자가 보다 높은 의료서비스의 질을 공급받는 의료기관을 찾을 수 있게 돕는다. 많은 나라에서는 공급자들은 병원이나 의료진의 성과에 대한 정보제공에 문제를 제기한다. 단순한 비교는 의료서비스 사례 혼합의 적정성을 저해한다는 것이다.[12] 따라서 정부의 규제정책은 충분한 가용자료가 있어야 하며 의료의 질 관리 규제기구의 규제범위도 적절해야 된다.

4 국가개입정책

시장실패를 극복하기 위해서 정부가 어느 정도까지 개입을 해야 할 것인가 하는 문제는 결코 정답이 없다. 지나친 정부개입은 민간 부문을 위축시키며, 소극적인 정부역할 역시 시장실패의 비효율성을 처리하지 못하여 둘 다 자원 배분의 효율을 극대화시킬 수 없다. 적정수준의 정부개입은 가용자원의 효율적 배분을 극대화하는 수준을 의미하며 이는 그 사회의 규범적 가치기준에 따라 영향을 받는다. 국가개입정책에는 의료시설 부족과 불균형 분포를 해소하기 위한 공급확대정책과 의료시설의 과다 중복투자를 억제하기 위한 규제정책이 있다.[13)]

공급확대정책은 사회발전기능과 촉진기능을 한다. 즉, 사회변동을 촉진하고 유도하는 기능을 수행한다. 반면에 규제정책은 사회안정기능을 한다. 사회안정기능은 전통적, 소극적 기능으로서 사회질서와 사회제도를 유지하고 안정시키는 기능을 수행한다. 보건의료 분야에서 정부의 개입정책은 크게 네 가지 종류로 분류할 수 있다.[14)]

첫째, 수요(소비)규제정책이다. 정부가 불필요한 의료이용이나 과잉이용을 규제하는 것이다. 진단과 검사, 처치를 하는 데 있어서 효과적이지 않거나 상대적으로 비싼 의료장비 등의 사용을 억제하는 정책이나 진료비 중 본인에게 일부 부담시키는 정책이 이에 속한다. 정부가 규제정책을 실시하는 것은 보건의료 분야의 비효율성을 저해하는 것을 방지하기 위해서다. 비용의 지출없이 효용을 창출할 수는 없겠지만 한계효용이 한계비용을 초과하는 수준의 의료(장비)이용은 억제되어야 한다는 것이 규제정책의 이론적 전제이다.

둘째, 수요(소비)촉진정책이다. 정부가 적극적으로 국민의 삶의 질을 향상시키기 위해 최첨단의 의료장비를 광범위하게 사용하도록 권장하고 촉진하는 정책이다. CT, MRI와 같이 비싸지만 질병치료에 필수적인 고가의료장비를 전국민이 활용할 수 있도록 건강보험 급여화정책을 실시하는 것은 좋은 예이다. 노인에 한해서 의치를 보험급여로 해주는 것도 수요촉진정책에 속한다. 수요촉진정책의 판단기준은 사회적 필요도의 크기에 달려 있다.

셋째, 공급규제정책이다. 의료공급자 또는 의료기기 생산자에 대해 규제를 하는 정책이다. 의료시설이나 장비의 과잉투자 억제정책, 의료비 심사정책이나 의료장비 생산 과정에 개입하는 정책은 이에 속한다.

넷째, 공급촉진정책이다. 소비자의 의료이용 접근도를 제고시키기 위해 공급영역에서 촉진정책을 통하여 개입한 것을 의미한다. 의료취약지역에 대한 의료시설의 확충, 취약지역에 의료기관 개설시 세금감면, 금융지원 등의 재정정책 등이 한 예이다.

우리나라의 경우 국가의 의료체계에 대한 개입과 통제가 한계를 지니고 있다. 그것은 1차적으로 대부분의 의료기관이 민간기관이기 때문에 사실상 민간기업과도 다름없는 의료기관들을 국가가 관료적으로 통제하는 데는 분명한 한계가 있을 수밖에 없다.[15] 따라서 민간의료기관을 통제할 수 있다는 전제하에 보건정책을 수립한다면 그 정책은 예기된 집행의 효과를 거두지 못할 가능성이 크다.

제2절 보건의료정책의 변화

외국은 우리에 비해 훨씬 다채로운 보건의료개혁의 역사를 가지고 있다. 이들의 경우 근대적인 보건의료체계의 구축이 19세기 말에 이뤄졌고, 지금까지 한 세기 이상을 경유하면서 여러 문제들을 겪어왔기 때문이다.[16)~21)] 보건경제학자인 커틀러에 따르면 지금까지 서구 선진국들의 보건의료 개혁의 흐름은 크게 세 국면으로 분석할 수 있다.

첫째, 19세기 말에서 20세기 중후반까지 영국, 프랑스, 독일, 이탈리아와 같은 유럽 국가들을 비롯해 캐나다와 미국, 일본과 같은 주요 선진국들이 점진적으로 전 국민 또는 대다수의 국민을 포괄하는 보건의료체계를 구축했다. 이는 또한 의료서비스에 대한 동등한 접근권의 보장과 함께 발전해왔다. 즉, 보편적 의료에 대한 권리 확장의 시기이다.

두 번째 흐름은 1980-90년대에 서구 선진국들이 급증한 의료비와 그에 따른 재정 위기로 인해 다양한 방식의 비용을 통제하는 정책을 취하는 시기이다. 이때 서구의 여러 국가들은 주로 총액 예산제나 포괄수가제(Diagnosis-Related Groups)에 입각한 사전적 지불제도(prospective payment system)를 도입함으로써 이 같은 위기에 대응했다.

끝으로 세 번째 흐름은 1990년대 이후 진행되고 있는 개혁 양상으로, 비용통제 정책에 따른 비효율성과 제도 운영의 난점을 극복하기 위해 유인(incentives) 구조와 경쟁을 도입하는 시기이다.[22]

이러한 서구의 경험을 반추해 본다면, 개발도상국을 벗어나 선진국으로 진입중인 동아시아의 몇몇 국가들 역시 보건의료체계의 운영에서 서구와 유사한 도전에 직면할 것임을 어렵지 않게 예상할 수 있다.[23]

실제로 우리나라는 해방 이후 근대적 보건행정으로 전환하는 과정에서 보건의료분야의 투자가 적었고, 자유방임적 시장경제 체제하에 불균형한 성장을 하였다. 국민건강보험을 도입한 이래 급속한 의료비 증가를 경험해 왔으며 폭발적인 의료비 증가 추세에도 불구하고 한국은 의료비 통제에 대한 유효한 수단을 결여하고 있다는 점이 나라 안팎으로 지속적으로 제기되어 왔다.[24][25] 특히 의료비 지불제도는 제도의 핵심적 이해관계자인 공급자의 행동에 동기를 부여하고 유인을 제공하는 결정적 메카니즘이라는 점에서 보건의료체계의 중핵이며, 그만큼 비용통제를 위해서는 어떠한 형태로든 지불제도 개혁이 필수적이다.[26]

정부는 환자의 의료비 부담을 낮추기 위해 선택진료는 삭제가 되었고, 상급병실료는 급여확대로 축소되었으며, 2 · 3 · 4인실도 본인부담은 다르지만 보험적용이 확대되었다. 또한 생애주기별 건강보험 보장을 개선하기 위해 임신과 출산부터, 아동과 청소년에게 A형간염 무료 예방접종, 소아당뇨 지원, 충치예방 및 치료지원을 실시하고, 청장년기를 위해 금연권장, 고도비만 치료, 만성질환 통합 치료체계를 구축하고, 노년기를 위한 호스피스 및 완화치료, 치매검사 및 치료, 임플란트 지원 등을 추진하고 있다.

또한 정부는 국민의 건강한 삶을 보장하기 위한 전략으로 예방적 건강증진 강화를 위해 생애주기별 맞춤형 금연서비스, 건강생활 실천지원, 만성질환 예방관리, 신종 감염병 예방을 하고 있다. 그 외에도 정부는 외국인 환자유치 확대, 한국의료 패키지의 글로벌 진출, 보건산업의 경쟁력 확보를 위한 전주기 지원, 보건산업의 중장기발전기반 마련으로 보건의료 세계화와 경쟁력 제고를 수행하고 있다.

2021년부터 2030년까지 제5차 국민건강증진 종합계획이 시작되었다. 국민건강증진법 제4조에 근거하여 국민의 건강증진, 질병예방을 위한 건강증진정책의 방향을 제시하는 범 정부적 중장기 종합계획이다. 모든 사람이 평생건강을 누리는 사회를 비전으로 건강수면을 연장하고 건강형평성을 제고하여 소득수준별 건강수명의 격차를 감소하고 지역별 건강수명 격차를 감소시키는 것이다. 기본원칙은 다음 [그림 2-1]과 같다.

비전	모든 사람이 평생건강을 누리는 사회
목표	건강수명 연장과 건강형평성 제고
기본원칙	① 국가와 지역사회의 모든 정책 수립에 건강을 우선적으로 반영한다. ② 보편적인 건강수준의 향상과 건강형평성 제고를 함께 추진한다. ③ 모든 생애과정과 생활터에 적용한다. ④ 건강친화적인 환경을 구축한다. ⑤ 누구나 참여하여 함께 만들고 누릴 수 있도록 한다. ⑥ 관련된 모든 부문이 연계하고 협력한다.

건강생활실천	정신건강 관리	비감염성 질환 예방관리
1. 금연 2. 절주 3. 영양 4. 신체활동 5. 구강건강	6. 자살예방 7. 치매 8. 중독 9. 지역사회 정신건강	10. 암 11. 심뇌혈관질환 12. 비만 13. 손상

그림 2-1 제5차 국민건강증진 종합계획

출처 : 보건복지부(https://www.mohw.go.kr/ 2023.11.21일 검색

참고문헌

1) 송희준(1993), "보건비용의 결정요인과 정부의 의료복지정책", 강인재 등, 공공정책의 결정요인분석, 서울: 법문사, p.302.
2) 전상경(2000), "Charles Wolf, Jr의 비시장실패이론", 오석홍·김영평, 정책학의 주요이론, 서울: 법문사, pp.28~29.
3) M. Friedman(1962), Capitalism and Freedom, Chicago: University of Chicago Press, 곽효문(1995), 복지정책론, 서울: 제일법규, pp.610~611에서 재인용.
4) 김규정(1997), 행정학원론, 서울: 법문사, p.45.
5) R. D. Adams and K. McCormick(1993), "The Traditional Distinction between Public Goods and Private Goods Needs to be Expanded, Not Abandoned", Journal of Theoretical Politics, 5(1), p.110.
6) 곽효문(1995), 복지정책론, 서울: 제일법규, p.613.
7) S. Levey & N. P. Loomba(1984), Health Care Administration, Philadelphia: J. B. Lippincott Company, p.7.
8) P. J. Feldstein(1983), Health Care Economics, 2nd ed., A Wiley Medical Publication, pp.332~333.
9) 허 정(1984), 서양보건사, 서울: 신광출판사, pp.78~81.
10) J. Midgley(1981), Professional Imperialism: Social Work in the Third World, London: Heinemann, p.53.
11) 강신익(2000), "건강권과 의권(醫權) - 국민의 권리와 의사의 권리 -", 생명윤리, 1(2). pp.249~258.
12) Edward N. Hensher M. and Werneke U(1998), Changing hospital systems, in Critical Challenges for Health Care Reform in Europe, edited by Saltman RB, Figueras J and Sakellarides C, European Observatory on Health Care Systems Series, Copenhagen: WHO Europe.
13) 김한중(1991), "의료시설의 수급과 정부의 역할", 한국보건행정학회 학술세미나, 6, pp.2~3.
14) 문옥륜(1991), "의료장비의 수급과 정부의 역할", 한국보건행정학회 학술세미나, 6, pp.13~40.
15) 조병희(2000), 의료문제의 사회학, 대구: 태일사, p.85.
16) Tuohy, Carolyn Hughes(1999a), Accidental Logics: the dynamics of chan- Tuohy, Carolyn Hughes, ge in the healthcare arena in the United States,

Britain, and Canada, Oxford University Press.

17) Tuohy, Carolyn Hughes(1999b), "Dynamics of A Changing Health Sphere: The United States, Britain, and Canada", Health Affairs, 18(3): pp.114–134.

18) Cutler, David M.(2002), "Equity, Efficiency, and Market Fundamentals: The Dynamics of International Medical–Care Reform", Journal of Economic Literature, XL, pp.881–906.

19) Giaimo, Susan(2001), Who Pays for Health Care Reform?, Paul Pierson ed., The New Politics of the Welfare State, Oxford University Press.

20) Giaimo, Susan(2002), Markets and Medicine: The Politics of Health Care Reform in Britain, Germany, and the United States, University of Michigan Press.

21) Marmor, Theodore R., Richard Freeman, and Kieke G.H. Okma eds., Comparative Studies and the Politics of Modern Medical Care, Yale University Press.

22) Cutler, David M.(2002), "Equity, Efficiency, and Market Fundamentals: The Dynamics of International Medical–Care Reform", Journal of Economic Literature, XL, pp.881–906.

23) 정웅기(2012), "신(新) 뉴딜 사회입법 성격논쟁 분석 — 재계는 복지국가건설에 기여하는가?", 인문사회과학연구, 13(2), pp.295–336.

24) 권순만(2010), "건강보험 보장성 강화: 정책 대안 및 정책 과정", 서울대학교 2010년 2학기 정책 & 지식 기획포럼 〈사회보험의 진단과 제언〉 발표문

25) Jones, Randall S.(2010), "Health–Care Reform in Korea", Economics Department Working Papers No.797, Organization for Economic Co–operation and Development.

26) 정웅기(2013), "결집과 이완의 역설: 한국과 대만의 보건의료개혁의 정치경제", 서울대학교 대학원.

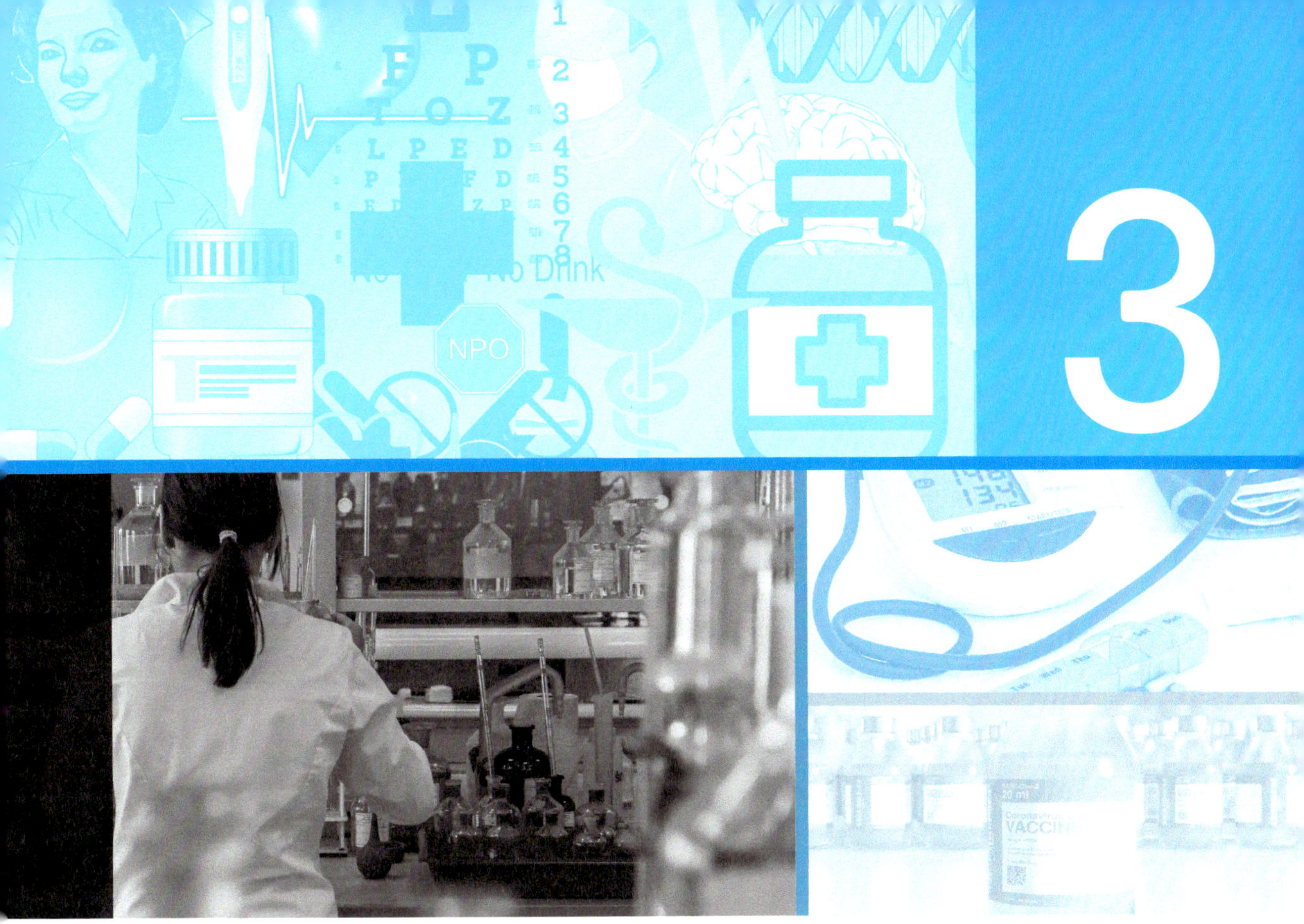

3

보건의료정책

제3장

3 보건의료정책

제1절 보건의료정책의 개념

1 보건의료정책의 개념

보건의료정책은 보건의료와 정책의 개념이 혼합된 용어이다. 보건의료정책을 간단히 정의하면 "보건·의료 부문에 대한 정책"이라 할 수 있다. 따라서 보건의료정책의 개념을 논의하기 위해서는 보건, 의료, 보건의료가 무엇인지에 대한 개념 정의가 우선되어야 한다.

보건이란 "국민건강을 유지·보호하기 위한 질병예방, 건강증진 및 건강관리 전반에 대한 조직된 노력"으로, 의료는 보건보다 좁은 의미로 "건강, 질병 문제에 의학을 적용하는 진단 및 치료"로 정의할 수 있다.

> **공중보건**
> 조직적인 지역사회 노력을 통해 질병을 예방하고 수명을 연장시키며 신체적·정신적 효율을 증진시키는 과학과 기술이다(Charles Edward A. Winslow).

보건의료기본법은 보건의료에 관한 국민의 권리·의무와 국가 및 지방자치단체의 책임을 정하고 보건의료의 수요·공급에 관한 기본적인 사항을 규정함으로써 보건의료의 발전과 국민의 보건 및 복지의 증진에 이바지하는 것을 목적으로 제정되었다. 보건의료기본법 제3조에 의하면 보건의료를 "국민의 건강을 보호·증진하기 위하여 국가·지방자치단체·보건의료기관 또는 보건의료인 등이 행하는 모든 활동"으로 정의내리고 있다. 여기서 보건의료기관이란

"보건의료인이 공중(公衆) 또는 특정 다수인을 위하여 보건의료서비스를 행하는 보건기관, 의료기관, 약국, 그 밖에 대통령령으로 정하는 기관"을 말하며, 보건의료인이란 "보건의료 관계 법령에서 정하는 바에 따라 자격 · 면허 등을 취득하거나 보건의료서비스에 종사하는 것이 허용된 자"로 제한하고 있다.

무의사(無意思) 정책결정

기득권층이 현재 누리고 있는 권력이나 영향력에 변화를 초래하게 될 가능성이 있는 이슈가 부상하여 정책의제로 진입하는 것을 사전에 차단하는 "의도적 무결정"이다. 무의사 정책과정을 통해 지배엘리트나 기득권층은 자신들에게 유리하거나 안전한 이슈만 정책의제로 진입하게 유도하며 불리한 정책은 수면 위로 떠오르지 못하게 봉쇄하는 정책을 고수한다.

정책의 개념은 학자들의 수만큼 많다고 해도 과언은 아니기 때문에 정책을 한마디로 정의내리기란 어렵다. 정책의 주체를 정부로 국한하고 있는 Dror는 정책을 "정부기관에 의해 결정된 미래의 활동지침"[1], Dye는 "무엇이든지 정부가 하기로 결정하거나 하지 않기로 결정한 것"[2], 정은 "바람직한 사회상태를 이루려는 정책목표와 이를 달성하기 위해 필요한 정책수단에 대해 권위있는 정부기관이 공식적으로 결정한 기본방침"[3], 김은 "바람직한 사회상태를 이룩하려는 정책목표와 이를 달성하기 위해 필요한 정책수단에 대하여 권위 있는 정부기관이 공식적으로 결정한 기본방침"[4]으로 정의하고 있다. 반면에 주체를 정확히 제시하고 있지 않은 Anderson은 정책을 "문제나 관심사를 해결하기 위하여 활동가나 다수의 활동가들이 결정하는 목표지향적인 활동"으로[5], 유는 "각종의 정치 · 행정적 과정을 통하여 권위 있게 결정된 공적 목표와 이를 달성하기 위한 수단과 관련된 기본방침"으로[6] 정의하고 있다.

본서에서는 정책을 "권위 있는 주체가 바람직하지 않은 상태를 해결하기 위해 취하는 일련의 행위"로 정의하고자 한다.

보건의료정책을 문은 "국민의 건강을 위한 의료정책목표와 이를 달성하기 위해 필요한 의료정책수단에 대하여 권위 있는 정부기관이 공식적으로 결정한 기본방침"인 의료정책으로 정의내리고 있다.[7] 박과 박은 보건의료정책을 "바람직한 보건의료 상태를 이루려는 정책목표와 이를 달성하기 위해 필요한 정책수단에 대하여 공식적으로 결정한 기본방침"으로 보았다.[8] 본서에서는 보건의료정책을 "물리적, 사회적 환경으로부터 국민의 건강을 보호 · 증진하기 위한 권위 있는 주체의 계획이나 행동"으로 정의내리고자 한다.

보건의료기본법 제2조(기본 이념)에 의하면 보건의료의 복표는 "모든 국민이 인간으로서의 존엄과 가치를 가지며 행복을 추구할 수 있도록 하고 국민 개개인이 건강한 삶을 영위할 수 있도록 제도와 여건을 조성하며, 보건의료의 형평과 효율이 조화를 이룰 수 있도록 함으로써 국민의 삶의 질을 향상시키는 것"으로 매우 광범위하게 설정하고 있다. 이처럼 보건의료정책 목표를 지나치게 넓게 해석하게 되면 수 많은 정부정책이 보건의료정책의 범주에 포함되게 된다.

따라서 본서에서는 보건의료정책의 목표를 "물리적, 사회적 환경으로부터 국민의 건강을 보호 · 증진"에 국한하고자 한다. 또한 보건의료의 행위주체는 국가 · 지방자치단체 · 보건의료기관 또는 보건의료인이기 때문에 보건의료정책의 주체를 중앙정부와 지방자치단체라는 공공기관에만 국한하지 않고 "권위 있는 기관"으로 확대하여 중앙정부와 지방자치단체뿐만 아니라 공공분야의 공식적 기관까지 포함하는 것이 타당하다.

중요한 보건의료정책은 법률의 형태로 나타나지만 program이라는 형태의 서비스 제공을 통해 이루어지는 경우가 흔하며, project라는 단위사업으로 실천된다.

2 보건의료정책의 특징

미래의 바람직한 상태를 실현하기 위해 정책목표, 정책수단, 정책대상집단, 정책결정자 등이 어우러져 만들어진 것이 정책이기 때문에 보건의료정책이라 해서 다른 부문의 정책과 근본적으로는 크게 다를 바 없다. 김[9]은 다른 부문의 정책에 비해 보건의료정책이 지니고 있는 특징으로 다음의 몇 가지를 지적하고 있다.

"첫째, 전문가의 역할이다. 보건의료정책의 형성과 집행에는 다른 분야 정책과는 달리 전문가의 역할이 두드러지고 이들의 이해관계가 주로 반영된다. Feingold는 "다른 분야와 달리 특히 의료분야는 일반인들이 계획에 참여하기에는 의료문제 자체가 너무 기술적이고 전문적이다. 또한 전문가들은 말로서는 소비자를 대표한다고 하지만 소비자보다는 의료공급자의 이익을 강조하고, 소비자와 공급자 사이에 이해의 갈등이 없다고 주장하여 문제를 호도하는 경향이 있다"고 주장하였다.

Klarman은 일반적인 정책담당자들이 보건을 취급하지 않으려는 이유로

> **의료전문가주의**
>
> 구조기능주의(structural functionalism)에 의하면 의료인과 같은 전문가 집단이 특별한 지위를 갖는 근거로서 ① 구성원들이 지배하는 고유한 지식체계, ② 시장에서의 독점권, 국가나 자본으로부터 독립된, ③ 근로 조건에 대한 자율성, ④ 윤리 규범, ⑤ 이타심과 경제적 보상 이상의 가치로운 업무 수행, ⑥ 장기간의 훈련과 훈련의 내용 및 질에 대한 자율적 결정 등이 제시되고 있다. 이러한 전통적인 이해는 의사들의 권위가 확장 일로였던 20세기 중반까지 아무런 문제 제기가 없이 일반적으로 수용되었다. 그러나 20세기 후반 이후 환자와의 동반자 관계(partnership)가 중요시 됨에 따라 기존의 전문가주의에서 버려야 할 개념들로서 정통함(mastery), 자율성(autonomy), 특권(privilege), 자율규제(self-regulation) 등이 제시되었다.
>
> 백한주(2012), "신의료전문가주의", Journal of Rheumatic Diseases, 19(6), pp.316-325.

① 의학의 신비성, 보건의료조직의 복잡성, 일반인들의 관여가 불가능한 점, ② 대부분의 일반적 계획담당자들은 공공이 소유하고 운영하는 시설(예 : 학교)을 취급하는 데 익숙해 있으나 의료분야는 그렇지 못한 점을 지적하였다.

둘째, 보건의료정책의 기본이 되는 '가치(value)' 규정이 어렵다는 점이다. 어떤 계획에서 대안의 선택은 가치체계에 기초를 두고 있고, 계획에서 지향하여야 할 가치의 선택이야말로 가장 중요한 결정이다. 그러나 보건의료분야에서는 이러한 가치에 대한 합의가 없을 뿐더러, 정책 수립 과정의 가치체계 규정에 대한 합의도 없는 형편이다.

따라서 어떤 정책문제에 대한 대안의 모색이 사회적으로 명확한 동의를 얻기 어렵고, 동시에 가치체계의 차이에 따른 개인과 집단 간의 갈등이 일어날 소지가 많다.

셋째, 의료제공이 복잡하고 개인 소비자가 의료의 질을 판단할 수 없기 때문에 경제나 사회분야의 다른 모형이 잘 적용되지 않는다는 점, 생사와 관련된 의료문제의 의사결정에 대한 심리적 스트레스와 사회의 특별한 기대가 있기 때문에 사회적으로 의료인이나 의료를 '특별한 것'으로 보게 된다.

넷째, 대부분의 보건의료정책이 비교적 우호적인 정책환경(favorite political climate) 속에 있다. 대부분의 사람들은 보건의료나 의학의 효용을 믿기 때문에 본인의 조세부담이 늘지 않는 한도 안에서는 보건분야의 자원 투입을 지지하는데 크게 주저하지 않는다."

이처럼 보건의료정책은 보건분야만이 가지고 있는 독특한 성격으로 인해 보건의료정책의 수립과 집행과정에서 다음과 같은 몇 가지 특징을 지니고 있다.[10)]

1) 시장경제원리 적용의 한계

보건의료 부문은 시장 경쟁의 전제조건이 충족되지 못하기 때문에 보건의료서비스는 시장실패가 있는 대표적인 재화이다. 따라서 보건의료 부문은 일반정책과 달리 시장경제의 원리가 항상 적용되는 것은 아니다. 수요와 공급의 법칙에 의해 보건의료인력이 과다 공급되면 전체 국민의료비가 절감되어야 하나 최소비용에 대한 동기부여가 부족하고, 정보의 비대칭성이 강한 보건의료 부문은 수요-공급의 곡선이 제대로 작동하지 않는 특수 분야이기 때문에 현실은 그렇지 못하다. 또한 보건의료인력이 과다 공급된다 하더라도 타 분야로의 전용이 불가능하여 국가적인 낭비를 초래하며, 공급 부족 시에도 단기간에 인력을 공급할 수 없는 공급의 비탄력성에 기인한 태생적 한계를 지니고 있다.

시장실패

외부효과, 공공재, 정보의 비대칭, 독과점 등의 불완전한 경쟁으로 인해 시장에서 효율적인 자원 배분이 이루어지지 못하는 상태를 말한다. 보건의료 부문은 서비스의 사회경제적 특성 상 시장실패의 가능성이 큰 부문이다. 시장실패가 발생할 경우 정부가 개입하여 시장실패를 보완할 필요가 있다는 관점에서는 정부개입을 정당화시킨 이론적 근거로 활용되고 있다.

소비자와 공급자 간 정보의 비대칭성, 수요의 불확실성, 치료의 불확실성, 공급의 법적 독점, 우량재, 외부효과 등의 사회경제적 특성을 지닌 보건의료 부문은 시장실패의 가능성이 높아 면허제도, 시설과 인력 기준설정, 가격과 질 통제 등과 같은 정부의 적절한 개입이 필요하다. 그러나 정부개입에 의한 정부실패가 시장실패 보다 더 큰 피해를 줄 수 있다는 것도 고려할 필요가 있다.

정부실패

시장실패를 보완하고 교정하기 위해 정부가 개입하게 되지만 본래 의도한 정책결과를 창출하지 못하고 오히려 자원배분의 왜곡과 비효율성을 초래하기도 하는 현상을 말한다. 정부실패의 원인은 정보의 부족, 정치적 제약과 관료주의, 정책결정과 집행, 효과 간 시차의 존재, 자원의 비효율적인 사용, 이해집단의 압력 등이 있다.

2) 국가 경제력과의 밀접한 관련성

국가정책에서 보건의료정책의 우선순위는 대체로 국가경제력과 비례한다. 경제개발단계에서 보건의료정책은 우선순위가 그다지 높지 않다. 보건의료정책은 경제정책의 부산물 정도로 간주하는 경향이 있다. 따라서 보건의료정책은 경제발전 후의 과제로 미루어진다. 인간의 삶의 질 향상이 경제발전의 궁극적 목표이고, 양질의 노동력이 경제발전의 근간이라는 사실에도 불구하고 경제 자체의 발전이 국가목표로 인식되었다. 경제발전의 상당기간 동안 보건의료정책에 대한 관심은 뒤로 밀려나 있다.

국가 경제력과 국민건강 및 보건지표와의 상관관계에 대한 연구는 경제사학자들에 의해 꾸준히 연구되고 규명되어 왔다. 국가 간의 비교 및 사례 연구에 의하면 국가의 경제성장은 의료기술 발전, 질병퇴치, 국민의 영양상태 향상과 개인위생의 개선 등으로 기대수명 증가와 사망률을 현저히 낮추는 결과를 보였다. 의료기술 발전은 질병에 대한 원인 규명에 대한 지식의 발전, 백신 개발로 인한 전염병 확산 방지, 현대화된 수용시설 등으로 기대수명을 연장하였고, 주거환경과 공공위생의 개선은 전염병으로 인한 사망률을 감소시켰다. 또한 국가 경제력은 농업 및 유전공학 발전을 이루어 국민의 식생활 개선과 영양결핍의 문제를 해결하였다.[11)]

보건의료정책은 국가마다 유형과 발전의 수준이 매우 다양한 양상으로 나타나는데 국가들의 다양한 정치체계와 그 환경 속에서 보건의료정책의 발전 경로와 수준이 결정된다. 보건의료정책은 국가 및 사회정책이 추구하는 기본 가치에 준해 설정되고, 보건의료정책의 유형은 복지국가의 유형에 의해서 체계화된다.[12)]

수많은 난관에도 불구하고 1977년 7월 우리나라 건강보험제도가 도입하게 된 것도 지속적인 경제성장이 밑거름이 되었다고 볼 수 있다. 따라서 지속적인 보건의료제도의 성장과 발전은 국가 경제력과 재정의 지속가능성이 받쳐줄 때 가능하다.

3) 정책 파급효과의 광범위

의식주와 더불어 제4의 기본적 욕구인 보건의료서비스는 외부효과를 가지고 있기 때문에 보건의료정책은 국민 모두에게 지대한 영향을 준다. 보건의료정책의 대상은 국민 모두를 포함하고 있다고 해도 과언은 아니다. 이처럼 보건의료정책은 효과의 범위가 광범위할 뿐만 아니라 그 파급기간도 장기에 걸치기 때문에 국가의 적극적인 개입과 간섭이 정당화되고 있다. 2003년 사스(SARS), 2009년 신종플루, 2015년 중동호흡기증후군(Mers) 사태는 전국민의 일상생활에 지대한 영

> **외부효과**
>
> 한 사람의 행위가 본인의 의도와는 관계없이 다른 사람에게 의도하지 않은 혜택이나 손해를 발생시키면서도 대가 요구나 비용 지불을 하지 않은 것을 말한다. 외부효과에는 예방접종이나 질병치료와 같이 당사자가 아닌 제3자에게 편익을 가져다 주는 외부경제와 오염이나 폐수 등과 당사자가 아닌 제3자에게 비용을 발생시키는 외부불경제가 있다.

향을 주었으며 경제적 파급효과는 상당기간 지속되었다.

4) 형평성 강조

구매력이 있는 사람만이 보건의료서비스를 이용하고 많은 국민들이 돈이 없어 필요한 보건의료서비스를 이용하지 못한다면 국가는 존재의 정당성을 위협당할 가능성이 크다. 건강은 인권적 가치이기 때문에 건강불평등은 그 자체로 건강권의 침해이면서, 만일 방치된다면 기존의 사회경제적 불평등마저 악화시킬 수 있다. 이러한 악순환이 지속된다면 사회통합을 저해하고 각종 사회해체적 현상을 초래하여 생산성의 상실과 복지비용 부담으로 이어질 수 있다. 따라서 건강 형평성 문제는 정부의 최우선적 관심의 대상이 될 필요가 있기 때문에[13] 일반 정책과는 달리 보건정책은 효율성을 최우선적으로 강조하기란 쉽지 않다. 즉 보건의료정책은 인간생명을 다루어야 하는 위험의 절박성 때문에 효율성보다는 형평성이 강조된다. 보건의료정책의 수립 시에는 특유의 형평성 문제로 인해 정책수단의 활용에 제한을 받는다.

5) 욕구 폭발 현상

건강보험의 도입, 소득 및 의식수준의 향상 등으로 인해 보건의료서비스에 대한 국민들의 욕구가 급속히 증가하고 있다. 또한 이러한 증가에 발맞추어 서비스 수준에 대한 욕구도 급속히 변화하고 있다. 국민들의 다양한 의료욕구에 대한 정부의 정책적 대처능력이 절실히 요구되고 있다. 인구의 고령화에 기인한 만성질환의 증가, 소득과 교육, 의식수준의 향상에 따른 건강에 대한 욕구 증가는 보건의료서비스의 요구 증가를 초래하게 된다. 또한 건강보험의 보장성 강화와 새로운 의료기술의 도입은 보건의료서비스 수요 창출에 지대한 영향을 줄 것으로 예상된다. 의료에 대한 욕구상승은 생명유지와 같은 인간의 기본욕구가 아닌 삶의 질 향상이라는 상승된 의료욕구로써 표현되며, 성형과 같은 잠재된 수요가 현재화될 때 보건의료서비스의 욕

잠재된 수요

잠재된 수요란 이용할 욕구는 있는데 현재 보건의료 이용으로 나타나지는 않지만 경제적, 지리적 조건 등이 충족되면 나타날 가능성이 있는 수요를 말한다. 예컨대 돈이 없어 보건의료서비스를 이용하지 못하는 계층의 의료수요이다.

구는 폭발적으로 증가할 가능성이 있다.

6) 구조적 다양성

> **병원, 종합병원, 상급종합병원**
>
> 병원은 30개 이상의 병상을, 종합병원은 100개 이상의 병상을 갖추어야 하며, 종합병원 중에서 중증질환에 대하여 난이도가 높은 의료행위를 전문적으로 하는 종합병원을 상급종합병원이라 한다.

건강보험과 민간의료보험, 의료인(의사 · 치과의사 · 한의사 · 간호사 등), 의료기관(의원, 병원, 종합병원, 상급종합병원), 민간의료기관과 공공보건기관(보건진료원 · 보건지소 · 보건소 · 보건의료원 등), 건강보험과 의료급여 등 보건의료체계는 구조적으로 매우 다양성을 지니고 있다.

이처럼 보건의료 부문은 구조적 연결고리가 다양하다. 보건의료 부문은 학교교육, 건강보험, 참여주체의 다양성이나 정책 · 재원관계 등을 총체적으로 고려해 보면 우리나라 정책 또는 사회경제부문 중에서 구조적으로 가장 복잡하고 해결하기가 힘들게 서로 얽혀져 있다. 특히 보건의료문제는 이해집단이 많아 정책이 경직성을 갖게 됨에 따라 새로운 패러다임 창출을 어렵게 하고 있을 뿐만 아니라 보건의료체계의 패러다임을 바꿀 근본적 개혁을 힘들게 하고 있는 실정이다.[14)]

> **이해집단과 지대추구 행위**
>
> 이해집단은 자신들의 이익을 추구하기 위해 지대추구 행위(자신이나 집단의 이익을 위해 로비, 약탈 등과 같은 비생산적인 활동에 자원을 집중하는 현상)를 할 가능성이 크다. 정부나 국회의원 등을 통해 자신들에게 유리한 정책수단을 선택하게 된다. 의사와 한의사, 의사와 약사 집단처럼 하나의 지대를 두고 두 행위자들이 서로 비슷한 정도의 세력과 권력수준을 가지고 있다는 인식을 가지고 이미 다른 집단이 확보한 지대에 대해서도 지대를 공유 혹은 뺏기 위한 시도가 발생할 경우 대립과정에서 지대추구비용을 많이 지출하게 된다. 그 결과 국민보건이라는 가치재를 독점공급하려는 과정에서 사회적 비용이 엄청나게 발생하게 된다.
> 박민정(2006), "의료정책변화의 지대추구론적 분석", 한국행정학보, 40(2), pp.195-218.

또한 보건의료 구조의 복잡성과 다양성으로 인해 가치 정의가 어렵다. 따라서 인간의 건강과 생명을 다루고 있는 보건의료 부문의 경우 이해집단 간의 이해 상충 문제가 발생할 때 다른 부문의 논리에 우선할 수 있는 정확한 논리와 철학이 개발될 필요가 있다.[15)]

3 보건의료정책의 구성체계

보건의료정책 구성체계는 시대적 상황이나 정권의 정책 기조에 따라 다르다. 일반적인 구성체계는 [그림 3-1]과 같다.

건강관련 삶의 질 향상이 보건의료정책의 궁극적인 목표이며, 보건의료 접근도 향상, 의료의 질 향상, 의료비 절감 등이 중간 목표이다. 이러한 목표를 달성하기 위해서는 효율성과 형평성을 수단적 이념과 가치로 설정하고 있다.

또한 보건의료정책 목표를 달성하기 위해서 정부는 지원과 규제의 정책수단을 사용하는 데 우리나라의 경우 예산 부족으로 인해 지원의 정책수단 보다는 규제의 정책수단을 더 많이 사용하고 있는 형편이다. 보건의료정책은 보건의료를 둘러싼 환경 내에서 국민들의 의료 수요로부터 출발하고, 보건의료 수요는 건강결정 요인과 건강수준에 의해 결정된다. 이 수요에 의존하여 보건의료 공급이 제공되는데, 공급적 측면에는 자원, 조직, 관리와 재원조달이 포함된다. 보건의료 전달은 보건의료 수요와 공급의 결합에 근거하며, 모든 요소는 각 요소에 환류되어 상호작용한다.[16)]

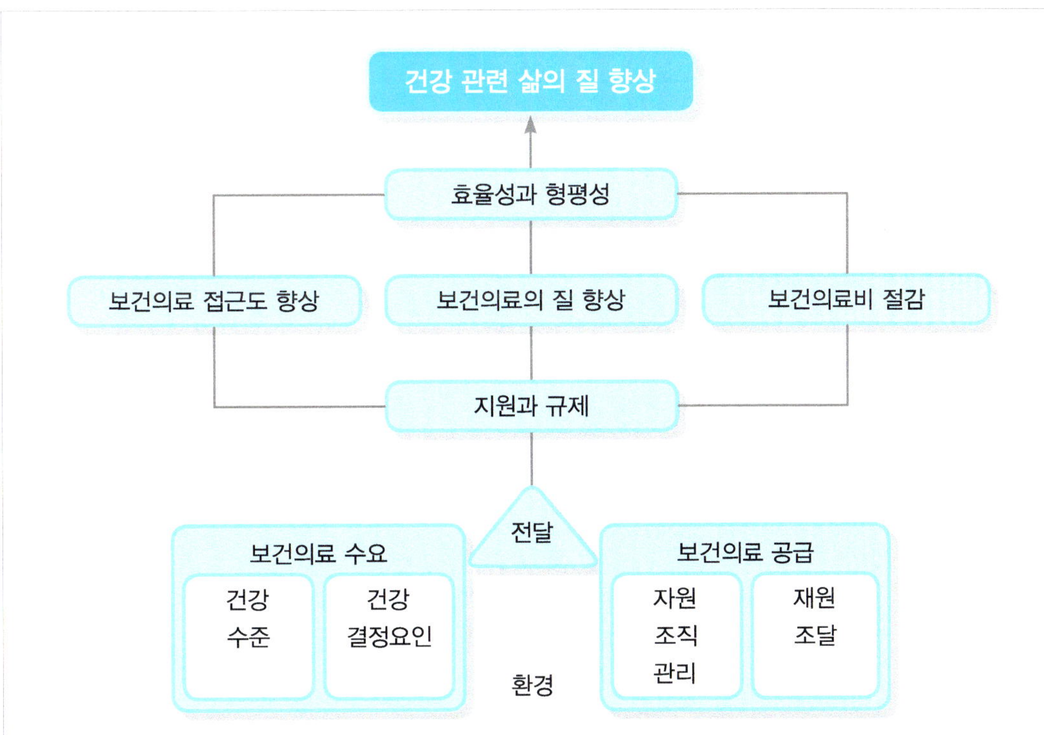

그림 3-1 보건의료정책 틀

출처 : 박은철·장성인(2012). "한국보건의료정책 문제의 진단". 대한의사협회지. 55(10). p.934.

제 2 절 보건의료정책과 가치

1 정책과 가치의 의의

보건정책 수립과 결정 시 일반적으로 보건의료서비스에 투입되는 양과 서비스의 구성, 보건의료서비스 생산의 최적 방법, 보건의료서비스 분배 방법 등에 대한 선택의 문제에 직면하게 된다.[17] 이 때 정책결정자는 여러 가지 대안들 중에서 본인이 선호하는 특정한 대안을 선택하게 된다. 이처럼 특정한 대안을 선택하는 기준을 제공하는 것이 가치이다. 정책의 최종적인 목적은 윤리적으로 타당하고 정당한 정책을 결정하는 데 있기 때문에 정책의 타당성과 정당성의 근원은 정책가치의 윤리성에 달려 있다. 그러나 정책의 수립과 집행에는 대부분 비용이 수반되기 때문에 비용이나 효용 등과 같은 경제적 분석이 우선순위를 차지하고 있으며 가치와 사실의 이원론을 주장한 실증주의의 영향으로 오랫동안 가치와 철학의 문제는 크게 관심을 끌지 못하였다.

> **실증주의**
>
> 인간이 직접 관찰하거나 실험하는 과학적 · 경험적 방법을 통해 획득된 지식만이 참된 것이라는 철학을 말한다. 실증주의는 형이상학적인 사변을 배격하고 관찰이나 실험 등으로 검증 가능한 지식만을 강조한 과학적 태도에 기반한다. 주관적인 가치나 왜곡을 벗어나 객관적인 진리를 추구한다.

이론과 실제의 괴리현상은 사회과학의 공통적이고 숙명적인 연구과제이다. 최근에는 계량적 정책이론의 현실적인 효용에 한계가 있다는 것이 증명되는 많은 사건과 사고와 사례가 대두하자 정책학에서의 철학론이 크게 강조되고 있다. 가치는 방향, 내용, 과정 등 정책의 모든 측면을 규정하는 하나의 기본적인 인식의 틀 역할을 함으로써 정책에 대한 근원적인 유전자이며 이정표와 같은 역할을 한다. 가치란 개인이나 집단이 가지고 있는 바람직한 것에 대한 관념으로서 사람들의 행동에 영향을 미치는 힘을 지니고 있다. 가치에 의해 '해야 하는 것', '해서는 안 되는 것' 또는 '있어야 하는 것', '있어서는 안 되는 것'이 결정된다. 보건의료정책은 가치문제로 둘러싸여 있어서 모든 보건의료정책은 가치의 인도를 받는다. 오늘날 보건의료정책이 추구하고 있는 가치들이 경쟁하고 갈등을 야기하는 경우가 자주 발생하여 가치 조정의 문제가 특별한 현안으로 대두되기도 한다. 보건정책결정뿐만 아니라 정책집행에서도 다가치적 선택문제는 존재한다.[18]

또한 정책과정에서 각각의 대안들이 결과 가치나 기회 손실이 비슷하고 갈등적 대안들을 대체할 방안이 존재하지 않을 때 정책딜레마(policy dilemma) 상태에 놓이게 된다. 이는 정책에 관여하는 사람들의 인식과 생각, 그리고 판단 여하에 따라 정책이 달라지기 때문이다. 사람들은 인식하고 생각하며 판단할 때 여러 가지 지식, 경험, 가치규범, 이념, 또는 이론 등을 바탕으로 일정한 인식의 틀(appreciative system)을 형성하여 인식하고 판단하고 의견을 갖기 마련이다.

행정 과정에서 가치는 몇 가지 기능을 가지고 있다.

첫째, 가치는 상징적 의미를 지니고 있으므로 보건의료조직이나 구성원의 존재 이유를 제시해 준다. 국민의 건강을 증진시키고 질병으로부터 해방시키기 위하여 보건의료조직이 존재한다.

둘째, 가치는 조직의 효율성과 구성원의 응집력, 동질감, 일체감을 제고시키는 기능을 한다. 따라서 가치는 조직과 구성원에게 목표지향적인 활동을 제시해 준다.

셋째, 가치는 조직의 방향과 조직인의 행동에 대한 적법 · 타당성을 제시한다. 가치는 감시와 통제 과정에서 가장 보편적인 평가 기준이다. 희소한 자원으로 인해 보건의료 부문에서 우선순위의 문제가 발생할 때 정책결정은 가치에 대한 판단을 전제로 이루어지게 된다. 즉, 정책결정에 내포된 가치판단에 의해 정책목표와 수단 속에 내재된 가치들 중에서 어느 것이 얼마만큼 더 중요한지를 판단하는 것이며 그 가치들을 향유하는 개인이나 집단들 중 누구에게 얼마만큼 더 혜택이나 피해를 주는지를 결정하게 된다.[19]

본서에서는 형평성(equity), 자유(freedom), 생산성(productivity)이라는 가치를 제시하고 설명하고자 한다.

2 보건의료정책 가치

1) 형평성

형평성의 문제는 국가의 역사만큼 그 뿌리가 깊지만 형평성에 대한 개념 정의나 측정 기준, 측정 방법에 대해 아직 보편적인 합의를 이루지 못하고 있다.

형평성의 개념은 철학에서는 사회적 정의(social justice)로, 정치학에서는 평등(equality)으로, 경제학에서는 배분적 정의(distributive justice)로, 사회학에서는 기회균등이나 공평성(fairness)의 개념으로 다양하게 사용되고 있다.

일반적으로 형평성은 "단순한 평등이 아니라 평등하면서도 동시에 정당한 것"으로 정의내릴 수 있다. "필요에 따른 보건의료서비스의 이용", "1인당 보건의료서비스 예산(비용)을 동일하게 제공", "전국적으로 동등한 수준의 서비스 제공" 등과 같이 형평성을 조작적으로 정의내릴 수 있지만, 보건의료서비스는 설사 제도적으로 동등한 서비스가 보장된다 할지라도 모든 국민에 의해서 동등하게 이용되어질 수는 없다.

욕구(want)와 필요(need)

욕구(want)는 개인이 비전문가적 판단에 의해 느끼는 욕망을 말하며, 필요(need)는 의사와 같은 전문가에 의해 판단된(professional judgement) 객관적인 수요를 말한다. 따라서 want는 소비자가 그저 막연하게 필요하다고 느끼는 개인적 차원의 개념이며, need는 소비자가 반드시 필요로 하는 것, 이용하지 않으면 안 되는 사회적 차원의 개념이다. need는 개인의 욕구가 객관적인 타인의 판단과정을 거쳐 확인된 것을 말한다.

의·식·주·보건의료라는 생활필수품 중에서 보건의료만큼 정부가 적극적으로 개입하고 있는 것을 찾아보기 힘들다. 이것은 보건의료를 제외한 다른 것은 소득보장을 통하여 해결이 가능한 것이지만 보건의료는 정부의 개입 없이는 문제해결이 불가능하다는 것을 의미한다. 빈부 격차에 따른 의식주의 차이는 자본주의 경제체제 하에서는 용인되고 있는 반면, 보건의료의 차별은 국민들이 받아들이기에는 상당한 저항이 뒤따르고 있다. 이것은 다른 어떤 분야보다도 보건의료 분야는 형평성의 원칙이 강조되어야 한다는 무언의 합치라고 생각된다.

보건의료 부문에서 형평성은 "동등한 의료필요가 있는 사람에게 동등한 접근을 보장하고, 동등한 의료의 이용을 보장하며, 궁극적으로 공평한 수준의 건강 결과를 달성하는 것"이라 할 수 있으며,[20] Wagstaff는 형평성의 구성요건으로 동일한 욕구에 대한 동일한 대우, 접근의 평등, 건강의 평등, 선택에 있어서의 형평 등 네 가지를 제시하였다.[21]

본서에서는 다음과 같은 세 가지의 관점에서 형평성을 분류해 보고자 한다. 보건의료에서의 비형평성은 계층 간, 지역 간, 제도 간에 건강권이 보장되지 않을 때 나타난다.

(1) 계층 간의 비형평성

보건의료의 계층 간 비형평성은 사회적, 경제적, 문화적, 인종적, 교육 수준 등 다양한 요인으로 인해 다른 사람들에 비해 어떤 사람이나 집단이 의료서비스 및 건강 관리에 더 어려움을 겪거나 더 높은 부담을 지게 되는 상황을 의미한다.

계층은 단적으로 제도화된 인간의 불평등의 체계이며, 보상의 불평등한 분배체계이다. 따라서 희소한 가치를 분배하는 과정에서 상위계층은 하위계층에 비해 유리한 위치에 서게 된다. 소득, 교육수준, 직업 등의 사회·경제적 지위에 따라 구조적인 차이가 발생하는 것은 결코 바람직스럽지 못하다.

> **의료의 양극화**
>
> 보건의료서비스는 생활필수품적인 성격을 지니고 있지만 저소득층과 취약계층의 경우에는 소득이 감소할 경우 우선적으로 보건의료서비스 지출을 줄이게 된다. 또한 KTX 등 교통과 통신의 발달에 따라 지방환자와 보건의료인력이 몰려들고 있는 서울·수도권과 지방간의 의료 양극화 역시 의료자원의 비효율적 활용이나 의료의 접근성 훼손 등의 문제를 일으키고 있다.

미국의 경우, 인종에 따라 보건의료서비스 제공의 격차가 있다는 연구에 의하면 인종에 따라 심혈관질환, 암, 당뇨 등 거의 모든 질환에서 보건의료서비스의 불평등이 존재하였다. 이러한 이유는 임상적 요인이 아니라 인종에 따라 특정한 서비스의 과소 이용, 과다 이용, 적절한 진단 및 치료서비스에서의 격차에 기인하였다.[22)]

(2) 지역 간의 비형평성

우리나라 보건의료체계에서 가장 큰 문제 중의 하나는 보건의료자원의 지역 불균형이다. 같은 보험료를 내면서도 거주 지역에 따라 보건의료에의 접근도가 차이가 있어서는 안 된다. 시장 중심의 자유민주주의 국가에서는 의료인력과 시설의 물리적인 균등배치가 결코 쉬운 일은 아니겠지만 제도적인 보완을 하지 않으면 안 된다. 왜냐하면 의료기관과 의료인의 지역간, 직종 간 불균등 분포는 교통비, 대기시간에 대한 기회비용 등 물리적 접근의 용이성을 결정하며, 보건의료서비스에 대한 지리적 격차를 만들어 의료서비스에 대한 접근성의 격차에 의한 지역 간의 비형평성을 초래할 수 있기 때문이다.[23)]

자본주의 국가에서도 보건의료가 점차 사회화되고 공공재화되어 가고 있다. 따라서 보건의료에 대한 구매력이 있는 지역에만 의료공급이 제공된다면 사회정의의 측면에서도 올바르다고 보기 어렵다. 의사와 간호사 등의 보건의료

> SRT 종착역인 서울 수서역 앞에는 강남 유명 대학병원, 대형병원이 목적지인 SRT 승객을 실어 나르는 병원 셔틀버스가 수 십분 간격으로 하루 내내 들락날락한다 · · · 서울 등 수도권이 병원, 의료인력, 환자까지 빨아들이는 '의료 블랙홀' 현상이 점차 가팔라지고 있다(연합뉴스, 2023년 9월 15일자, 이정훈 기자).

인력과 의료기관의 지역 쏠림으로 인해 야기된 지역 간 보건의료의 격차는 곧 지역 간 삶의 질 격차로 이어지기 때문에 격차를 해소하기 위한 특단의 조치가 필요하다. 특히 인구절벽의 시대, 지방소멸의 시대에 직면해 있는 우리나라의 경우 지역 간 극심한 의료격차를 해소하는 것이 국가의 고른 발전을 위한 출발선이어야 한다.

(3) 제도 간의 비형평성

한 나라의 보건정책이 다양한 제도로 구성될 경우 제도간의 혜택이나 접근도, 비용부담 등이 공평해야 한다는 것에는 논란의 여지가 있을 수 없다. 다양한 제도는 국민의 건강보장이라는 목적을 달성하기 위한 하나의 수단에 불과하다. 따라서 국민의 건강에 대한 형평성을 보장하기 위한 제도가 또 다른 비형평성을 야기한다면 새로운 사회문제가 발생하게 되는 것이다.

> **본인부담금제**
>
> 건강보험은 경제적 장벽을 부분적으로 제거해 주기 때문에 필요 이상의 보건의료서비스를 이용하는 도덕적 해이(moral hazard)의 문제를 일으킬 가능성이 있다. 도덕적 해이에 의해 유발되는 의료수요의 증가는 국민의료비의 증가로 연결되기 때문에 이를 해결하기 위해 서비스 이용 시 소비자가 비용의 일부를 부담하는 제도가 본인부담금제이다. 본인부담금을 통해 불필요한 보건의료서비스를 어느 정도 억제할 수 있으나 경제적 능력이 취약한 계층의 의료수요를 제한함으로써 경제적 장벽을 높이기도 한다.

우리나라의 경우 건강보험제도간의 혜택과 접근도에 있어서는 어느 정도 형평성이 달성되고 있지만 비용부담의 측면에 있어서는 형평성이 달성되었다고는 볼 수 없을 것 같다. 1990년 이후 건강보험수가와 의료급여수가의 통합으로 차별진료가 상당히 개선되고 있지만 과도한 비급여 의료서비스에 기인한 높은 본인부담금으로 인해 경제적 접근의 형평성은 아직 개선되고 있지 못한 불편한 진실을 인정하지 않을 수 없다.[24)]

> **2024년 보험료**
>
> 직장(근로 + 기타소득), 지역(소득 + 재산) → 형평성문제 완화됨. 직장(기타소득이 추가), 지역(자동차를 소득으로 보지 않고 제외)

1989년 전국민 건강보험이 달성된 이후 2000년 7월 1일 직장 및 지역 건강보험이 통합되면서 단일보험체계를 구축하여 재정은 하나로 관리 · 운영되고 있다. 그러나 보험료 부과체계는 이원화된 시스템으로 직장가입자도 근로소득 외에 사업소득이 2,000만원을 넘으면 2,000만원 초과분을 12개월로 나눈 소득월액에 대하여 건강보험료가 추가 고지되어, 이제는 직장가입자도 기타소득에 대한 보험료를 산정하고 있다.

2) 자유

인간은 본래 외부로부터의 구속을 벗어나기 위해 개인적 노력뿐만 아니라 집단적, 사회적 노력을 경주하고 있다. Dahl에 의하면 인간이 추구하는 궁극적인 가치는 자유에 귀착되고 있듯이[25) 자유는 인류가 지금까지 추구해 온 최고의 가치라 할 수 있다.

특히 18세기 이후 가장 중요한 가치는 자유라는 데 이의를 제기하는 사람은 많지 않다. 혁명을 통하여 전제군주를 타도하고 자유민주국가가 건설되자 국가의 횡포로부터 시민계급의 생명, 신체, 재산의 자유를 확보하는 것이 가장 중요한 가치가 되었다. 국가의 정책이 자유를 억압하지 못하였다. 자유권의 보장은 국가의 횡포에 대한 불안감이 사라지게 하였으며, 국가와 국민의 근본적 목표가 동일하게 되자 필요한 경우에 자유를 제한하는 정책도 널리 용납되고 있다.

Russell은 자유를 개인의 욕구를 달성하려는 과정에서 장애가 없는 상태라고 정의한 바 있다.[26) 자유에는 고전적 의미의 소극적인 자유와 현대적 의미의 적극적인 자유가 있다. 소극적인 자유는 구속이나 속박으로부터의 해방이다. 즉, 개인이 어떤 간섭도 받지 않고 행동할 권리이다. 그러나 한 사람의 자유를 보장하는 것은 다른 사람의 자유를 제한하는 경우가 발생하기 쉽다. 그러므로 자유는 타인의 권리를 침해하지 않는 상태에서 허용되어야 한다. 따라서 보편적 자유를 보장하기 위해서는 모든 사람들에게 적용되는 보편적인 제한이 필요하다.

보편적인 제한의 수단으로서 법과 규칙은 타인의 부당한 공격이나 경제적 위협으로부터 개인을 보호해 주며, 보편적인 제한이 있기 때문에 비로소 모든 이의 자유가 보장된다. 건강보험과 같은 사회보험(보장) 행정의 기초가 되는 사회적 위험

강제가입

건강보험의 강제가입은 기본권과 재산권을 침해한다는 주장도 있지만 사회적 연대를 통해 경제적 약자에게 기본 의료서비스 제공과 소득 재분배를 강조하는 우리나라의 경우 법률에 의해 가입을 의무화하고 있다. 헌법재판소는 "국민건강보험법이 국민 전체가 건강보험에 강제로 가입하도록 한 것은 경제적인 약자에게 기본적인 의료서비스를 제공하고 소득재분배 및 위험분산의 효과를 거두기 위한 필요한 조치이며 이로 인해 행복추구권 및 재산권이 침해된다고 볼 수 없다"고 판시하였다.

에 대한 집단적 대처 그리고 강제가입 등은 바로 보편적인 제한에 의해 부여된 자유를 반영하고 있다.

적극적 · 능동적 자유는 인간다운 삶을 전제로 한다. 질병이나 빈곤 등으로 인해 인간다운 삶을 누릴 권리가 보장되지 않은 상태는 자유의 제한이라고 본다. "건강이 있는 곳에 자유가 있다. 건강은 모든 자유 중에서 으뜸가는 것이다"라는 명언을 남긴 아미엘(Henri-Frederic Amiel)이 주장한 것처럼 적극적인 자유는 무지 · 질병 · 빈곤으로부터 자유로운 것을 의미한다.[27)]

3) 생산성

요즘 조직에서 가장 많이 사용되고 있는 용어 중의 하나가 생산성이 아닐까 싶다. 공공행정과 경영에서 생산성의 중요성이 강조되고 국가적, 사회적 관심이 고조되기 시작한 것은 1970년대 이후이다. 생산성(productivity)의 개념에 대해서는 다양한 견해들이 존재한다. 생산성을 투입에 대한 산출의 비율인 능률성(efficiency)과 동일시하는 입장, 능률성과 효과성(effectiveness)의 결합으로 보는 관점, 성과(performance)와 동일한 의미로 정의하는 시각, 능률성과 효과성에 서비스의 질 등 다른 요소들도 함께 포함시키는 접근 등이 그것이다.

> **효과성**
>
> 효과성이란 목표달성도를 말한다. 즉 투입보다는 목표로 삼았던 산출을 어느 정도 달성했는가를 의미한다.

생산성이란 투입에 대한 산출의 비율을 높이는 동시에 목표의 최종 달성도를 극대화시키는 것을 의미한다. 이는 능률성과 효과성을 결합한 효율성의 개념과 유사하다.

경제학이나 경영학에서 생산성의 개념이란 원래 "투입량에 대한 산출량의 비율 혹은 단위 원가에 대한 이익 비율"의 개념으로 널리 사용되었다.[28)] 그러나 현대에 와서 행정 기능이 확대되고 강화됨에 따라 행정에 있어서도 능률성과 효과성의 개념이 강조되고 도입됨에 따라 이 두 가지를 모두 포함하는 포괄적인 개념으로서 생산성의 개념을 도입하게 되었다.[29)] 즉, 생산성은 능률성과 효과성의 비율을 균형화시켜 최적화시키는 것이다. 따라서 생산성은 포괄적, 다의적

> **총체적 질 관리(Total Quality Management)**
>
> 서비스 질 향상과 환자 만족을 추구하는데 전체 조직구성원의 참여를 유도하는 구조화되고 체계적인 통합관리체계를 말한다. 이를 통해 유연하고 창의적인 조직으로 재구조화된다.

개념으로 능률성 · 효과성과 서비스의 질을 내포하고 있어서 생산성의 향상 능력은 총체적 질 관리와 밀접한 관련이 있다. 생산성의 개념도 단순히 '투입에 대한 산출의 비율'로 보는 관점에서 탈피하여 서비스의 효과성과 질(quality), 형평성, 고객만족 등을 포함하는 방향으로 확대되고 있다.

어떠한 국가 체제라도 국민건강수준을 향상시키기 위해서는 보건의료 인력 · 시설 · 장비 등 보건의료자원의 적정공급, 재정 및 전달체계가 합리적으로 구축되어야 한다. 그러나 보건의료체계가 아무리 합리적으로 구축되었다 할지라도 보건의료자원은 한정되어 있고, 반면 국민의 의료욕구는 다양하고 무한하여 어떤 국가의 보건의료체계도 이를 모두 충족시킬 수는 없다. 다만 모든 국가는 투입된 노력 대비 성과를 최대화하기 위한 전략적 체계구축을 우선적 목표로 하고 있기 때문에 보건의료 부문에서도 생산성의 요구가 강하게 대두되고 있다.[30]

이처럼 보건의료 부문에서 생산성 향상을 위해 노력을 경주하는 이유는 ① 비용을 일정하게 유지하면서 보건의료서비스의 수준을 향상시키고, ② 현재의 서비스 수준을 유지하는데 소요되는 비용을 절감하고, ③ 더욱 비용을 줄이면서 동시에 서비스 수준과 성과를 향상시키는 데 있다.[31]

생산성은 일반 경영조직에서와 마찬가지로 보건의료 부문에서도 가장 중요한 문제로 등장하고 있으나 임상적 측면에서 보면 한계가 있다. 첫째, 생산성에 대해 우선적 관심을 가지고 있는 의사들이 많지 않다. 최고의 가치인 생명을 다루고 있는 의사가 자원의 사용을 걱정하거나 신경을 써야 하는가에 대한 명확한 근거가 존재하지 않는다. 의사들로 하여금 생산성 등을 개선하려는 데 대한 자극이 현실적으로 강하지 못하다.

둘째, 임상의료는 주로 효과에 집중되어 있고 자원의 사용은 평가자료에 포함되지 않는 경우가 많다.

셋째, 감사를 통해 의료서비스를 개선하려는 움직임의 대부분이 효과성에 치중되어 있는 경향이 있다.

생산성의 가장 단순한 정의는 '근로시간에 대한 산출'이라 할 수 있다. 그러나 보건의료 부문처럼 복잡한 조직에서는 구체적인 생산성 측정은 매우 어렵다. 보건의료 부문의 산출물은 환자진료, 교육, 연구의 합이며, 투입물은 총운영비의 합으로 계산되기도 한다.

보건의료 부문의 투입은 산출보다 규명하기가 쉽다. 보건의료의 투입은 인력, 재정, 시설, 기술 등을 포함한다. 생산성을 향상시키기 위한 비용절감의 가장 커다란 요소는 이러한 투입자원들의 효율적인 관리이다.

보건의료 부문에서 20세기 초반은 의료의 질 향상에 관심이 집중되었으며, 20세기 중반은 의료에의 접근도 제고가 가장 중요한 사회적 문제였다. 또한 20세기 말에는 의료비 절감으로 관심이 옮아가고 있다.[32)]

이러한 사회적 관심의 전환에 따라 보건의료 조직은 윤리적 문제를 포함하고 있기 때문에 생산성 향상을 달성하기가 쉽지 않지만 가용자원의 한계 때문에 점차 생산성의 중요성이 강조되고 있다.[33)] 그러나 생산성이라는 경제적 논리를 보건의료 부문에 지나치게 강조하다 보면 건강이라는 본질적 가치가 소홀히 취급될 가능성이 있다.

제 3 절 보건의료정책과 환경

1 정책환경의 정의와 의의

정책은 진공상태에서 형성되는 것이 아니라 끊임없는 환경과의 상호교환 속에서 이루어진다. D. Easton과 T. R. Dye 같은 정치학자들은 정책에 영향을 미치는 환경에 대해 일찍부터 관심을 가졌다.

정책체계를 둘러싸고 있으며 밀접하게 영향을 주고받는 일체의 외부요소를 총칭하여 정책환경(policy environment)이라 한다. 정책환경은 유형의 환경과 무형의 환경으로 구별해 볼 수 있다. 유형의 환경은 정책과정에 영향을 미치는 제반 참여자들을 말하는 것으로 정당, 이익집단, 대중매체 등을 말한다. 무형의 환경은 정치 · 행정문화, 공익, 사회경제적 여건 등 정치 · 행정체계에 영향을 미치는 무형의 힘들을 말한다.

정책은 정책환경의 직 · 간접의 영향을 받고 있다. 끊임없이 변화하고 있는 정책환경은 기존의 정책을 수정하게 하기도 하고, 또 새로운 정책을 요구하는 정책수요를 창출하기도 한다. 또한 정책환경의 특정 조건과 변수는 그와 관련된 정책의 내용과 과정에 일정한 제약과 한계를 설정하는가 하면, 특정한 정책을 발안하고 그것을 수용하게 하는 일정한 조건과 가능성의 여건을 조성하기도 한다.

2 정책환경 요소

정책환경은 정책의 종류와 내용에 따라 달라진다. 일반적으로 정책과 상호작용할 수 있는 주요 정책환경의 요소를 살펴보기로 한다.

1) 자연적 조건

일반적으로 정책은 국토의 면적, 지형, 기후, 토질, 부존자원 등과 같이 자연적 여건의 영향을 받기 마련이다. 농촌과 어촌, 도시 지역 등 지리적 여건에 따라 보건 문제는 각기 다르다. 따라서 정책대상 인구의 자연적 조건은 보건정책 수립 시 우선적으로 고려해야 할 사항이다. 그러나 오늘날에는 과학기술의 발달에 따라 자연적 조건의 영향이 점차 감소하고 있다.

기후 변화는 질병의 양상을 변하게 하거나 새로운 질병을 발생시킬 가능성이 있기 때문에 지구온난화와 같은 자연환경의 변동 역시 보건의료정책을 변화시킨다. 자연의 보존과 보호가 같이 전제되지 않는다면 현대의 기술적인 진보가 인간의 건강과 안녕을 결코 담보하지는 못할 것이다. 오늘날과 같이 자연의 파괴가 지속적으로 이루어진다면 이로 인한 지구환경의 변화는 현재의 기술적 진보만으로 극복할 수 있는 수준을 훨씬 넘어서기 때문이다. 경제성장 및 발전이 인간의 건강을 증진시키는 방향으로 설계되고 추진되어야만 지속가능한 발전(sustainable development)을 달성할 수 있기 때문에 보건의료정책 역시 경제와 기술의 발전과 더불어 환경에 대한 교육과 활동 그리고 정부와 시민의 공동노력에 의한 거버넌스(governance) 체계의 구축에 뿌리를 두어야 한다.[34)]

> **거버넌스**
>
> 협치(協治)로 공공영역과 민간영역의 다양한 행위자 사이의 파트너십에 의한 수평적인 협력 구조를 의미한다. 정부의 의사결정 과정, 절차, 집행에 모든 민간 이해 당사자들이 참여하는 새로운 국가 통치 및 관리 방식이다.

2) 인구학적 특징

보건의료정책은 인구의 규모, 분포, 구성비의 변화와 인종적 · 신체적 특징, 식습관, 체질 등 여러 가지 인구학적 특징에 의해 영향을 받는다. 대상들의 인구학적 특징이 다르기 때문에 대도시를 대상으로 하는 보건의료정책과 농촌 지역을 대상으로 하는 보건의료정책은 다를 수밖에 없다. 미래의 보건의료정책은 인구의 노령화에 초점이 두어질 것이다. 핵가족화, 인구의 노령화, 여성의 경제활동참가, 부양의식 변화 등으로 노인들에 대한 장기요양(long-term care) 수요가 급증할 것으로 예상된다.

우리나라의 노령화 수준은 OECD 국가에 비해 상대적으로 높지 않지만 문제는 고령화 진행속도에 있다. 2000년대에 우리나라의 노인인구 평균증가율은 OECD 국가 보다 거의 6배 정도 더 빠르게 증가하였으며 향후 이러한 추세는 지속될 것으로 예상된다. 우리나라의 2023년 65세 이상 고령인구는 전체 인구의 18.4%로, 향후 계속 증가하여 2025년에는 20.6%로 초고령사회로 진입하며, 2035년에는 30%, 2050년에는 40%를 넘어설 것으로 전망된다.[35]

우리나라의 노인인구 비율의 급속한 증가는 연금 및 다른 사회적 급여뿐만 아니라 보건의료부문에서는 건강 및 장기요양의 수요와 재원조달, 의료비 등과 같은 부분에서 심각한 문제를 초래할 것이다. 머지않아 고령사회(Aged Society)에 진입하게 되면 지속적인 치료와 관리가 필요한 만성질환이 급증하여 국민의료비는 국가적 재앙의 수준에 이를 수 있다. 따라서 합리적인 의료소비구조나 진료비 지불방식의 개선 등을 통하여 국민의료비 절감을 모색해야 한다.[36]

우리나라의 합계출산율은 2018년 1명 이하로 떨어진 이후 인구절벽의 시대에 직면하고 있으며 2023년에는 0.7명대를 기록하여 역대 최저치를 매년 기록하고 있다. 특히 초혼연령이 계속 상승하고 있고, 7포 세대, N포 세대 등 결혼에 부정적인 분위기로 인해 출산율 상승을 기대하기는 어렵다. 또한 2017년을 기점으로 생산가능인구가 감소하고 2020년 이후부터는 고령화가 도래하여 노동력 부족과 총인구 감소가 현실화되면 결국 노동

TIP

UN의 기준에 의하면 전체 인구에서 65세 이상의 노인인구 구성비가 7% 이상인 사회를 고령화 사회(Aging Society), 14% 이상인 사회를 고령사회(Aged Society), 20% 이상인 사회를 초고령사회(Super-Aged Society)로 불린다.

투입 및 저축률 감소를 가져오고, 경제의 잠재성장력을 약화시키게 된다. 납세인구의 감소에 따라 세입은 당연히 감소한 반면, 고령화에 따라 국민연금, 건강보험, 장기요양보험 등 각종 사회보험과 사회복지지출의 증가를 가져오게 되면 사회적 부양부담을 악화시켜 세대 간 갈등이 증폭될 것으로 예상된다.[37)]

3) 정치적 요인

정책은 선거제도와 그 운영, 정당의 구조와 활동, 이익집단의 구성과 활동, 정치과정의 성격 등 정치체제의 영향을 받고 또 그에 영향을 준다. 선거기간 중에 김대중 후보는 건강보험 통합을 강력히 주장하였고 이러한 공약을 실천하기 위해 건강보험 통합을 실시하였다. 엽관제도가 발달되면 정당인이 제한된 범위 안에서 합법적으로 행정체계에 진입하게 되고, 이들은 선거과정에서 공약한 많은 쟁점들을 정책의제로 채택하게 된다. 각 정당이 추구하는 이념이 확연히 구별되거나 강력한 정치지도자가 존재하는 경우 정치체제가 보건의료정책에 미치는 환경적 영향은 지대하다.

엽관제도(spoils system)

정치적 신조나 정당 관계를 임용기준으로 하는 인사행정제도이다. 정당에 대한 충성도, 공헌도에 따라 집권에 성공한 당이 전리품처럼 관직을 제공하는 제도로 오늘날 널리 사용되고 있지는 않지만 고도의 정치적 성격을 지닌 정책결정을 담당하는 고위직이나 인사권자의 특별한 신임이 필요로 하는 직위 등에 한정적으로 적용되고 있다.

5 · 16 이후 전면 개정된 헌법에 사회보장의 증진과 국민보건 향상에 관한 국가의 보호 조항이 신설되면서 의료보험 제도의 도입에 관한 문제가 본격적으로 거론된 것이나, 산업혁명 이후 노동력 확보의 필요성에 의해 Bismarck의 정치선전용 의료보험 도입 등은 정치적 요인 환경이라 할 수 있다.

2023년 보건의료계 내부 직역 간 갈등을 야기했던 간호법 제정이 의결, 재의요구권(거부권), 재의결의 과정을 거쳐 최종적으로 부결된 것은 정치적 요인이 강하게 작용하였다고 볼 수 있다. 갈등의 조율과 타협이 정치 본연의 역할임에도 불구하고 양극화의 정치 지형으로 인해 우리나라의 경우 연대와 협력을 통한 문제 해결이 쉽지 않다.

각 정부에서 추진한 주요 보건복지정책은 [표 3-1]과 같다.

표 3-1 역대 정부의 보건복지정책

정부별 (대통령) 정책기조	3,4 공화국 박정희 (1960~1980)	5 공화국 전두환 (1981~1987)	6 공화국 노태우 (1988~1992)	문민정부 김영삼 (1993~1997)	국민의 정부 김대중 (1998~2002) 생산적 복지	참여정부 노무현 (2003~2007) 참여 복지	이명박 정부 이명박 (2008~2012) 능동적 복지	박근혜 정부 박근혜 (2013~2017) 맞춤형 고용·복지	문재인 정부 문재인 (2017~2022) 포용적 복지
사회보험	산재보험(1964)			고용보험 (1995)	산재/고용보험 확대(2000~05)				고용보험 대상자 확대(2020)
	건강보험(1977)	건강보험 확대	전국민 건강보험 (1989)		의약분업(2000), 건강보험통합 (조직 2000, 재정 2003)		노인장기요양 보험(2008)	의료보장성 강화(2013~), 장기요양치매 특별등급 신설	상병수당 도입 결정 (2020)
	공무원연(1960), 군인연금(1963), 사학연금(1975)		국민연금 (1988)	국민연금 확대	전국민 국민연금 기반구축(1999)	「국민연금법」 개정 (급여인하 등, 2007)	「공무원연금법」 개정(2009)		
공공부조, 보훈	생활보호제도 (1962), 국가보훈(1962), 의료보호제도 (1977)	영세민종합 대책(1982), 사회복지전문 요원(1987)	저소득층 영구임대 주택 (1989)		경로연금(1998), 국민기초 생활보장제도 (2000)	「기초노령연금법」 (2007), 차상위계층 지원(2004), 장애수당 확대 (2005)	기초노령연금 (2008), 장애인연금 (2010)	기초연금(2014), 기초보장 맞춤형 급여(2014), 일을 통한 빈곤 탈출(2013)	
사회 서비스	가족계획사업 (1962), 심신장애자 종합대책(1978)	노인복지기반 마련(1981), 재가노인복지 사업(1987)	장애인복지대책 위원회 (1989), 장애인등록제 (1988)	공중보건, 건강 증진 확대 (1995), 보육시설확충 계획(1995), 퇴직연금제도 도입(1995)	장애인복지 5개년 계획(1998)	보육확대(2004), 저출산·고령사회 본격대응(2005), 사회서비스 일자리(2004), 다문화가족센터 (2006)	5세아 누리과정, 0~2세아 무상보육(2012), 적극적 노동 시장정책(2008)	무상보육·무상 교육 실현과 내실화(2013~), 보편적 주거복지, 경력단절여성 지원 등	아동수당(2019), 사회서비스원 설립 (2009~), 주 40시간 근무제(2018), 고교무상교육(2021), 국민취업지원제도 (2021)

출처 : 최병호(2014). "우리나라 복지정책의 변천과 과제". 예산정책연구. 3(1). p.92. 보완

4) 정부구조

정책은 입법부 · 행정부 · 사법부 사이의 권력구조, 지방자치제도의 실시범위, 중앙정부와 지방정부 사이의 권력구조 및 권한 배분 등 정부구조와 그 운영에 따라 상호 영향을 받는다. 우리나라의 경우 대부분의 보건의료정책이 중앙집권적으로 결정되고 있기 때문에 정부구조에 의한 영향은 그리 크지 않다. 그러나 지방자치제도가 정착되고 중앙정부의 업무가 지방정부로 대폭 위임되면 보건의료정책 분야도 상당한 영향을 받을 것으로 예상된다.

5) 행정체제

현대 행정국가시대에는 정책의 내용이 질적 · 양적으로 급격히 변화됨에 따라 행정부의 자유재량권이 커지고 있다. 따라서 정책은 그것이 주로 형성, 집행되는 행정체제와 상호영향을 받는다. 행정기관의 기구와 구조, 관리 방식, 공무원들의 행태, 시민들의 요구에 대한 대응 방식과 태도 등은 정책의 성격과 내용을 결정하는 가장 큰 변수 중의 하나이다. 보건의료정책은 정책결정과정도 중요하지만 국민과 실제적으로 접촉하는 일선 행정기관에 의한 집행과정이 더욱 중요하다. 동일한 보건의료정책일지라도 행정체제의 성격에 따라 그 집행내용은 크게 달라질 수 있다. 2015년 전국을 불안에 떨게 했던 메르스 사태에서 초기 대응 실패와 혼란 가중 등으로 질병관리본부 방역체제의 문제점을 해결하기 위해 2016년부터 질병관리청장이 차관급으로 격상됨에 따라 메르스 사태와 같은 신종 감염병 발생 시 방역을 지휘하는 컨트롤타워의 역할이 강화되었다.

> **메르스 사태**
>
> 2015년 5월 20일에 첫 확진 환자가 발생한 이후 한국사회를 공포의 도가니로 몰아넣었던 중동호흡기증후군(MERS · 메르스) 사태가 공식적으로 동년 12월 23일에 종료가 선언되었다. 총 186명이 감염됐으며 이 중 38명이 숨졌다(치사율 20.4%).

6) 법체계

어느 조직이든지 정책을 형성하고 집행을 하는 과정에서 법체계로부터 자유롭지 못하다. 모든 정책과정은 법률이 정하는 테두리 내에서 이루어져야 한다. 현대행정은 법치행정의 원리에 의하여 지배되기 때문에 헌법과 각종 법률, 시행령 그리고 각종 행정규칙과 규정의 내용과 성격은 정책의 성격과 내용을 결정하는 중요한 환경적 변수가 된다. 2015년 감염병예방법에는 감염병의 의무 · 권한의 주체가 보건복지부장관 또는 지자체장으로 명시되어 있었기 때문에 메르스 사태와 같은 국가위기 상황에서 질병관리청은 감염병에 대한 예방 및 선제적 대응이 쉽지 않았다.

7) 경제체제

경제체제의 본질에 따라 정책의 내용은 완전히 달라진다. 자본주의적 경제체제와 사회주의적 경제체제의 환경적 요소는 경제정책은 물론이고 그 외의 여러 가지 정책에 심대한 영향을 미친다. 우리나라의 경우 1977년 건강보험이 도입되기 이전까지는 보건의료 부문은 전형적인 자유방임적 경제체제 하에서 성장하였다. 지속적인 성장가능성과 절대적 부의 증가가 사회전반에 골고루 영향을 줄 것이라는 낙수효과(trickle down effect)에 대한 신뢰는 1970년대 후반에 들어와 점차 상실되어가고 있었다. 기존의 경제체제에 대한 비판과 반성은 보건의료정책에 영향을 준다. 경제개발과 발전에 따른 소득과 교육수준의 향상은 고급의료에 대한 수요가 증가하며 건강관리서비스 시장의 활성화를 초래할 것으로 예상된다.

낙수효과

대기업, 재벌, 고소득층 등의 소득이 성장하게 되면 그 성과와 혜택이 중소기업이나 저소득층에게도 돌아가 국가 전체의 부가 극대화되고 소득의 불균형이 해소되는 효과를 의미한다. 국부의 증대에 초점이 맞춰진 것으로 분배보다는 성장을, 형평성보다는 효율성을 우선시해야 한다는 주장의 근거로 사용되고 있다. 부자감세, 법인세 인하 등은 낙수효과를 위한 대표적인 정책이라 할 수 있다.

8) 사회구조

사회구성원의 행동유형과 그 제재방식, 사회생활 관계를 규율하는 여러 가지 제도와 관습, 집단의 구성과 활동양식 등 사회구조는 정책에 직접 또는 간접의 영향을 주고 영향을 받는다. 예컨대, 보건사업의 최소단위인 가족과 지역사회의 사회구조에 따라 보건의료정책은 영향을 받는다.

미국이 아직까지 전국민건강보험을 실시하지 못하고 있고, 독일이 조합주의

보험정책을 실시하고 있는 것은 문화적 전통의 영향이 강하게 작용하기 때문이다. 오랜 세월을 거쳐 사회구성원들이 꾸준히 축적해 온 정신적 유산이 작용하고 있어서 급격한 보건의료정책이 채택될 수 있는 상황에서도 역사적인 관점에서 온건한 정책이 형성되는 경우가 많다.

9) 과학기술 진보

현대의학의 발달은 보건정책의 획기적인 진보를 가져다주었다. 예방접종과 전염성질환 등에 대한 보건의료정책이 성공할 수 있었던 것은 의학기술의 진보에 힘입은 바 크다. 과학기술의 변화는 보건의료정책 자체의 변화를 요구한다. 뿐만 아니라 보건의료정책은 의료과학기술 자체의 진흥을 목표로 한다. 제3의 산업혁명을 일으키고 있는 컴퓨터와 인터넷의 발달은 보건의료정책 분야에도 변화의 바람을 불러일으키고 있다.

코로나(COVID-19)의 대응은 이전의 메르스 사태와 비교하여 상대적으로 빠르고 효과적으로 이루어질 수 있었던 것은 과학기술 진보가 크게 기여하였다고 볼 수 있다. 소셜 미디어 및 디지털 통신 기술의 발달로 정보의 확산과 응급 상황 대응 능력이 극대화되었으며, 국제간의 협력을 통해 더 정확한 진단, 치료, 백신 개발, 치료 지침 등을 신속하게 공유하고 조치를 취할 수 있었다.

전자공학, 로봇공학, 영상기술, 정보통신기술, 컴퓨터 공학, 나노기술, 조직공학 및 줄기세포기술 등의 융 · 복합기술이 의료기술 혁신에 가세하면서 보건의료 분야에 재생의학, 유전의학, 맞춤의학, 예측의학, 원격의료 등의 새로운 패러다임이 형성되고 있으며[38] 특히 정보통신기술의 발달에 따라 의료기관을 방문하지 않고서도 진료가 가능한 원격진료와 U-Health 서비스의 시대가 도래되고 있다.

또한 인공지능(AI)은 보건의료부문을 혁명적으로 변화시킬 수 있는 기술(맞춤형 진단과 치료, 정밀의료, 빅데이터, 인공지능명의 등)이며 머지않아 우리는 새로운 보건의료환경에 직면하게 될 것이다.

웨어러블 의료기기 (Wearable Medical Device)

보건의료 분야에서도 웨어러블 기기와 사물인터넷(IoT), 스마트폰 등이 주목받고 있다. 이러한 기술의 특징은 의료기관 외에서도 임상 모니터링이 가능한 비침습성(noninvasive)에 있다. 원격의료에 웨어러블 디바이스 등이 추가되면 근거 중심 의학에 데이터 중심 의학의 가미로 새로운 시장이 창출되며 현재의 보건의료 패러다임이 변화될 가능성이 크다.

10) 국제적 여건

지구촌, 세계화, 국제화란 말이 상징적으로 나타내 주듯이 세계는 이제 지역적 한계를 넘어 하나가 되고 있다. 따라서 국제적 여건의 변화는 국내정책의 변화에 직접적인 영향을 주고 있다. 국내에서 발견하지 못한 새로운 질환들을 대비한 보건의료정책의 수립이 요구된다. 최근에 문제가 되고 있는 광우병이나 탄저균 등은 이제 세계가 하나라는 것을 극명하게 말해 주고 있다. 오늘날 “의료관광”, “의료한류” 등으로 불릴 정도로 많은 외국인이 국내 의료기관을 이용하지만 사망이나 후유증이 발생하여 외교문제로 비화되는 사례가 발생되고 있다.

WTO 도하개발 아젠다(DDA), 자유무역협정(FTA) 등을 통해 의료서비스 시장개방은 시간의 문제일 뿐이고 이는 국내의료제도와 국민의료에 미칠 영향은 매우 클 것으로 예상된다. 교통과 정보통신기술(ICT)의 급속한 발달은 무역장벽 완화와 함께 보건의료 재화 및 서비스의 국가 간 교역을 촉진시킬 전망이기 때문에 주로 내수에 의존하던 국내 보건의료기관들의 낮은 경쟁력이 위기로 대두될 가능성도 있다.[39]

최근에는 ICT 기반 K-의료서비스 수출 촉진을 위해 보건복지부는 현재 운영 중인 국제의료정보포털(GHIP)과 의료해외진출종합포털(KOHES)을 통합 운영하고 있다. 우리나라의 보건의료서비스 글로벌 확산을 통해 외국인 환자를 적극적으로 유치하여 의료관광 중심국가로의 도약을 눈 앞에 두고 있다.

11) 이데올로기적 환경

이데올로기는 한 국가의 기본정책과 각종 사업을 형성하고 집행하는 데 지침이 된다. 보건의료정책도 예외는 아니다. 이데올로기는 국가사회와 그 구성원의 총체적인 삶의 내용과 형태를 바꾸게 할 정도로 정책에 영향을 주고 있다. 정치체제나 경제체제, 그리고 정부구조 등이 모두 이데올로기와 불가분의 관계를 맺고 있기 때문이다. 정치지도자 특히 행정수반의 이데올로기는 행정체계의 실천이념에 지대한 영향을 주기 때문에 정책과 밀접한 관련을 갖는다.

정부의 보건의료정책은 이데올로기적 위치에 따른 신념이나 가치체계에 좌우된다. 따라서 정치적 성향에 따라 특정한 형태의 보건의료정책이 수립되고 집행된다. 이데올로기적 위치라는 것은 정부개입이 최소화된 자유시장 경제 체제로부터 국가개입이 극대화된 계획경제 체제까지를 양극으로 하는 스펙트럼 상의 어느 한 지점에 있다. 이데올로기, 가치, 신념은 사회문제나 건강문제의 대응에 있어 서로 다른 이해나 대안을 제시하는 데 직접적인 영향을 준다.

건강보험 통합과정과 의약분업 실시과정을 살펴보면 종합적인 판단과 경험적 검증을 근거로 민주적이고 과학적인 설계를 하기보다는 단일 복지이념 중심의 이상적인 정책설계를 추진하는 경향이 있다. 우리나라는 1960년대 이후 경제적 가치가 복지적 가치보다 국가정책 우선순위에서 항상 우위를 차지해 왔고 복지적 가치는 경제적 가치를 저해하지 않는 범위 내에서 추구해 온 것이 국정기조였다. 그러나 우리나라의 경우 정부가 국민의 건강과 보건의료서비스에 관해 어떠한 이데올로기적 입장을 가지고 있는지 명확하지가 않다.

한 보건의료체계가 하나의 중심적 이데올로기에 의해 구성되어 있을 때 문제의 해결책 제시가 비교적 명쾌할 수 있지만[40] 보건의료에 대한 이데올로기의 부재는 현재의 보건의료 관련 문제를 해결하기 위해 어떠한 관점에서 접근을 해야 하는지를 명확히 제시하지 못하고 있다. 이러한 이데올로기적 환경으로 인해 우리나라의 보건의료정책은 일관성이 결여되어 있으며 문제가 발생했을 때 문제의 원인 제거나 근본적인 치유보다는 임기응변식 처방으로 일관하고 있는 경향이 없지 않다.[41]

3 정책과 환경의 상호작용

정책내용과 정책과정은 여러 가지 환경적 요소와 상호작용을 하고 있다. 환경의 요구와 지지를 통해 정책이 형성되며 형성된 정책은 또한 환경을 변화시키기도 한다. 즉, 환경은 정책에 영향을 미치는 독립변수인 동시에 정책으로부터 영향을 받는 종속변수이기도 한다.

1) 정책이 환경에 미치는 영향

정책은 환경 자체를 적극적으로 변화시키고자 하는 본질적 속성을 지니고

> **부수효과(side effect)**
>
> 정책결정 및 집행자가 애초에 의도하지 않았던 효과로 긍정적인 것과 부정적인 것이 있다. 의료관광과 한류를 위해 많은 규제를 완화할 경우 의료관광객 유치를 통해 경제가 활성화되기도 하지만, 과다경쟁과 불법중개인, 수술 후유증 등으로 인해 국가 이미지에 타격을 주기도 한다. 정부가 정책수단을 잘못 사용할 경우 정부개입이 오히려 시장을 혼란시키거나 피해를 주는 파생적 외부성(derived externality)의 문제는 상존한다.

있다. 정책의 환경변화적 효과를 일반적으로 정책효과(policy effects)라고 부른다. 정책이 정책환경에 본래 의도한대로의 변화를 줄 때 이를 정책의 본원적 효과라고 하며, 본래 의도한 효과가 아닌 다른 효과를 초래할 때 이를 정책의 부수적 효과라 한다. 또한 정책은 먼저 제1차적 환경을 변화시키고, 다음으로 제2차적 환경을 변화시키는 방식으로 환경에 파급적 영향을 미친다. 제1차적 환경변화 효과는 정책이 환경적 요소에 미치는 영향이 단기적이고 직접적이며 단순할 뿐만 아니라, 유형적인 가시성을 띠고 정책환경을 변화시키는 효과를 말한다. 이에 비하여 제2차적 환경변화 효과는 정책의 영향이 장기적이고 간접적이며 복잡할 뿐만 아니라 무형적인 비가시성을 띠고 정책환경을 변화시키는 최종 효과를 말한다.

보건의료정책은 건강보장이라는 1차적 환경변화를 가져오지만 장기적으로 보면 국민의 건강한 생활을 보장하고 삶의 질을 향상시키고 생산성을 증가시키는 효과를 초래하기 때문에 제2차적 환경변화를 가져오게 된다.

정책은 정책환경을 변화시킬 뿐만 아니라 정책효과 이외에 부수효과, 부작용, 정책비용 등이 포함되기 때문에 정책담당자나 정책참여자, 그리고 일반국민은 어떤 정책을 형성하거나 집행할 때 또는 평가할 때 정책의 환경변화적 효과를 여러 측면에서 고려하고 검토해야 한다.

2) 환경이 정책에 미치는 영향

부양의식의 변화, 여성의 사회참여 증가, 노인인구 및 평균수명의 증가와 같은 환경 변화는 노인장기요양보험이라는 정책 수립에 영향을 미친 것처럼 정책은 환경적 요소의 영향을 받고 환경의 제약을 받는다.

보건의료정책의 경우 제1차적 환경조건은 의료수요와 공급의 불균형, 만성질환의 증가, 전염병 만연, 의료자원의 불균형 등과 같이 직접적 · 가시적인 요인들이다. 제2차적 환경조건은 급격한 산업화 현상, 인구이동, 핵가족화, 소득수준 · 교육수준의 향상 등과 같은 경제적 · 사회적 · 문화적 조건으로서 이러한 조건들은 장기적 · 비가시적으로 나타나고 있다. 또한 정책담당자의 능력이나 성향은 정책의 내용과 추진방법에 지대한 영향을 주는 것은 제2차적 환경조건의 예라 할 수 있다.[42)]

4 보건의료 환경의 변화 전망

저성장과 지식기반 사회화, 사회통합 약화, 저출산과 고령화 심화 등은 우리나라가 안고 있는 가장 중요한 미래의 정책 환경요소가 될 수 있다.[43)]

우리나라 미래의 보건의료 정책 환경 중 가장 핵심적인 문제는 노인인구의 증가와 만성질환자의 증가에 기인한 의료비 부담의 과중에 있을 가능성이 크다. 만성질환 증가와 고령화 등으로 의료비 부담은 급증하고 저소득층 등 취약계층의 건강상태가 나빠져 건강 · 질병의 양극화가 심화될 전망이다. 더욱 심각한 것은 외환위기와 글로벌 경제위기 이후 붕괴된 중산층이 빈곤층으로 전락하면서 양극화 현상과 빈곤문제가 심화되어 의료사각지대가 확대되고 있다는 점이다. 또한 우리나라의 민간중심의 의료공급체계와 의료의 상업화가 심화되어 보건의료의 공공성이 위협을 받고 있으며, 응급 · 분만 등 수익성 낮은 영역의 공급 실패, 지역적 의료 불균형 심화, 의료보장 사각지대 발생 등 점차 한계점을 표출하고 있는 상황이 지속될 것으로 전망되고 있기 때문에[44)] 보건의료 부문에 대한 근본적인 정책변화를 고려할 시기가 되었다.

의료사각지대

의료사각지대는 크게 자격 측면과 보장성 측면에서 발생한다. 경제적 이유로 건강보험의 가입자 중 보험료를 체납하는 세대는 자격이 정지되어 건강보험으로부터 배제되며, 건강보험에서 제공되지 않는 비급여 부분이 많고 제공되는 급여의 범위가 제한적이어서 과도한 본인부담으로 인하여 의료이용의 제한을 받는 의료사각지대의 문제는 해소해야 할 정책적 과제이다.
신현웅(2009), "의료보장 사각지대 현황 및 해소방안", 보건복지포럼(9), pp.6~9.

참고문헌

1) Dror Y(1968), Public policymaking Reexamined, SF:Chandler Publishing Co., p.12.
2) Dye TR(2001), Top down policymaking, NY:Chatham House, p.2.
3) 정정길(2001), 정책학원론, 서울:대명출판사, p.52.
4) 김창엽, 보건의료정책의 결정과정(www.cykim.pe.kr/policymaking, 2015년 9월 11일자 검색)
5) Anderson JE(2006), Public policymaking, Boston:Houghton Mifflin, p.6.
6) 유훈(2009), 정책변동론, 서울:대영문화사, p.19.
7) 문옥륜(2001), "우리나라 의료정책 결정과정의 현황과 과제", 한림대학교 사회의학연구소 편, 건강보장연구, 5, p.35.
8) 박윤형·박은철(2015), 예방의학과 공중보건학, 서울:계축문화사, p.737.
9) 김창엽, 보건의료정책의 결정과정(http://www.cykim.pe.kr/policymaking.hwp, 2015년 9월 11일 검색), 전문 인용.
10) 이동모(1993), "보건정책의 결정과정", 대한의학협회 제27차 종합학술대회, pp.6~7.
11) 김천구(2012), "보건지표를 이용한 북한 GDP 추정:북한 경제, 남한의 1970년대 수준", 통일경제, 33, pp.84~85.
12) 전만복(2012), "미국보건의료개혁에 관한 연구 – Obama 행정부의 개혁을 중심으로 –", 경희대 대학원 박사학위논문, pp.8~9.
13) 김명희·이주희(2013), "한국의 건강형평정책의 현황과 과제", 대한의사협회지, 56(3), p.211.
14) 이규식(2013), "보건의료체계의 발전과 성찰", 보건행정학회지, 23(4), p.312.
15) 조재국(2001), "의료정책의 형상과정과 의료개혁의 전망", 패널토론, 한림대학교 사회의학연구소 편, 건강보장연구, 5, pp.76~77. "2. 보건의료정책의 특징"은 "문재우(2013), 보건정책론, 서울:계축문화사, pp.106-108"를 전문인용하여 수정 보완함.
16) 박은철·장성인(2012), "한국보건의료정책 문제의 진단", 대한의사협회지, 55(10), p.933.
17) Feldstein PJ(1988), Health care economics, John Wiley & Sons, pp.4~10.
18) 오석홍(1995), "행정과 가치", 행정논총, 33(2), pp.21~38.
19) 정정길, 앞의 책, p.39.
20) 전보영·최수민·김창엽(2012), "지역의 경제수준에 따른 의료자원 분포의 형평성 분석", 보건행정학회지, 22(1), p.86.

21) Wagstaff A(1991), "On the measurement of horizontal inequity in the delivery of health care", Journal of Health Economics, 10, pp.29~43.

22) Smedley BD, Stith AY, Nelson AR(2003), Institute of Medicine(US), Committee on Understanding and Eliminating Racial and Ethnic Disparities in Health Care. Unequal treatment : confronting racial an ethnic disparities in health care. Washington, DC : National Academy Press, 조홍준(2013), "보건의료에서의 형평성 : 우리나라의 현황", 대한의사협회지, 56(3), p.185에서 재인용.

23) 위의 논문, p.186.

24) 형평성에 대한 내용은 "문재우(1995), "우리나라 의료보장정책의 형평성 평가에 관한 연구", 서울대학교 박사학위논문"을 전문인용.

25) Dahl RA and Lindblom CE(1953), Politics, economics and welfare, New York : Harper & Row Publishers, Inc., pp.28~54.

26) Russell B(1940), "Freedom and Government" in Ruth Nanda Anshen(eds.), Freedom, Its Meaning, New York : Harcourt, Brace & Co., p.251.

27) 김수신·정홍익(1996), 사회복지행정론, 서울 : 한국방송대학교 출판부, pp.70~71.

28) Mark JA(1972), "Meanings and measures of productivity", Public Administration Review, Nov./Dec., p.748.

29) 김영종 등(1998), 행정학, 서울 : 법문사, p.71.

30) 오영호·신호성·이상영·김진현(2007), 보건의료 인력자원의 지역별 분포의 적정성과 정책과제, 한국보건사회연구원, p.34.

31) 김규정(1997), 행정학원론, 서울 : 법문사, pp.134~135.

32) Ruchlin HS(1984), "The quest for greater hospital productivity : problems and issues", Levey. S. & Loomba N. P., Health Care Administration, Philadelphia : J. B. Lippincott Company, p.551.

33) "제2절 보건의료정책과 가치"는 "문재우(2015), 보건정책론, 서울 : 계축문화사, pp.122~ 152"를 전문인용하여 수정 보완함.

34) 홍윤철(2008), "기후변화와 건강", 대한의사협회지, 51(8), p.768.

35) 통계청(2023), 2023 고령자 통계.

36) 배성일·김영숙·태윤희·이창종(2007), 국제 통계로 본 한국의 보건의료 현황과 전망, 국민건강보험공단.

37) 보건복지부(2015), 앞의 책, pp.6~8.

38) 오윤섭·윤석준(2015), 국민의료비 추이와 지속가능한 의료정책 방향, 감사원 감사연구원, p.15.

39) 한국보건산업진흥원(2012), 주요국의 보건의료 미래 대응 동향, p.2.

40) 조병희(2000), 의료문제의 사회학, 대구: 태일사, p.80.

41) 김정화·이경원(1997), "의료개혁의 현안과 정책과제", 한국행정학보, 31(4), pp.183~204.

42) "제3절 보건의료정책과 환경"은 "문재우 등(2012), 보건행정학, 서울: 계축문화사, pp.107~114", "문재우(2015), 보건정책론, 서울: 계축문화사, pp.153~160"을 전문 인용하여 수정 보완함.

43) 보건복지부(2015), 앞의 책, p.2.

44) 오영호(2013), "우리나라 공공보건의료의 정책방향과 과제", 보건·복지 Issue & Focus, 제203호, 한국보건사회연구원.

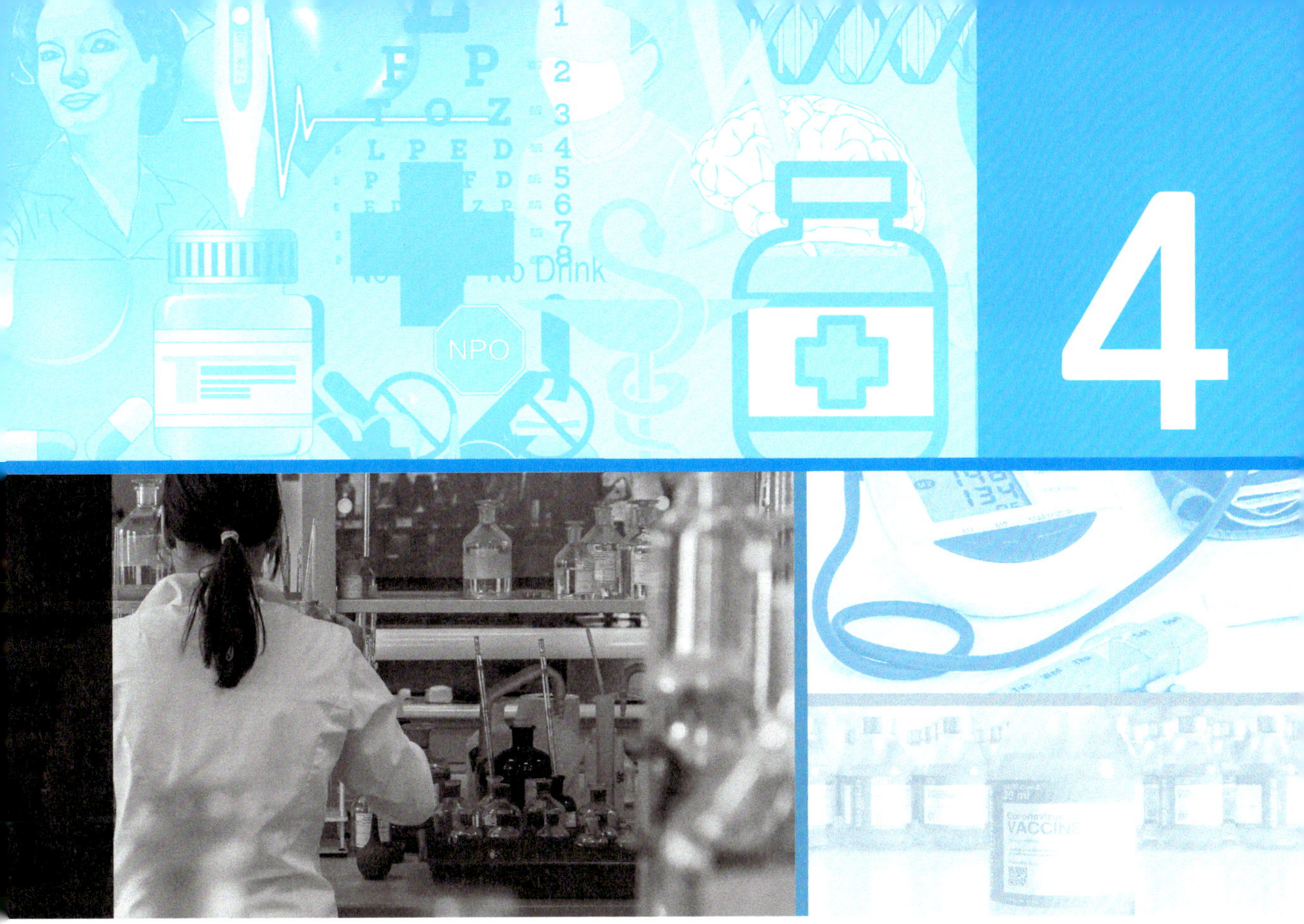

4

사회보장제도와 의료체계

제1절 사회보장제도

제2절 보건의료체계

제4장

4 사회보장제도와 의료체계

제1절 사회보장제도

1 사회보장의 개념

건강하고 경제적으로 편안한 삶을 살고 싶어하는 인간의 염원은 인류의 역사와 함께 시작되었지만 아직도 그 목표를 달성하고 있지 못하며 미래에도 달성될 가능성이 크지 않다. 그러나 독일의 Bismarck에 의해 질병보험(1883년), 산재보험(1884년), 노령폐질보험(1889년) 등의 사회보장제도가 국가적 차원에서 도입된 이후 그러한 목표를 달성하기 위해 모든 국가는 지속적으로 노력하고 있으며 수많은 제도를 도입하고 있다.

> **Bismarck(1815~1898)**
>
> 철혈정책을 주장한 독일의 재상으로 사회통합의 목적을 가지고 질병보험(1883), 산업재해보험(1884), 폐질 및 노령연금보험(1889) 등의 사회보험을 법으로 제정하여 국가가 주도한 세계 최초의 사회보장정책의 하나로 오늘날까지 자리매김하고 있다. 사회혼란을 야기시킬 가능성이 있는 사회주의 세력을 탄압한 반면 노동자 계급을 어루만지려는 당근 정책의 일환으로 사회보험을 도입하였다.

1929년의 세계 대공황을 극복하기 위해 1935년 미국에서 사회보장법(Social Security Act)이 제정된 이후 1942년 영국의 Beveridge에 의해 사회보장에 대한 이론과 원칙이 수립되었다.

Beveridge의 사회보험과 관련 서비스(Social Insurance and Allied Service) 보고서에서는 사회보장을 "부상 · 실업 · 질병 · 재해 · 가구주의 사망 등으로 인해 소득이 중단된 경우의 대처, 노령으로 인한 퇴직이나 타인의 사망

Beveridge(1879~1963)

영국의 경제학자로 1942년 12월 포괄적인 사회보장의 내용을 담은 베버리지보고서(Beveridge Report)를 통해 현대 복지국가의 청사진을 제시하였다. 그는 사회보장이 성공하기 위한 전제조건으로 가족수당, 포괄적인 보건서비스, 완전고용 등 3가지를, 사회보장의 6가지 원칙으로 균일한 급여, 균일한 기여금, 통일된 행정체계, 급여의 적절성, 포괄성, 분류 등을 제시하였다.

에 의한 부양 상실에 대비, 출생 · 사망 · 결혼 등과 관련된 특별한 지출을 감당하기 위한 소득보장"으로[1], 우리나라 사회보장기본법 제3조에는 "출산, 양육, 실업, 노령, 장애, 질병, 빈곤 및 사망 등의 사회적 위험으로부터 모든 국민을 보호하고 국민 삶의 질을 향상시키는 데 필요한 소득 · 서비스를 보장하는 사회보험, 공공부조, 사회서비스"로 정의내리고 있다. 사회보장은 모든 국민이 다양한 사회적 위험으로부터 벗어나 행복하고 인간다운 생활을 향유할 수 있도록 자립을 지원하며, 사회참여 · 자아실현에 필요한 제도와 여건을 조성하여 사회통합과 행복한 복지사회를 실현하는 것을 기본 이념으로 하고 있다(사회보장기본법 제2조). 우리나라 사회보장체계를 살펴보면 [그림 4-1]과 같다.

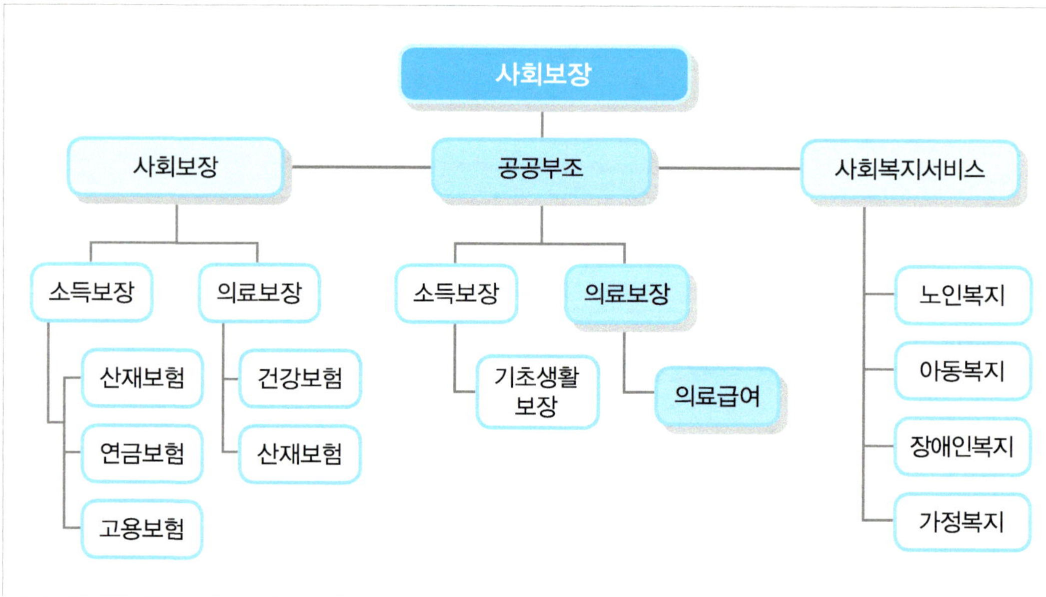

그림 4-1 우리나라 사회보장체계

출처 : 보건복지부(2023). 2022 보건복지백서. p.109

2 사회보장제도의 종류

1) 사회보험

사회보험이란 "국민에게 발생하는 사회적 위험을 보험의 방식으로 대처함으로써 국민의 건강과 소득을 보장하는 제도"(사회보장법 제3조)를 말한다.

사회적 위험이란 질병, 장애, 노령, 실업, 사망 등을 의미한다. 이러한 사회적 위험은 사회구성원 본인은 물론 부양가족의 경제생활을 불안하게 하는 요인으로 오늘날 개인이 미리 대비하여 대처하기란 매우 어렵다. 따라서 보험의 원리와 방식을 도입하여 집단적으로 대비할 수 밖에 없다. 우리나라 사회보험제도로는 업무상의 재해에 대한 산업재해보상보험, 질병과 부상에 대한 국민건강보험, 폐질 · 사망 · 노령 등에 대한 연금보험, 실업에 대한 고용보험, 고령화 시대에 치매 등을 대비한 노인장기요양보험 등이 있다. 보험가입의 자유를 기준으로 민간보험(임의보험)과 사회보험(강제보험)으로 구분될 수 있다. 사회보험은 사회의 연대성과 강제성이 적용되기 때문에 민간보험과는 [표 4-1]과 같은 차이가 있다.[2)]

(1) 국민건강보험

국민의 질병 · 부상에 대한 예방 · 진단 · 치료 · 재활과 출산 · 사망 및 건강증진에 대하여 보험급여를 실시함으로써 국민보건 향상과 사회보장 증진을 보장하기 위해 도입된 사회보장제도가 국민건강보험제도이다. 국민건강보험은 1963년에 의료보험법 제정으로 출발하여 1977년에 500인 이상 사업장근로자를 대상으로 최초 강제 적용한 의료보험이 실시되었으며 12년 후인 1989년에 도시지역 의료보험의 전국적 실시로 전 국민건강보험의 시대를 열었다. 국민건강보험의 가입자는 직장가입자 및 지역가입자로 구분하며, 직장가입자는 모든 사업장의 근로자 및 사용자와 공무원 및 교직원이고 직장가입자 및 그 피부양자를 제외한 농어촌 주민, 도시 자영업자 등이 지역가입자이다.

재원은 가입자 및 사용자가 부담하고 있는 보험료와 국고 및 건강증진기금 등 정부지원금, 환자가 의료기관에서 부담하는 본인일부부담금에 의해 조달되며, 급여는 현물급여와 현금급여 두 가지 형태가 있으며, 우리나라는 현물

표 4-1 사회보험과 민간보험의 비교

구분	사회보험	민간보험
제도의 목적	최저생계보장 또는 기본적 의료보장	개인적 필요에 따른 보장
가입의 강제성	강제가입(집단보험)	임의가입(개별보험)
부양성	국가 또는 사회 부양설	없음
보험보호대상	질병, 분만, 산재, 노령, 실업 폐질에 국한	발생위험률을 알 수 있는 모든
수급권	법적 수급권	계약적 수급권
독점/경쟁	정부 및 공공기관 독점	자유경쟁
공동부담 여부	공동 부담의 원칙(사용자, 피용자, 정부)	본인 부담 위주
재원부담	능력비례 부담	능력무관(동액 부담)
보험료 부담방식	주로 정률제	주로 정액제
보험료 수준	위험률 상당이하 요율	위험률 비례요율(경험률)
보험자의 위험선택	할 수 없음	할 수 있음
급여수준	균등급여	차등급여(기여비례보상)
인플레이션 대책	가능	취약함

출처 : https://www.hira.or.kr/dummy.do?pgmid=HIRAA020006000000&cmsurl=/cms/policy/02/01/index.html(2024년 1월 4일 검색)

> **현물급여와 현금급여**
>
> 현물급여는 필요한 물품과 서비스를 직접 제공하기 때문에 소비통제력을 통한 정책의 목표효율성을 달성할 수 있는 반면 낙인감이나 운영효율성에 문제가 있다. 현금급여는 화폐 형태로 지불하는 급여로 소비자 주권과 선택의 자유를 통해 효용이 극대화되고 운영비가 적게 드는 반면 다른 용도로 사용되는 경우 목표효율성이 감소될 수 있다.

> **본인부담상한제**
>
> 장기입원이나 고액 · 중증질환자의 경우 본인부담액이 과중하여 가계파탄을 초래할 가능성이 크기 때문에 과도한 의료비 부담 경감을 위하여 환자가 부담한 건강보험 본인 부담금이 소득수준에 따라 개인별 상한액을 초과하는 경우 그 초과금액을 건강보험공단에서 부담하는 제도이다(2024년도 본인부담상한액은 소득 1분위 87만원~ 10분위 808만원, 요양병원 입원일수 120일 초과 시는 소득 1분위 138만원~ 10분위 1,050만원)

급여를 원칙으로 하되 현금급여를 병행하고 있다. 현물급여에는 가입자 및 피부양자의 질병 · 부상 · 출산 등에 대한 요양급여 및 건강검진이 있고, 현금급여에는 요양비, 장애인보장구 급여비, 본인부담상한제 등이 있다.

국민건강보험은 보건복지부, 국민건강보험공단, 건강보험심사평가원에 의해 관리 운영되고 있는데 보건복지부는 건강보험 관련 정책을 결정하고 건강보험 업무 전반을 총괄하는 건강보험사업의 관장자 역할(보험료율 및 보험료 부과기준, 요양급여의 범위 등을 결정하며 관리운영주체인 건강보험공단의 예산 및 규정 등을 승인)을 수행하고 있다. 또한 국민건강보험공단은 건강보험의 보험자로서 가입자 자격관리, 보험료의 부과 · 징수 및 보험급여비용 지급 등의 업무를, 건강보험심사평가원은 요양기관으로부터 청구된 요양급여 비용을 심사하고 요양급여의 적정성을 평가하며 심사기준 및 평가기준을 개발하고 있다.[3] 국민건강보험의 적용대상은 국내에 거주하는 국민으로, 가입과 보험료 납부의 강제성이 부여되고 있다. 또한 소득 등 부담능력에 따라 보험료가 차등 부과되지만, 보험급여는 보험료 부담 수준과 관계 없이 균등하게 보장되는 특성을 지니고 있다.

(2) 국민연금

인간은 살아가면서 노령, 장애 또는 사망 등으로 인해 소득이 상실될 위기에 처하게 된다. 이처럼 퇴직이나 갑작스런 사고, 질병으로 사망 또는 장애를 입어 소득활동이 중단되거나 상실될 것을 대비해 소득활동기에 보험료를 납부해 미래를 대비하는 소득보장제도가 국민연금제도이다. 사회보험원리에 따라 가입이 강제되고 있는 국민연금제도는 경제발전으로 평균수명은 연장된 반면 핵가족화로 노인부양 의식이 약화됨에 따라 노후소득보장을 사회적으로 해결하기 위해 1988년 1월 1일부터 시행되었다. 가입대상자는 국내에 거주하는 18세 이상 60세 미만의 국민이지만, 특수한 직역에 종사하여 별도의 연금에 가입하고 있는 공무원, 군인, 사립학교 교직원, 별정우체국직원은 제외되며 사업장가입자와 지역가입자, 임의가입자 및 임의계속가입자로 구분된다. 가입대상자는 사업장가입자의 경우 1인 이상의 근로자를 사용하는 사업장에 근무하는 근로자와 사업자이며, 지역가입자는 자영업자, 농어업인 등 사업장가입자가 아닌 자를 말한다. 또한 임의가입자는 사업장가입자와 지역가입자는 아니지만 가입을 희망하는 자이며, 임의계속가입자는 60세 이후에 본인의 희망에 따라 65세가 될 때까지 신청하는 자이다.[4]

임의가입과 임의계속가입

임의가입은 학생, 군복무자 등과 같이 사업장가입자나 지역가입자가 될 수 없는 사람도 국민연금에 가입하여 연금 혜택을 받을 수 있도록 하는 제도로 사업장가입자와 지역가입자 이외의 18세 이상 60세 미만자가 본인이 희망할 경우 신청에 의하여 가입되며, 임의계속가입은 1개월 이상 가입기간이 있는 가입자 또는 가입자였던 자로서 60세에 달한 자가 가입기간이 부족하여 연금을 받지 못하거나 가입기간을 연장하여 더 많은 연금을 받고자 하는 경우 65세에 달할 때까지 신청에 의하여 가입할 수 있다(자료 : http://www.nps.or.kr/, 2016년 1월 12일 검색).

연금보험료의 부담은 소득(기준소득월액)의 9%로, 직장가입자의 경우 근로자와 사업장의 사용자가 각각 절반씩 부담하며, 지역가입자 · 임의 · 임의계속가입자는 보험료를 본인이 전액 부담하고 있다.

> **국민연금 가입현황**
>
> 2023년 9월 말 현재 총가입자는 22,250,411명으로 사업장가입자 14,819,674명, 지역가입자 6,566,722명, 임의가입자 333,523명, 임의계속가입자 530,492명이다.

국민연금에는 노후소득보장을 위한 노령연금과 장애로 인한 장애연금, 가입자 또는 수급권자의 사망으로 인한 유족의 생계보호를 위한 유족연금이 포함된다.

(3) 고용보험

고용보험법 제1조에 의하면 "실업의 예방, 고용의 촉진 및 근로자의 직업능력의 개발과 향상을 꾀하고, 국가의 직업지도와 직업소개 기능을 강화하며, 근로자가 실업한 경우에 생활에 필요한 급여를 실시하여 근로자의 생활안정과 구직 활동을 촉진함으로써 경제 · 사회 발전에 이바지하는 것을 목적"으로 도입된 사회보험이다. 1980년대초 높은 실업률로 인한 실업보험제도의 필요성 제기로 제7차 경제사회발전계획 중 고용보험제도를 도입하기로 결정하여 1993년 고용보험법이 제정되고, 1995년 고용보험이 시행되었다. 고용보험은 사후적, 소극적 사회보장인 실업보험과 사전적, 적극적 노동시장정책인 고용안정사업 · 직업능력개발사업이 연계된 사회보험제도로 1인 이상의 근로자를 고용하는 모든 사업 및 사업장을 대상으로 적용된다.

보험료는 선납하는 방식을 취하고 있는데, 피보험자인 근로자에게 당해 년도 지급할 1년치의 예상 임금총액에 해당 보험료율을 곱하여 개략적으로 산정하는 개산보험료를 납부한다. 근로자가 부담하는 실업급여 보험료는 사업주가 임금 지급 시 원천공제(0.9%)한다. 고용보험의 업무담당기관은 고용노동부 고용센터(실업급여 지급, 고용안정사업 관련 각종 지원업무, 직업능력개발관련 각종 지원업무)와 근로복지공단(피보험자격 관리, 고용보험 가입, 보험료 징수, 보험사무조합인가 등), 국민건강보험공단(보험료 고지 및 수납, 체납관리)이다.

(4) 산업재해보상보험

우리나라 사회보험제도의 효시로 1964년에 도입된 산업재해보상보험은 "근로자의 업무상의 재해를 신속하고 공정하게 보상하며, 재해근로자의 재활 및 사회 복귀를 촉진하기 위하여 이에 필요한 보험시설을 설치 · 운영하고, 재해 예방과 그 밖에 근로자의 복지 증진을 위한 사업을 시행하여 근로자 보호에 이바지하는 것을 목적"(산업재해보상보험법 제1조)으로 실시되고 있는 사회보험제도이다. 보험급여의 종류에는 요양급여, 휴업급여, 장해급여, 간병급여, 유족급여, 상병보상연금, 장례비, 직업재활급여 등이 있다.

산업재해보상보험은 사업주가 보험료를 전액 부담하며, 근로자의 업무상 재해가 발생할 경우 무과실 책임주의를 적용하여 사용자의 고의나 과실 책임을 묻지 않는다. 또한 산업재해보험급여는 재해발생에 따른 손해를 전체 보상하는 방식이 아닌 평균임금에 따른 정률보상 방식을 취하며, 자진신고와 자진납부의 원칙을 가지고 있다. 산업재해 보상과 관련된 이의신청을 신속하게 하기 위해 심사 및 재심사청구제도를 운영 중에 있다.[5)]

(5) 노인장기요양보험

고령화시대에 대비해 2008년 7월 시행된 노인장기요양보험은 65세 이상의 노인 또는 65세 미만으로서 치매, 뇌혈관질환 등의 노인성 질병을 가진 자가 6개월 이상 동안 혼자서 일상생활을 수행하기 어려운 경우 신체활동, 가사활동지원 또는 간병 등의 장기요양급여를 사회적 연대원리에 의해 제공하는 사회보험 제도로 노후의 건강증진 및 생활안정을 도모하고 그 가족의 부담을 덜어줌으로써 국민의 삶의 질을 향상하도록 함을 목적으로 한다(노인장기요양보험법 제1조). 가입자는 건강보험 가입자와 동일하다.

노인장기요양보험의 재원은 장기요양보험료, 국가 및 지방자치단체의 부담금, 본인부담금으로 조달된다. 건강보험제도와는 별개의 제도로 도입 및 운영되고 있지만 제도 운영의 효율성을 도모하고자 국민건보험공단에서 관리 · 운영하고 있다. 국민건강보험공단은 장기요양보험료와 건강보험료를 통합하여 징수하며 장기요양보험료는 건강보험료액에 장기요양보험료율을 곱하여 산정한다. 장기요양급여는 재가급여(방문요양, 방문간호, 방문목욕, 단기보호, 주 · 야간보호, 기타 복지용구), 시설급여(노인요양시설, 노인요양공동생활가정) 및 특별현금급여(가족요양비, 특례요양비, 요양병원간병비)가 있다.

본인부담금

시설급여는 20%, 재가급여는 15%를 본인이 부담한다.

장기요양 등급판정

장기요양 등급판정은 1차적으로 국민건강보험공단의 조사요원이 현장 방문조사를 통해 파악한 기능상태(5영역 52개 항목) 결과를 수형분석도에 적용하여 장기요양인정 여부 및 장기요양 등급을 산출한 다음 15인으로 구성된 등급판정위원회에서 최종 결정한다. 현행 장기요양등급은 [표 4-2]와 같이 6개 등급으로 구분되어 있다.

4대 보험 보험료 징수

건강보험, 국민연금, 고용보험, 산재보험은 국민건강보험공단, 국민연금공단, 근로복지공단에서 따로 관리운영하고 있지만 보험료는 국민건강보험공단이 통합하여 징수하고 있다.

국민건강보험공단에 장기요양인정 신청을 한 후 장기요양등급판정을 받으면 장기요양급여를 제공받게 된다. 장기요양등급판정 기준은 [표 4-2]와 같다. 국민건강보험은 질환의 진단, 입원 및 외래 치료, 재활 등을 목적으로 주로 병·의원 및 약국에서 제공하는 서비스를 급여대상으로 하는 반면, 노인장기요양보험은 고령이나 노인성질병 등으로 인하여 혼자의 힘으로 일상생활을 영위하기 어려운 대상자에게 요양시설이나 재가기관을 통해 신체활동 또는 가사지원 등의 서비스를 제공하는 제도라는 점에서 차이가 있다.[6]

표 4-2 장기요양등급별 인정점수 및 기능상태

장기요양등급	심신의 기능상태
1등급	심신의 기능상태 장애로 일상생활에서 전적으로 다른 사람의 도움이 필요한 자로서 장기요양인정 점수가 95점 이상인자
2등급	심신의 기능상태 장애로 일상생활에서 상당 부분 다른 사람의 도움이 필요한 자로서 장기요양인정 점수가 75점 이상 95점 미만인 자
3등급	심신의 기능상태 장애로 일상생활에서 부분적으로 다른 사람의 도움이 필요한 자로서 장기요양인정 점수가 60점 이상 75점 미만인 자
4등급	심신의 기능상태 장애로 일상생활에서 일정 부분 다른 사람의 도움이 필요한 자로서 장기요양인정 점수가 51점 이상 60점 미만인 자
5등급	치매환자로서(노인장기요양보험법 시행령 제2조에 따른 노인성 질병으로 한정) 장기요양인정 점수가 45점 이상 51점 미만인 자
인지지원등급	치매환자로서(노인장기요양보험법 시행령 제2조에 따른 노인성 질병으로 한정) 장기요양인정 점수가 45점 미만인 자

2) 공공부조

사회보장기본법 제3조에 의하면 공공부조란 국가와 지방자치단체의 책임하에 생활 유지 능력이 없거나 생활이 어려운 국민의 최저생활을 보장하고 자립을 지원하는 제도이다. 가장 대표적인 공공부조는 소득보장을 위한 국민기초생활보장제도와 의료보장을 위한 의료급여제도가 있다.

(1) 국민기초생활보장제도

1961년에 도입된 생활보호제도가 시초인 국민기초생활보장제도는 "가족이나 스스로의 힘으로 생계를 유지할 능력이 없는 최저생계비 이하의 절대 빈곤층 국민에게 생계, 교육, 의료, 주거 등의 급여를 통해 기본적 생활을 국가가 보장해 주고, 근로능력이 있는 자에게는 체계적인 자활지원 서비스를 제공하여 자활 · 자립을 지원해 주는 제도"이다.[7)]

국민기초생활보장법에서는 "생활이 어려운 사람에게 필요한 급여를 실시하여 이들의 최저생활을 보장하고 자활을 돕는 것을 목적"으로 하고 있으며(제1조), 국민이 건강하고 문화적인 생활을 유지하기 위하여 필요한 최소한의 비용을 보장하는 제도이다(제2조).

국민기초생활보장 급여는 생계급여, 주거급여, 의료급여, 교육급여, 해산급여, 장제급여, 자활급여 등 7가지가 있으며 생계급여를 받기 위해서는 부양의무자(수급권자를 부양할 책임이 있는 사람으로서 수급권자의 1촌의 직계혈족 및 그 배우자)가 없거나 부양의무자가 있어도 부양능력이 없거나 부양을 받을 수 없는 자로서, 개별가구의 소득인정액이 [표 4-3]의 최저생계비 이하에 해당되어야 한다.

부과방식, 적립방식, 수정적립방식

부과방식은 당해 연도의 보험료 수입으로 그해 급여를 지급하는 방식으로 장기추계가 필요없지만 미래 세대의 보험료 부담이 크며 인구변화에 민감하다. 적립방식은 가입자가 납부하는 기간 동안 기금을 누적 적립하여 급여를 지급하는 방식으로 공평한 보험료 부담이 가능하나 물가연동이나 지출의 예측이 어렵다. 수정(부분)적립방식은 적립방식을 원칙으로 하지만 생활수준, 물가, 임금, 인구구조와 기금운용수익률 등의 변화에 따라 일정 주기로 보험료를 조정하는 방식이다.

기초연금

1988년에 국민연금이 최초로 도입되어 가입하지 못하였거나 가입기간이 짧아 충분히 노후를 보장하고 있지 못하는 현실을 극복하기 위해 2014년 7월부터 기초연금이 도입되어 시행되고 있다. 65세 이상 전체 노인 인구 중 소득하위 70%에 해당하는 자가 수급대상이다.

표 4-3 최저생계비 및 급여 기준(2024년 기준) (단위 : 원/월)

구 분	1인가구	2인가구	3인가구	4인가구	5인가구	6인가구
기준중위소득	2,228,445	3,682,609	4,714,657	5,729,913	6,695,735	7,618,369
생계급여	713,102	1,178,435	1,508,690	1,833,572	2,142,635	2,437,878
의료급여	891,378	1,473,044	1,885,863	2,291,965	2,678,294	3,047,348
주거급여	1,069,654	1,767,652	2,263,035	2,750,358	3,213,953	3,656,817
교육급여	1,114,223	1,841,305	2,357,329	2,864,957	3,347,868	3,809,185

출처 : 보건복지부. 2024년 국민기초생활보장 사업안내. 2024.

> **의료급여 1종과 2종**
>
> 1종과 2종은 수급자의 근로능력 유무에 따라 구분된다. 즉 국민기초생활보장수급자 중 근로능력이 없는 경우는 1종, 근로능력이 있는 경우는 2종으로 구분하여 1종 수급권자는 외래 진료에 대해서만 본인부담금이 있고 입원진료는 식대를 제외하고는 전액 무료이며, 2종 수급권자는 입원과 외래 모두 본인부담금이 있다.

(2) 의료급여

생활유지능력이 없거나 경제능력을 상실한 사람들은 경제적 사정으로 인해 쉽게 보건의료서비스를 이용하기가 어렵다. 이처럼 생활이 어려운 사람에게 정부가 보건의료서비스를 제공함으로써 보건 향상과 사회복지 증진을 목적으로 하는 공공부조가 의료급여제도이다. 의료급여 수급권자는 국민기초생활보장수급자 뿐만 아니라 이재민, 의사상자, 국가유공자 및 중요 무형문화재의 보유자 등 관련 법령상 일정한 조건을 갖춘 행려환자이다. 의료급여는 [표 4-4]와 같이 1종과 2종으로 구분하여 보건의료서비스를 제공하고 있다.

표 4-4 의료급여 종별 대상자 및 선정 기준

구분	수급권자
1종	■ 국민기초생활보장법에 의한 수급자 • 근로무능력자, 산정특례 등록한 결핵질환자, 희귀질환자, 중증난치질환자 및 중증질환(암환자, 중증화상환자만 해당) 등록자, 시설 수급자 ■ 국민기초생활보장법 이외의 타 법에 의한 수급권자 • 이재민, 의상자 및 의사자의 유족, 국내 입양된 18세 미만 아동, 국가유공자 및 그 유족 · 가족, 국가무형문화재 보유자 및 그 가족, 새터민(북한이탈주민)과 그 가족, 5.18 민주화운동 관련자 및 그 유족. 가족, 노숙인 등 ■ 행려환자
2종	국민기초생활보장법에 의한 수급자 중 근로능력이 있는 자를 포함한 세대의 구성원

출처 : 보건복지부(2023). 2022 보건복지백서. p.114.

3) 사회서비스

생애주기별로 현대인은 많은 위험 속에서 삶을 영위하고 있다. 고령화와 같은 자연적인 위험뿐만 아니라 사고, 실직, 저출산, 핵가족화, 빈곤, 장애와 같은 사회적 위험에 현대인은 모두 노출되어 있다. 이러한 위험을 개인이 미리 대비하기란 거의 불가능하기 때문에 국가는 개인이 안고 있는 다양한 위험을 보호해야 할 책무를 질 수밖에 없다. 이러한 배경 속에서 등장한 사회(복지)서비스는 주로 대인 간에 전달되는 서비스로써 복지정책의 새로운 지평을 열게 하였다.

사회보장법이 개정되기 이전에는 "사회복지서비스"라는 용어가 주로 사용되었다. 개정 이전 사회보장기본법 제3조에 의하면 사회복지서비스는 "국가 · 지방자치단체 및 민간부문의 도움이 필요한 모든 국민에게 상담, 재활, 직업의 소개 및 지도, 사회복지시설의 이용 등을 제공하여 정상적인 사회생활이 가능하도록 지원하는 제도"로 정의되었다.

사회보장기본법에서는 "사회복지서비스"를 대상별, 기능별로 확장한 "사회서비스"로 변경하여 "국가 · 지방자치단체 및 민간부문의 도움이 필요한 모든 국민에게 복지, 보건의료, 교육, 고용, 주거, 문화, 환경 등의 분야에서 인간다운 생활을 보장하고 상담, 재활, 돌봄, 정보의 제공, 관련 시설의 이용, 역량 개발, 사회참여 지원 등을 통하여 국민의 삶의 질이 향상되도록 지원하는 제도"로(사회보장법 제3조) 사회서비스를 규정하였다.

국가의 일반조세와 본인 일부 부담에 의해 재원이 조달되는 사회서비스는 자산조사에 의해 급여 제공 기준이 결정되지만 아동, 장애, 노인 등과 같이 인구학적 기준에 의해 급여가 제공되기도 한다.

> **자산조사**
>
> 일반 조세로 운영되고 있는 공공부조의 대상자가 제도를 악용하지 않도록 대상자와 부양의무자의 수입, 재산, 친인척의 도움 가능 여부 즉 "개인 및 가구가 제도의 수급대상이 될 정도로 빈곤한가"를 실제로 가려내는 조사로 영국의 빈민법 시대부터 실시되어 왔다.

2022년 사회서비스 지원 및 사회서비스원 설립 · 운영에 관한 법률의 제정과 함께 서비스 정책을 총괄적으로 지원하는 중앙사회서비스원이 설립(2022년 3월)되었으며, 전국 16개 시도에 사회서비스원이 개설되었다. 또한, 사회서비스 투자 펀드, 사회서비스 공급주체에 대한 규모화 · 다변화 지원, 사회서비스 품질인증 시범사업 등이 추진되고 있다.

제2절 보건의료체계

1 보건의료체계의 개념

인간은 상호 독립적이면서도 주변의 환경과 끊임없이 상호작용하면서 영향을 주고 받는다. 물고기가 물을 떠나 살 수 없듯이 인간 역시 환경을 떠나 생존하기란 불가능하다. 이러한 사실과 가장 관련이 깊은 말이 있다면 체제

(system)가 아닐까 싶다.

김[8]은 보건의료체계를 넓은 의미로는 "건강을 증진, 유지, 회복하는 것이 일차적 목적인 모든 조직, 사람, 행동"으로, 좁은 의미로는 "일차적인 목적이 건강에 관련된 모든 활동을 규정하는 국가 또는 사회적 체계"라고 정의하였다.

이 등[9]은 보건의료체계를 "국민의 건강권을 보장하기 위하여 보건의료서비스를 필요로 하는 국민에게 적절한 방법으로 이를 전달하는 체계"로 보고, "한 국가나 사회가 그 구성원의 건강수준을 향상시키기 위하여 마련한 보건의료사업에 관한 제반 법률과 제도" 뿐만 아니라 "보건의료서비스의 수요와 공급에 관련되는 요인들 간의 구조적, 기능적 체계"로 정의하여 매우 광의적으로 해석하고 있다.

세계보건기구(WHO) 역시 광의적으로 해석하여 "건강을 유지, 회복, 증진시키는 것을 주목적으로 하는 모든 활동"을 보건의료체계로 정의한 바 있으며, Roemer는 좀 더 구체적으로 해석하여 "국민들의 건강수준을 향상시키기 위해 어떠한 종류의 서비스를 생산하고, 이를 생산하기 위한 의료기관들의 조직은 어떻게 하며, 생산요소인 인력이나 의약품 등의 생산은 어떻게 하며, 서비스의 생산요소들과 관련하여 제도나 법적 장치는 어떻게 하며, 이러한 요소들이 외부환경과는 어떠한 관련을 맺어야 하는가 하는 일련의 유기적 체계"를 보건의료체계로 정의하였다.[10]

이[11]는 보건의료체계를 "한 국가나 사회가 그 구성원의 건강수준을 향상시키기 위한 의료서비스의 생산, 소비, 분배에 관련되는 요인들 간의 구조적, 기능적 체계"를 총칭하는 것으로 보았다.

보건의료체계를 지나치게 넓게 해석할 경우 국가나 사회체계가 실시하는 모든 활동을 포함할 가능성이 크다. 따라서 본서에서는 보건의료체계를 협의로 해석하여 "국민건강 확보를 위해 구조적, 기능적으로 연관되어 있는 보건의료부문의 사회적 체계"로 정의내리고자 한다.

보건의료체계는 다양한 하위체계를 지니고 있는 데 Kleczkowski 등[12]은 인력, 시설, 장비 및 물자 등의 보건의료자원 개발, 자원의 조직화, 보건의료서비스 제공, 경제적 지원, 관리 등 5가지 분야로, 양 등[13]은 보건의료제도의 구성요소를 보건의료자원, 보건의료조직, 의료전달체계, 재원조달, 보건의료관리 등 5가지로 나누었다.

또한 이 등[14]은 보건의료서비스(보건의료인력, 시설, 장비, 양과 질, 배분상태, 접근성), 보건의료조직(보건의료자원이 생산되고 분배되는 조직적인 과정, 과정의 조직화), 보건의료기획(보건의료자원의 배분과 통제, 총괄적인 조정) 등 3가지 하부구조를 주장하였다. 세계보건기구(WHO)에 의하면 보건의료체계는 국민의 건강(Health), 재원의 형평성(fair financing), 기대부응(responsiveness)을 기본 목표로 전달(delivery), 재원(financing), 자원(resource), 관리(stewardship) 등 네 가지 하부구조로 이루어져 있다. 여러 주장들을 살펴보면 보건의료체계는 보건의료자원 개발(Development of health resources), 자원의 조직적 배치(Organized arrangement of resources), 보건의료제공(Delivery of health care), 경제적지원(Economic support), 관리(Management)의 5가지 하위체계로 구성되어 있다고 볼 수 있다. 우리나라 보건의료체계를 보건의료서비스와 재정 중심으로 살펴보면 [그림 4-2]와 같다.

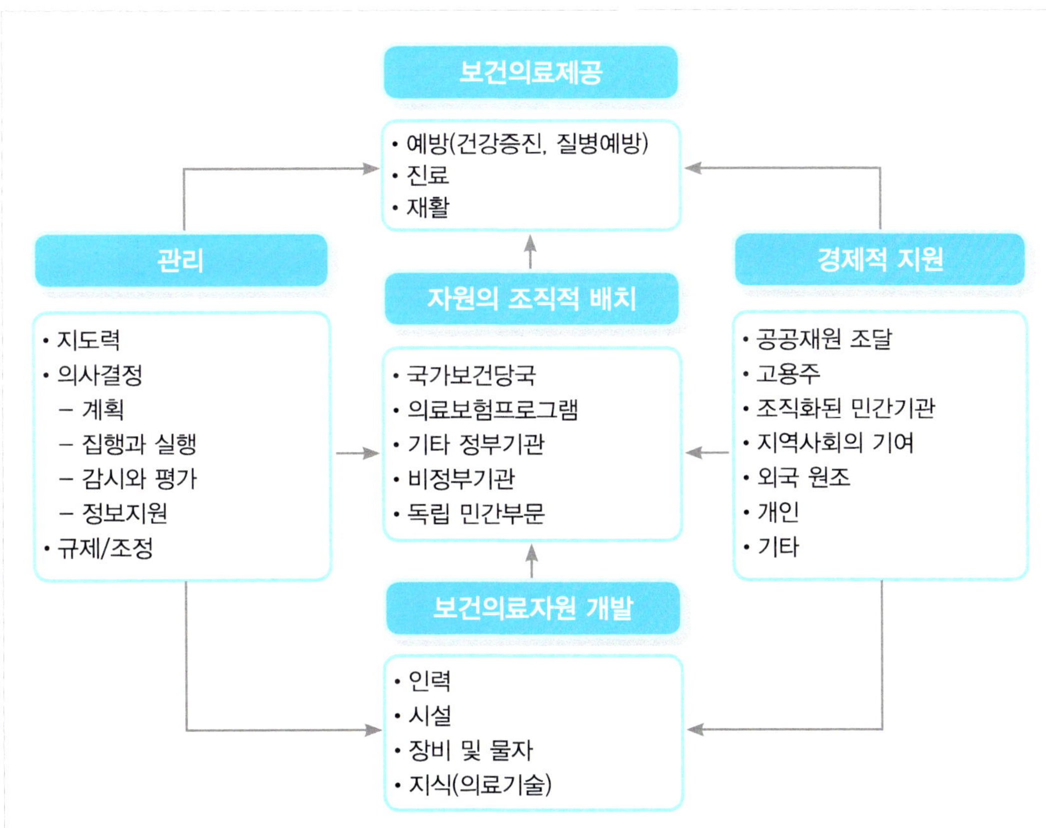

그림 4-2 보건의료체계의 구성요소

2 보건의료체계의 유형

보건의료체계는 국가의 수만큼 다양하기 때문에 이를 유형화하기란 쉽지 않다. 국가 간의 문제와 욕구가 다르고 가치 차이도 존재하지만 수렴이론(convergency theory)에 의하면 고도 산업사회에 진입하게 되면 각국의 사회복지 제도는 유사한 형태를 지니게 되는 데 보건의료체제 역시 많은 나라의 제도가 수렴될 가능성이 있다. 그 동안 주장된 보건의료체계유형을 요약하면 [표 4-5]와 같다. 본서에서는 보건의료체제를 국가보건서비스모델(National Health Service: NHS)과 국가건강보험모델(National Health Insurance: NHI)로 구분하여 설명하고자 한다.

> **수렴이론**
>
> 경제발전과 산업화가 진행됨에 따라 생활수준이 높은 수준에 도달하게 되면 사회제도와 정책은 유사한 행태로 수렴된다는 이론이다. 국가 간 차이점이 좁혀지면서 극단적인 이데올로기와 제도, 정책은 점차 소멸되어 간다.

표 4-5 보건의료체계 유형

학자	유형		내용	주요국가
Fry	자유방임형		• 국가는 시장경제원리에 따라 최소화의 개입을 함 • 서비스 제공자와 개인의 선택권을 최대한 존중	미국, 한국, 일본
	사회보장형		• 국가에 의해 보건의료조직이 구성되며, 보건의료서비스가 생산됨 • 개인의 선택권 존재하며, 무상 의료 제공	영국, 캐나다
	사회주의형		• 사회주의국가의 체계로, 보건의료자원, 서비스 및 기회의 제공이 균등함 • 개인의 선택권은 존재하지 않음	북한, 중국, 러시아
Roemer (1972, 1991)	경제수준	선진국	경제적 요소인 경제수준(국민 1인당 GNP)과 정치적 요소인 보건의료시장에 대한 정부의 개입 정도에 따른 매트릭스로 분류함	미국, 독일, 영국 등
		개발도상국		태국, 필리핀, 브라질 등
		빈곤국		인도, 베트남, 중국 등
	정부의 개입정도	자유기업형		태국, 미국, 필리핀 등
		복지지향형		프랑스, 독일, 일본, 브라질, 인도
		보편 또는 포괄형		영국, 뉴질랜드, 노르웨이
		사회주의적형		체코, 쿠바, 북한, 구소련, 중국 등

학자	유형	내용	주요국가
Terris (1980)	공적부조형	보건의료서비스 재원이 조세에 의존하지만 이것이 부족하여 1차 보건의료 중심으로 운영됨. Roemer의 저개발국가형과 유사	아시아, 아프리카, 남미의 저개발국가
	의료보험형	전 국민 의료보험실시 국가들. 건강보험을 통해 재원조달	독일, 프랑스, 캐나다, 브라질, 일본, 한국 등
	국민보건서비스형	건강권이 보편화된 국가로 1948년에 시작된 영국의 국민보건서비스가 대표적임. 보건의료서비스는 무료로 수혜자는 전체 국민이며 재원은 조세에서 조달됨. 보건의료자원의 국유화	영국
OECD	사회보험형 의료제도	• 비스마르크형 의료제도 • 건강보험공단과 같은 정부관리 기구 운영 • 보험가입방식으로 운영	네덜란드, 독일, 일본, 프랑스, 한국
	국민보건서비스형 의료제도	• 베버리지형 의료제도 • 조세형 의료제도로 의료비는 조세로 충당 • 무상의료 제공	영국, 뉴질랜드, 이탈리아, 스페인(중앙정부), 캐나다, 스웨덴, 덴마크(지방정부)
	소비자주권형 의료제도 (민간보험형)	• 민간보험형 의료보험 제도로 정부개입 없이 민간보험이 생겨나는 유형 • 의료정보에 대한 비대칭으로 보험회사가 가입자를 선택하는 등의 문제 발생으로 낮은 의료보장	미국

출처 : 이윤태·조경미·김은영·박재산(2012). 주요국의 의료서비스산업 정책 연구. 한국보건산업진흥원. pp.7-8. S. Folland et al. The economics of health & health care[박윤형·정우진 옮김(2010). 보건의료경제학. 의료 정책연구소. 2010. p.630]

1) 국가보건서비스모델(베버리지형)

국민의 건강과 질병의 문제는 근본적으로 국가가 책임을 져야 한다는 관점에서 출발한 모델로 영국이나 스웨덴, 캐나다 등에서 운영되고 있다. 모든 국민에게 무상으로 보건의료서비스를 제공하는 것을 원칙으로 하며 국가가 일반조세로 운영하는 국가의료보장 제도를 말한다. 사회적 위험의 포괄성에 근거하여 보건의료서비스가 모든 국민에게 제공되고 있다. 의료기관을 통하여 국가의 책임 하에 누구에게나 동일한 수준의 보건의료서비스를 제공하는 것을 원칙으로 하고 있기 때문에 의료의 사회화를 추구하고 있는 제도라 할 수 있다.

2) 국가건강보험모델(비스마르크형)

대부분의 국가들이 채택하고 있는 국민건강보험(NHI : National Health Insurance)모델은 사회보험 방식을 기초로 가입자의 기여금(보험료)을 주재원으로 운영된다. 독일, 프랑스, 네덜란드, 일본, 우리나라 등은 이에 속한다.

국민건강보험모델(NHI)과 국가보건서비스모델(NHS)의 특징을 비교해 보면 [표 4-6]과 같다.

표 4-6 국민건강보험모델과 국가보건서비스모델의 비교

구분	의료보험방식(NHI)	국가보건서비스방식(NHS)
기본이념	의료비에 대한 국민의 1차적 자기 책임의식견지(국민의 정부의존 최소화)	국민의료비에 대한 국가책임 견지(국민의 정부의존 심화)
적용대상관리	국민을 임금소득자, 공무원, 자영자 등으로 구분관리(극빈자 별도 구분)	전 국민을 일괄 적용(집단구분 없음)
재원조달	보험료, 일부 국고 지원	정부 일반조세
진료보수 산정방법	행위별수가제 또는 총액계약제 등	일반 개원의는 인두제 병원급은 의사 봉급제
관리기구	보험자(조합 또는 금고)	정부기관(사회보장청 등)
채택국가	한국, 독일, 프랑스, 일본 등	영국, 스웨덴, 이태리 등
국민 의료비	의료비 억제기능 취약	의료비 통제 효과가 강함
보험료 형평성	• 보험자 내 보험료 부과의 구체적 형평성 확대가능 • 보험자가 다수일 경우 보험자간 재정불균형 발생 우려	조세에 의한 재원 조달로 소득재분배 효과강함(선진국) (단, 조세체계가 선진화되지 않은 경우 소득역진 초래)
의료서비스	• 상대적으로 양질의 의료제공 • 첨단의료기술 발전에 긍정적 영향	• 의료의 질 저하 초래 • 입원 대기 환자 급증 • 대기기간 장기화 • 개원의의 입원 의뢰 남발 • 사보험 가입 증가경향으로 국민의 이중부담초래
연대의식	가입자간 연대의식 강화	가입자간 연대의식 희박

구분	의료보험방식(NHI)	국가보건서비스방식(NHS)
관리운영	• 보험자중심 자율운영(대표기구를 통한 가입자의 조합운영 참여보장) • 정부기관 직접 관리(가입자의 운영참여 배제)	• 정부기관 직접 관리(가입자의 운영참여 배제) • 직접 관리운영비 부분적 축소(보험료 징수비용이 조세 관리비용으로 전가)

출처: https://www.hira.or.kr/dummy.do?pgmid=HIRAA020011000000&WT.gnb=%EA%B1%B4%EA%B0%95%EB%B3%B4%EC%9E%A5%EC%A0%9C%EB%8F%84#none(2024년 1월 4일 검색)

참고문헌

1) http://4insure.or.kr/(2015년 11월 25일 검색)
2) 건강보험심사평가원– 사회보장제도 [웹사이트]. (2024.01.04.). URL: https://www.hira.or.kr/dummy.do?pgmid=HIRAA020011000000&WT.gnb=%EA%B1%B4%EA%B0%95%EB%B3%B4%EC%9E%A5%EC%A0%9C%EB%8F%84
3) 보건복지부(2023), 2022 보건복지백서
4) 보건복지부(2023), 2022 보건복지백서, p.443.
5) 법제처 – 산업재해보상보험법 [웹사이트]. (2024.01.04.). URL: https://www.law.go.kr/%EB%B2%95%EB%A0%B9/%EC%82%B0%EC%97%85%EC%9E%AC%ED%95%B4%EB%B3%B4%EC%83%81%EB%B3%B4%ED%97%98%EB%B2%95/
6) 국민건강보험공단–노인장기요양보험 [웹사이트]. (2024.01.04.). URL: https://www.longtermcare.or.kr/npbs/e/b/201/npeb201m01.web?menuId=npe0000000080&prevPath=/npbs/e/b/101/npeb101m01.web
7) 보건복지부(2023), 2022 보건복지백서, p.98.
8) 김창엽, 보건의료체계(2013 보건학개론 강의록, community.snu.ac.kr/bbs/servlet/DownLoad 2015년 11월 5일 검색).
9) 이윤태·조경미·김은영·박재산(2012), 주요국의 의료서비스산업 정책 연구, 한국보건산업진흥원, p.4.
10) 이규식(2015), 보건의료정책, 서울: 계축문화사, p.330, 332에서 재인용.
11) 이규식(2002), 의료보장과 의료체계, 서울: 계축문화사, p.225.
12) Kleczkowski BM, et al(1984), National health systems and their reorien-tation towards health for all, Geneva: WHO(번역본: 서울대학교 의과대학 의료관리학교실 옮김(1993), 인류 모두의 건강을 위한 국가보건의료체계의 방향 재설정, 서울: 한울).
13) 양봉민·김진현·이태진·배은영(2013), 보건경제학, 서울: 나남, pp.62–72.
14) 이윤태·조경미·김은영·박재산(2012), 주요국의 의료서비스산업 정책 연구, 한국보건산업진흥원, p.4.

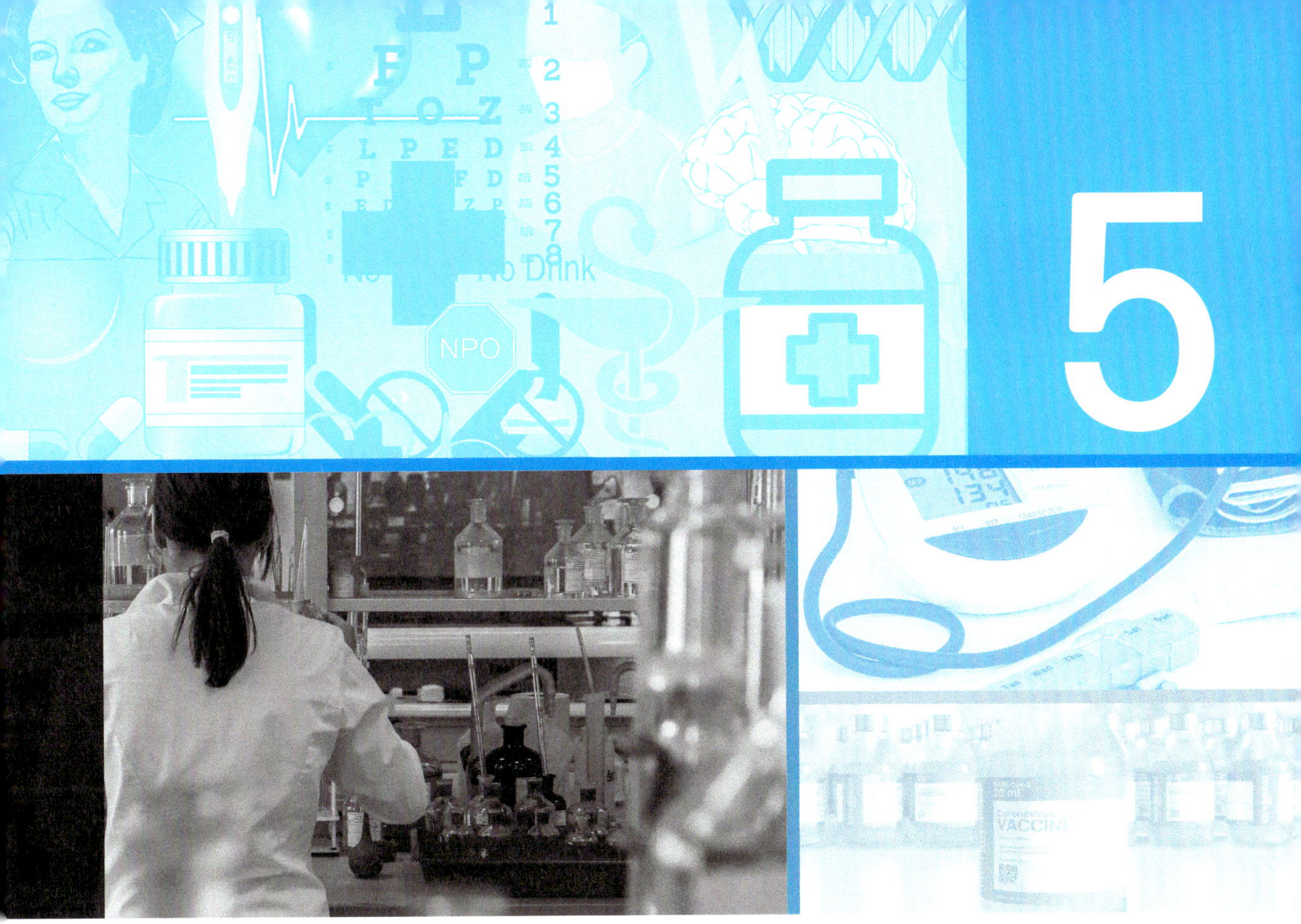

5

보건의료정책 의제설정

제5장

5 보건의료정책 의제설정

제1절 정책의제의 의의와 주요 개념

1 정책의제의 의의

사회내의 문제들 중에는 사사로운 개인적인 문제에서부터 사회적으로 큰 영향을 미치는 중요한 문제에 이르기까지 무수히 많은 문제가 있다. 그런데 이러한 문제들 중에서 정부가 개입하여 그 해결을 시도하는 문제는 극히 일부분에 불과하다.

정책의제(policy agenda)란 "수많은 사회문제들 중에서 정부가 그것에 대한 정책적 해결을 의도하여 공식적으로 채택한 문제"를 말한다. R. Cobb과 C. Elder는 정책의제를 "어떤 제도적 의사결정체계에 의하여 적극적이고도 진지하게 고려될 일련의 구체적이고 특수한 항목"으로 정의하였다.[1] 사회적 문제를 해결하기 위해 정책담당자가 공식적으로 다루기로 한 것으로, 어떤 사회적 문제나 이슈가 정책결정자나 관계자들의 관심을 끌게 됨으로써 공공정책의 형성을 위해 검토되고 논의될 수 있는 상태에 놓이게 된 것을 정책의제라 한다.[2]

> **정책의제**
> 수많은 사회문제들 중에서 정부가 정책적 해결을 위해 공식적으로 채택한 문제로, 제도적 의사결정체계에 의하여 적극적으로 고려될 일련의 구체적 항목이다(R. Cobb & C. Elder, 1972).

많은 문제들이 끊임없이 발생하고 있지만 이들 문제가 모두 공적인 해결의 대상이 되는 것은 아니다. 사회문제들 중에서도 공적인 의제로 채택된 것만이 정책적 조명을 받게 된다. 무수한 사회문제 중에서도 왜 어떤 문제는 정책적 해결이 시도되며, 어떤 문제는 그렇지 않은지, 정책의제설정은 어떤 과정을 거치며, 이 과정이 정책에 어떤 영향을 미치는지 등의 문제에 주목할 필요가 있다.

2 정책의제의 주요 개념

일반적으로 정책의제 설정단계는 정치적 갈등이 가장 많이 발생한다.

정책의제 설정관련 주요 개념

- 사회문제
- 사회적 쟁점
- 공중의제
- 정책문제
- 정책의제

정책의제설정과 관련된 주요 개념으로는 사회문제, 사회적 쟁점, 공중의제, 정책문제, 정책의제 등이 있다.

① 사회문제는 많은 사람들이 결함이 있다고 느끼거나 기대에 미치지 못하는 상황을 야기시키는 어떤 사건이 불특정 다수에게 장시간에 걸쳐 일어날 경우에 발생한다.

② 사회적 쟁점이란 문제의 성격이나 해결방법에 대해 집단들간의 견해차이가 있어 논쟁의 대상이 되어 있는 문제를 말한다.

③ 공중의제(public agenda)란 일반대중의 주목을 받을 가치가 있고, 정부가 문제해결을 하는 것이 정당하다고 인정되는 사회문제를 말한다. 즉, 사회적 쟁점이 공중의제가 되려면, 첫째, 많은 사람이 관심을 가지고 있거나 알고 있고, 둘째, 어떤 방식이던 정부의 조치가 필요하다고 상당수 사람들이 의식하고 있고, 셋째, 문제가 정부의 적절한 고려의 대상이 될 뿐만 아니라 문제해결이 정부의 권한에 속한다고 많은 사람이 믿어야 한다.

공중의제는 문제와 직접적으로 관련이 없는 사람에게도 영향을 미치는 광범위한 효과를 지니는 문제이다. 의료시장개방의 문제는 국내 보건의료계뿐만 아니라 의료수혜자인 국민들에게 광범위하게 영향을 미치기 때문에 충분히 공중의제가 될 수 있는 요건을 갖추고 있다.

④ 정책문제란 정부가 해결의 필요성을 인식하고 정책적 대처를 심각히 고려하기로 공식적으로 결정한 사회문제를 일컫는다.

⑤ 정책의제(policy agenda)란 정부가 여러 가지 정책문제 중에서 정책적 해

결을 의도하여 공식적으로 채택한 문제이다.

의료시장 개방에 대한 요구도 증가하였지만 우려 또한 많았기 때문에 의료시장개방을 위한 우선 문제인 영리법인 병원의 허용문제는 정책의제로 논의할 필요가 있었다.

또한 고령화 사회로의 진입에 따른 노인 대상의 의료요양보장제도의 마련 문제 및 이에 따른 건강보험 재정관리의 효율성 문제가 정책의제로 대두되었다.[3)]

제 2 절 정책의제 설정이론

정책의제 설정이란 사회문제가 정책문제로 전환되어가는 과정을 의미한다. 즉, 정책의제 설정이란 개인이나 집단의 요구들이 정부의 진지한 관심대상으로 전환되어가는 과정으로서 사회문제를 정책적으로 해결하기 위해서 심각하게 검토하기로 하는 행위 또는 과정을 의미한다.[4)]

정책의제 설정에 대한 관심은 1960년대 초반 미국에서 일어난 흑인폭동에서 대두되었다. 흑인들이 평화적이고 합리적인 방식이 아닌 폭동이라는 가장 극렬한 방식으로 자신들의 요구를 표출시키게 되자 흑인들이 정상적인 경로를 통하여 의견을 제시하지 못하고 비민주적인 방식으로 문제해결을 요구했는가에 대한 연구가 본격적으로 시작되었다.

많은 사회문제들 중에서 어떤 문제가 정부의 정책의제로 채택되는지에 대해 설명하는 이론이 정책의제 설정이론이다.

1 선별적 정책의제 설정이론

여러 사회문제들 중에서 일부의 문제들만이 정책의제로 형성된다. 정부가 사회내의 모든 문제들을 취급하지 못하고 일부의 문제만을 정책의제로 형성하게 되는 이유는 크게 ① 인간과 조직(정치체제)의 문제인식 능력의 한계, ② 인간과 조직(정치체제)의 문제처리 능력의 한계, ③ 인간과 조직(정치체제)의 선호와 판단, ④ 강력한 집단의 반대 등에서 찾아볼 수 있다.

1) 인간과 조직의 문제인식 능력의 한계

문제해결은 문제인식에서부터 출발한다. 문제인식 능력이 부족하면 당연히 문제해결 능력도 부족하다. 인간과 조직은 사물을 인식하는 능력에 한계(cognitive limits)가 있다. 따라서 한꺼번에 많은 문제에 대해서 주의를 기울이고 이를 인식할 수가 없기 때문에 몇 가지 문제만을 먼저 고려하게 된다.

2) 인간과 조직의 문제처리 능력의 한계

문제해결을 위한 인적, 물적 자원을 충분히 가지고 있지 못하면 문제를 인식한다 하더라도 체제가 그러한 문제를 모두 받아들여 취급할 수는 없다. 한정된 체제능력하에서 정치체제가 취급하게 될 문제 수, 요구의 양을 제한할 수밖에 없다. 경제발전과 정치발전은 문제처리 능력을 증가시키는 요인이다.

3) 인간과 조직의 문제에 대한 선호와 판단

문제를 보는 관점은 각기 다르다. 문제를 인식하는 관련자와 조직의 선호와 판단에 따라 정책의제의 운명이 결정되기도 한다. 여러 사회문제들 중에서 일부만을 조직 내에서 논의하고 나머지는 제외시켜 버리는 것은 통로 역할을 하는 문지기(gate-keeper)가 있기 때문이다. 이러한 문지기는 그러한 지위에 있는 사람, 집단, 기관들을 말한다.

문지기는 정치체제에 투입되는 요구의 양을 조절하기 때문에 정책의제 형성과정에 있어서 이들의 선호와 판단에 의해 특정 문제나 요구가 정치체제 내로 투입되게 된다. 문지기는 단순히 체제능력을 고려하여 과중한 체제부담을 줄이기 위해서만 문제를 선별적으로 수용하지는 않는다. 비록 중요한 문제, 정치체제의 능력에 비추어 볼 때 충분히 해결할 수 있는 문제라 할지라도 그들에게 관심이 없는 문제, 자기들과 관계가 적은 문제, 그 가치를 헤아릴 수 없는 문제, 파악하기 어려운 문제, 잘 이해되지 않는 문제, 자신들에게 불리한 결과를 가져올 지 모르는 문제 등은 체제내 투입을 거부할 가능성이 크다.[5] 또한 문지기는 정책기조, 쟁점의 특성, 피해집단의 크기 등 여러 요인을 고려한다.

4) 강력한 반대집단의 활동

보건정책의 경우 정부가 일방적으로 서비스를 제공하는 경우도 있지만 대부분 의료관련집단을 통해 정책이 집행된다. 의사와 약사단체와 같은 강력한 반대집단이 있는 경우 문제가 방치될 가능성이 높다. 즉, 정부가 문제의식과 문제를 해결할 능력, 그리고 그 문제를 해결할 의도를 모두 지니고 있으나 이해집단의 갈등이 심한 경우 정책의료로 설정하지 않는 경우가 있다.

2 체제이론(System Theory)

체제이론에 의하면 의제설정이란 해결을 요하는 문제들이 체제 내로 투입되어 들어가는 과정을 의미한다. D. Easton에 의하면 환경으로부터의 투입은 국민들의 요구와 지지의 형태를 취하는데, 여기에서 요구가 바로 해결을 요하는 문제, 즉 정책의제라고 할 수 있다.[6] 정책의제로 채택이 되어 정책집행을 하게 되면 자원이 동원되기 마련이다. 자원의 동원은 체제가 부담해야 하는 비용이기 때문에 정책의제를 되도록이면 줄여야 한다. 이러한 과정에서 정책의제를 최초로 심사하는 사람이 문지기(gate-keeper)이다.

체제이론에서는 환경으로부터 투입을 받아들이는 체제의 경계(boundary)가 일종의 문지기 역할을 한다. 대통령, 장관, 국회의원, 고위관료, 지방자치단체장 등 정책결정자가 이러한 역할을 담당한다. 문지기가 사회문제를 정치체제내로 들여보내면 정책문제로 설정이 되지만 들여보내지 않으면 정책문제로 설정되지 못한다.

3 엘리트 이론

인류역사를 도전(challenge)과 응전(response)의 과정이라고 주장한 A. Toynbee는 인류문명이 흥망성쇄를 거듭하는 동안 창조적 엘리트(creative elite)들의 존재로 인해 문명이 유지 · 발전될 수 있다고 하였다. 엘리트 이론가들의 주장을 요약해 보면,[7]

첫째, 모든 사람들이 부와 기술을 균등하게 보유할 수 없는 것과 같이 정치

권력 역시 모든 사람이 균등하게 소유할 수 없다.

둘째, 모든 사회는 두개의 집단 즉 상당한 권력을 소유한 엘리트 집단과 그렇지 못한 비엘리트 집단으로 나누어진다. 사회는 권력을 가진 소수와 그렇지 못한 다수로 구성되며 사회의 제반 가치는 소수의 손에 의해 배분될 뿐 대중은 공공정책의 결정에 영향력을 갖고 있지 못하다.

셋째, 엘리트는 동질적이며 단결력이 강해 매우 높은 집단의식을 가지고 있다. 엘리트는 3C, 즉 집단의식(group consciousness), 단결력(coherence), 공모(conspiracy)의 특징을 내포하고 있는 집단이다.[8)]

넷째, 엘리트는 충원과정에서 매우 폐쇄적이다.

다섯째, 엘리트는 자율성을 가지고 있다. 엘리트는 본질적으로 자율적이며 누구에게도 결정에 대해 책임을 지지 않으며 자신들의 이해관계와 의도에 따라 모든 중요한 정책이 결정된다. 따라서 공공정책은 대중의 요구를 반영하는 것이 아니고 엘리트 집단의 이해나 가치관을 반영한다.

이러한 엘리트 이론은 지배 엘리트들의 의식과 가치관, 이해관계, 선호 등이 정책의제설정에 결정적인 영향을 미친다고 보는 이론이다. 엘리트 이론에 의하면 엘리트들이 허용하는 문제만이 정책의제로 설정될 수 있다. 그리고 그 후의 정책결정과정도 엘리트의 이해나 가치관에 따라 진행된다. 뿐만 아니라, 엘리트들은 자신들의 이익을 해치는 문제는 정치체제에 침투하지 못하도록 막는다.

엘리트 이론의 전제는 엘리트들은 일반적으로 대중보다 지혜, 지식, 정보를 많이 가지고 있으며 판단력도 우수하며, 사회의 기본가치에 대해 소수의 엘리트들은 어느 정도 합일점을 지니고 있다는 것이다. 보건의료정책이 의료 엘리트에 의해 주도되고 있고 이들 엘리트의 지식과 경험이 일반인보다 풍부하기 때문에 이러한 이론이 우세하다.

엘리트론자들은 정책의제 설정에 대해서 다원론자들과는 반대되는 생각을 가지고 있다. 이들은 어떠한 사회문제든지 정치체제로 침투할 수 있고 무수한 사회문제 중에서 무작위(random)로 정책의제가 설정된다는 다원론자들의 주장을 비판하면서 소수의 지배엘리트들이 정책과정의 전 국면을 장악할 뿐만 아니라 특히 정책의제의 설정과정에서 막강한 영향력을 행사한다고 주장한다.

4 다원주의(Pluralism)

다원주의란 사회는 여러 독립적인 이익집단이나 결사체로 이루어져 있으므로 권력 엘리트에 의하여 지배되기보다는 그 집단의 경쟁 · 갈등 · 협력 등에 의하여 민주주의적으로 운영된다고 보는 견해를 말한다. 공공정책은 경쟁하는 집단들이 내린 타협과 협상의 결과로 나타나는 것이며, 대중은 선거와 조직적인 참여를 통하여 엘리트에 대해 상당한 영향을 미칠 수 있다고 본다. 다원주의의 특징을 요약해 보면,

첫째, 정치적 영향력이나 권력, 자원은 다양하고 사회 각 계층에 비교적 널리 분산되어 있다.

둘째, 엘리트간에도 경쟁이 존재한다. 엘리트간에도 견해와 의견대립이 존재하며 이러한 경쟁집단간의 협상과 타협에 의해 정책이 결정되는 경우가 많다.

셋째, 다원주의에서 상정되는 사회의 모습은 시민 또는 공공으로 구성되어 있는 다양한 결사체와 이익단체들의 수평적, 대등적 관계로 나타난다. 따라서 엘리트 집단도 자신들의 정치적 지위와 영향력을 계속 유지하기 위해서는 국민들의 요구에 민감할 수 밖에 없다.

최근 보건의료정책 분야에서도 전문가 단체와 시민단체의 공동 조직화를 통한 시민참여의 시도[9]는 다원주의의 한 예로 볼 수 있다.

5 무의사결정론(Non-decision Making Theory)

우리나라에서 근로자의 인권, 환경오염, 보안법 폐지, SOFA 개정 등이 의제로 등장하게 된 시기는 그리 길지 않다. 엘리트 이론에 의하면, 소수의 지배엘리트 집단은 모든 정책과정을 압도하고 있어서 자신들에게 불리한 결과를 가져오는 문제가 체제내로 진입하지 못하도록 권력을 행사한다. 이러한 무의사결정론은 신엘리트주의자인 E. Schattschneider에 의해 기본개념이 제시되고, P. Bachrach와 M. Baratz에 의해 이론적으로 체계화되었다.

Bachrach와 Baratz[10]는 '의사결정자의 가치나 이해에 대한 명시적 또는 잠재적 도전을 억압하거나 좌절시키기 위한 결정', F. W. Frey[11]는 '정치체제 내

의 특정 행위자가 다른 행위자로 하여금 영향력의 행사를 시도조차 하지 못하도록 효과적으로 권력을 사용하는 과정'을 '무의사결정'이라고 하였다.

무의사결정을 위해 결정권자가 사용하는 수단으로는 ① 폭력의 행사, ② 가치박탈 · 위협 · 회유 등의 권력행사, ③ 규범이나 절차 등을 내세우는 편견의 동원, 즉 새로운 주장을 비애국적, 비논리적, 절차나 규칙에 위배되는 것으로 낙인찍는 방법, ④ 편견을 수정 · 강화하는 등의 간접적 · 우회적 전략, ⑤ 지연전략 등이 있다.

제3절 정책의제 설정과정

1 문제의식의 형성과 쟁점 생성

문제의식에 있어 사람들은 자신의 위치와 경험 및 규범적 기준에 따라 상이하게 인식하고 판단하기 때문에 문제의식의 내용은 크게 다르게 나타날 수 있다. 정책의제 설정과정은 문제의식의 형성에서부터 시작된다.

그러나 문제의식이 생겨났다고 해서 이것이 곧 명시적으로 표출되거나 주위의 관심을 끌게 되는 것은 아니다. 어떤 개인이나 집단, 즉 문제 제기자(initiator)가 어떤 촉발계기(trigger device)를 이용하여 정부가 해당 문제에 대해 적극적이고도 진지한 고려를 해야 된다는 의사를 표명함으로써 표출된다. 문제를 촉발하는 기폭장치로는,

① 내부적인 기폭장치(internal triggering mechanism)로서 자연재해, 예상하지 못한 사건이나 사고, 기술과 과학의 발달과 혁신, 이해관계의 배분과 이의 선택에 대한 편견이나 불공평의 발로, 인구나 기상환경 등의 생태학적인 변화, 사회진화 등이 있고,

② 외부적인 기폭장치(external triggering mechanism)로서 전쟁 등의 군사분쟁, 국제분쟁, 테러, 경제, 무역, 환경 등에 따른 국제질서의 변화 등이 있다.

문제 중에는 그 성격이나 내용, 해결 방법 등에 대해 관련자들 사이에 의견이 일치되는 것도 있고, 의견이 대립되어 논쟁의 대상이 되는 것도 있는데, 후

자에 속한 문제를 쟁점이라고 한다. 정책의제로 형성되기 이전에 먼저 문제나 사건 또는 이해관계는 이슈화되어야 한다.

쟁점을 제기하고 그것을 여론화 또는 문제화시킬 수 있는 방법이나 전략 또는 그 계기는 다음과 같이 다양하다.[12)]

① 이용자(exploiters)로서 자신의 이해관계를 달성하기 위해서 이슈를 의도적으로 만드는 경우가 있다. 정치인이 노인 유권자를 의식하여 노인을 위한 의료요양보험제도에 문제가 있다고 주장하고 이를 이슈화하여 자신의 출마와 당선을 계기로 삼고자 하는 경우가 좋은 예이다.

② 상황적 반응(circumstantial reactions)으로 예상하지 못한 사건이나 사고가 이슈제기의 계기가 되는 경우이다. 2015년 5월부터 시발된 메르스(MERS) 사태와 같이 예상하지 못한 사건이 병원의 감염관리 체제의 재정립 및 재정지원의 필요성을 제기하여 사회적 쟁점화하기도 한다.

③ 재조정자(readjusters)의 경우로 기존의 체제, 가치나 제도에 도전적인 입장으로서 자신에게 돌아올 불이익이나 손해나 혹은 편견을 없애기 위해서 서로 이해관계자의 경쟁에서 이슈가 발생하게 된다. 간호사의 업무를 구체적으로 명문화하여 간호사와 간호조무사간의 업무 규정을 명확히 구분하자는 움직임은 이러한 예로 볼 수 있다.

④ 사회계량가(do-gooders)의 경우로 정책전문가나 기타 선의의 단체 또는 개인들이 사회 정의와 공익을 달성하기 위해서 이슈를 제기하는 경우이다. 경제 · 사회 · 환경적 이슈를 제기하고 있는 경제정의실천연합 등은 사회계량가의 한 예라 할 수 있다. 최근에는 인터넷환경을 활용하여 보건의료 정책의제를 수집하여 이슈화하는 건강세상 네트워크 또한 이러한 예라 할 수 있다.[13)]

문제에 대한 정의와 인식은 시간과 장소에 따라 변한다. 노인문제, 알코올중독, 직업병, 흡연, 공해, 산업보건 등은 20세기에 들어오면서 사회적 문제로 간주되기 시작하였다. 이와 같이 문제에 대한 사회적 태도와 인식이 변하면서 문제에 대한 정의 자체가 수정되고 변화하게 된다.

또한 문제의 내용, 성격이나 해결방법에 대해 완전한 의견일치를 구한다는 것은 거의 불가능하기 때문에 대부분의 문제는 쟁점화되는 것이 일반적이다.

문제의식의 형성과 문제제기의 단계에서부터 갈등과정은 시작된다.

2 공공의제의 형성

문제로 인한 갈등의 범위가 확대되어 관련집단과 대중들이 문제의 심각성과 중요성을 인식하였을 때 쟁점은 공공의제(public agenda)가 된다. 어떤 쟁점이 체제의제(systemic agenda) 또는 토의의제(discussion agenda)라고도 하는 공공의제의 지위에 오르기 위해서는 ① 사회구성원들이 널리 관심을 갖거나(shared concern) 적어도 알고 있을 것, ② 어떠한 조치가 필요하다는 것에 많은 대중이 동의할 것(shared perception), ③ 정부에서 그 문제를 해결하는 것이 마땅하다는 공통된 인식을 가질 것 등의 요건이 충족되어야 한다.[14)]

어떤 쟁점이 공중의 관심을 끌기 위해서는 쟁점지지자들이 대중매체에 대한 접근력이나 혹은 사람들의 마음을 움직이게 하는 데 필요한 자원을 가지고 있어야 한다. 확산에 성공하지 못하여 공공의제의 지위에 오르지 못한 쟁점은 문제가 겉으로 드러나지 못한 채 사라지게 된다.

3 정책의제의 형성

기관의제(institutional agenda), 공식의제(official agenda) 또는 행동의제(action agenda)라고도 하는 정책의제는 정부당국의 정책결정자들에 의해 적극적이고도 진지한 고려의 대상이 되는 쟁점을 말한다.

정책의제로 진입되었다고 해서 그것이 곧 문제해결 노력으로 연결되는 것은 아니다. 왜냐하면 정책의제는 정부에 의해서 신중하게 고려하기로 결정한 쟁점에 불과할 뿐 그것이 곧 문제의 해결을 위한 정부의 적극적인 행동을 보장하는 것이 아니기 때문이다. 그러므로 새로운 쟁점이 정책의제로 편성된 후에도 의제의 중요성이 계속 유지되어야 정책결정 단계에까지 도달할 수가 있다.

쟁점이 체제 내부로 받아들여지느냐의 여부는 정책의제 형성에 영향을 미치는 제 요인과 정책결정과정의 핵심적 참여자인 문지기들(gate-keepers)의 의지에 의해 결정된다.

4 정책의제 설정과정의 여러 형태

모든 사회문제가 동일한 경로를 밟아가면서 정책의제로 설정된 것은 아니다. 정책의제 설정과정의 다양한 형태를 살펴보면 다음과 같다.

1) 문제의식의 형성 → 문제의 제기(사회문제) → 사회적 쟁점 → 공공의제 → 정책의제

정책의제 설정과정의 모든 단계를 거쳐서 정책의제로 설정되는 경우이다. 이러한 경우는 문제시되는 상황에 피해를 입고 있는 집단 뿐만 아니라 그 외의 어느 누군가에 의해서 문제의식이 형성되어 있다. 일반대중의 관심이 모아져서 정부가 문제해결을 하는 것이 정당하다고 인정하기 때문에 공공의제화의 과정을 밟은 후 정책의제로 형성된다. 이러한 경우는 문제의 표출이 보다 자유롭고 정치과정에 대한 참여가 용이하기 때문에 다원적이고 민주적인 정치체제에서 많이 나타난다.

2) 문제의식의 형성 → 문제의 제기(사회문제) → 사회적 쟁점 → 정책의제

문제의식이 형성되어 사회문제로 제기된 후에 사회적 쟁점으로 발전하지만 공공의제의 단계를 거치지 않은 상태에서 정부의 정책담당자들에 의해 직접 정책의제로 형성되는 유형이다.

사회적 쟁점이 공공의제의 지위를 거치지 않고 바로 정책의제로 형성되는 때는 문제제기 집단의 힘이 강력하여 정부에 대한 접근력 및 영향력을 확보하고 있어서 정부로 하여금 정책의제로 설정하지 않을 수 없도록 하는 경우에 많이 발생한다.

3) 문제의식의 형성 → 문제의 제기(사회문제) → 공공의제 → 정책의제

사회적 쟁점의 단계를 거치지 않고 정책의제로 형성되는 경우이다. 이러한 경우는 문제가 제기된 후 많은 사람들에게 문제의 심각성이 비교적 빨리 알려져서 정부에 의한 문제해결의 필요성에 대한 공감대가 광범위하게 확산되어 있을 때 발생한다. AIDS와 같은 치명적인 새로운 질병이 등장하게 되면 질병에 대한 정부조치가 필요하다는 의견이 광범위하게 확산되어 정책의제로 바로 성립하게 된다.

4) 문제의식의 형성 → 문제의 제기(사회문제) → 정책의제

사회적 쟁점뿐만 아니라 공공의제화의 단계를 거치지 않고 바로 정책담당자들에 의해 문제가 직접 인지되어 정책의제로 형성된 경우로 후진국에서 흔히 볼 수 있다. 이러한 경우는 정부내의 정책담당자들이 정책의제 설정에 있어서 주도적인 역할을 담당하고 있어서 정치지도자나 정책결정자가 어떤 문제에 대한 논란이 벌어지거나 공감대가 형성되기도 전에 정책의제로 채택한다. 또한 문제제기 집단의 힘이 매우 강력하여 문제 표출과 함께 바로 정부에 의해 정책의제로 설정하게끔 영향력을 행사하는 경우에 흔히 발생한다.

제 4 절 정책의제 설정의 영향요인

정책의제 설정의 영향요인을 Cobb과 Elder는 주도집단과 문제의 성격으로 나누어 설명하였다. 이들에 의하면 의제설정의 주도집단이 누구이며, 어떤 성격을 지녔느냐가 의제설정에 영향을 미친다. 또 문제의 성격은 ① 문제의 구체성(specificity), ② 사회적 유의성(social significance), ③ 시간적 적시성(temporal relevance), ④ 선례의 유무(precedence), ⑤ 기술적 복잡성(complexity) 등을 기준으로 판단해 볼 수 있다.[15] 문제가 포괄적일수록, 문제가 사회 전체에 주는 충격이 크면 클수록, 장기적으로 고통을 주는 문제일수록, 비슷한 선례가 있는 문제일수록, 단순하고 이해가 쉬운 문제일수록 정책 문제화하기 쉽다.

한편, Hogwood와 Gunn은 영향요인으로 ① 위기의 정도, ② 특수성, ③ 감정적 측면, ④ 영향의 범위, ⑤ 유행성, ⑥ 권력과 정통성 문제의 개입여부, ⑦ 의제설정의 주도집단이 지니는 성격을 열거하였다.[16] 정책의제 설정에 영향을 미치는 요인들을 여러 학자들의 의견을 바탕으로 종합적으로 정리하여 보면 다음과 같다.

1 정치적 분위기와 이데올로기

정치적 분위기 또는 이데올로기가 정책의제 설정의 중요한 결정요소임에 틀림없다. 1963년 의료보험법의 제정은 군사혁명에 의한 민심수습 차원의 정치적 동기가 중요하였다. 그러나 강제가입이 임의가입으로 쉽게 변경되고 그후의 집행과정이 흐지부지된 것을 보면 실제의 집행의지는 적었다고 볼 수 있다.[17]

2 정부 지도자의 관심과 정책기조

지도자와 정책결정자가 관심을 갖고 있는 문제는 정책의제로 설정될 가능성이 크다. 정책결정권자가 갖고 있는 정책기조 역시 정책의제 설정에 큰 영향을 미친다. 이명박 정부의 보건의료기조는 노인인구 증가에 따른 의료시장개방 및 영리병원 허용 등의 의제가 이슈화되었다. 박근혜 정부는 중증질환 진료비 보장, 건강보험의 본인부담금 상한선을 소득수준에 따라 세분화하는 등, 정부지도자의 정책기조에 따라 정책의제가 결정되고 이 내용은 공표된다.

박근혜 정부의 보건의료정책 방향

1. 4대 중증질환 진료비 100% 보장
2. 건강보험 본인부담금 상한제 세분화
3. 노인 치아(어금니) 임플란트 무료화
4. 1차 의료 활성화와 수가체계 개설

mednews(2013.03.18)

3 정권의 성격과 정치체제 내부의 권력구조

정권의 성격과 정치체제 내부의 권력구조는 정책의제의 설정을 좌우하는 중요한 요인이 된다. 행정부 · 입법부 · 사법부 상호간의 관계, 입법부와 행정부 내부의 권력구조, 중앙정부와 지방정부의 관계 등 정치체제 내부의 공식적 기관들간의 권력구조가 정책의제 설정에 미치는 영향은 매우 크다. 또한, 정권의 성격에 따라 사회문제에 대한 정부대응의 양태가 달라진다.

4 갈등에 대한 정책담당자의 태도

사회적 갈등에 대한 정책담당자의 기본적 태도도 문제에 대한 정부의 대응태도에 영향을 미친다. 갈등의 불가피성을 인정하고 이를 조정 해결하는 것을 정부의 당연한 역할이라고 받아들이는 경우와는 달리 갈등을 개념규정상 역기능적인 것으로 인식하여 갈등이 없는 상태가 바람직하다고 여기는 경우 정부의 대응에 차이가 있기 마련이다.

5 문제제기 집단과 관련집단의 힘

정책의제 설정과정에는 공식적인 참여자 이외에도 정당, 이익집단, 전문가, 학자 등 여러 비공식적 참여자가 관여하게 된다. 어떠한 문제이든 일반국민들과는 달리 그 문제에 대해 직접적인 이해관계를 갖고 있거나 특별한 관심을 기울이는 집단이 있다.

문제와 관련된 집단에 속하는 사람들의 수와 그들의 관심도 등에 따라 집단이 정책의제 설정과정에 미치는 영향력은 달라진다.

6 문제의 특성

문제의 성격 자체가 어떠한가에 따라서 정책의제로 설정될 가능성과 그 설정과정이 달라진다. 왜냐하면 정책문제의 내용에 따라 정책결정과정의 유형이 달라지기 때문이다. 일반적으로 중요하고 심각한 문제, 일시적으로 존재하는 것보다는 오랜 시간에 걸쳐 지속적으로 괴로움을 주게 될 문제, 과거에 제기되고 논의된 일이 많은 문제, 단순하고 기술적으로 이해하기 쉬운 문제, 문제의 내용이나 성격이 누구나 이해할 수 있도록 쉽게 정의되어 있는 문제, 인간의 감정적인 측면에 호소할 수 있는 문제, 문제가 추상적이기보다는 구체적이고 내용이 분명한 문제, 요구내용의 범위가 제한적인 문제일수록 정책의제로 설정될 가능성이 크다.

7 체제의 능력

정치체제가 특정문제를 해결할 능력이 없거나 있다 하더라도 이를 받아들이기를 거부하는 경우에 정책의제는 형성되지 않는다. 그런데 정부가 국민의 요구에 효율적으로 대응하지 못할 때에 관련집단은 비정상적이고 폭력적인 방법을 동원하여 자신들의 요구를 정부내에 투입하고자 할 가능성이 커진다.

우리나라의 정책의제 설정을 살펴보면 고위관료, 국회의원, 매스미디어의 참여는 활발하지만 기타 참여자는 활동이 부진한 편이다. 그러나 최근에는 점차 대중, 이익집단의 참여가 급속히 증가하는 추세에 있다. 내부접근형이 거의 사라지고, 동원형과 외부주도형이 주로 적용될 수 있다. 정책의제화되는 사회문제가 노동, 주택문제에서 이제는 환경, 교통, 보건의료, 소득재분배 문제 등으로 변하고 있다.

8 촉발기제

"쇠는 뜨거울 때 쳐야 한다"는 속담이 있다. 문제를 극적으로 부각시키고 문제에 대한 일반 국민들의 진지한 관심을 불러일으키는 사건(event), 위기 또는 재난과 같은 것들은 특정문제를 정책의제화시키는 촉매 또는 점화장치(triggering device)와 같은 역할을 한다. 문제의식과 행동의식을 함께 가진 주도자가 없을 때에는 특정 문제상황에 대한 문제제기는 좀처럼 이루어지기가 어렵지만, 극적 사건(triggering event) 또는 위기는 문제의 정책의제화에 있어서 결정적 점화장치이다.

촉발기제가 정책의제 설정에 미치는 영향력은 크게 나누어 특정사건에 의해 영향을 받는 사람이나 집단의 수와 일반국민들에 의해서 인식되는 사건의 심각성에 의해서 좌우된다. 2015년 5월에 발생한 메르스(MERS) 사태나 2014년 4월에 발생한 세월호 사태와 같이 극적 사건은 감염관리의 문제 및 안전 및 위기관계체계의 문제를 의제화할 계기를 마련한다.

9 대중매체

신문이나 라디오, TV와 같은 대중매체는 문제에 대한 공개적인 논의와 정책의제의 설정에 매우 중요한 역할을 수행한다. 대중매체가 계속적이고 집중적인 관심을 보이는 문제일수록 관련집단에게 성공적으로 확산되어 정책의제로 설정될 가능성이 크다. 우리나라의 경우 동강 살리기 운동 등 환경관련 의제나 소액주주운동 등 일부 경제관련 의제 중심으로 시민단체의 활동이 활발해짐에 따라 외부주도모형에 입각한 의제화 과정이 점차 증대되고 있는 추세라 할 수 있다. 그리고 이를 더욱 가속화하는 데 언론이 중요한 역할을 수행하고 있다.[18)]

참고문헌

1) R. W. Cobb and C. D. Elder(1972), Participation in American Politics : The Dynamics of Agenda-Building, 2nd ed, Baltimore : Johns Hopkins University Press, pp.82~84.

2) 정정길(1982), "정책과정과 정책문제 채택", 김운태 外, 한국정치 행정의 체계, 박영사, p.244.

3) 데일리메디, 이명박 정부 하에서 보건의료 정책방향 전망과 시민사회의 대응(2007.12.28).

4) 유훈(1999), 정책학원론, 서울 : 법문사, p.136, 정정길(1997), 정책학원론, 서울 : 대명출판사, p.247.

5) D. Braybrook and C. Lindblom(1963), A Strategy of Decision, New York : Free Press, p.90.

6) D. Easton(1957), "An Approach to the Analysis of Political System", World Politics, Vol.9(April), p.385.

7) 유 훈, 앞의 책, pp.82~82.

8) J. H. Meisel(1962), The Myth of Ruling Class, Ann Arbor : University of Michigan Press, p.4.

9) 범보건의료 시민사회단체인 '국민건강실천 연대' 출범(http://www.newsis.com/ar_detail/view.html?cID=article&ar_id=NISX20120817_0011373116)

10) P. Bachrach and M. Baratz(1970), Power and Poverty : Theory and Practice, New York : Oxford University Press, p.44.

11) F. W. Frey(1971), "Comment:On Issues and Nonissues in the Study of Power", American Political Science Review, December, p.1092.

12) R. W. Cobb and C. D. Elder, op. cit., pp.82~84.

13) 현대건강신문, 건강세상네트워크, 보건의료 10대 정책의제 모으다(2014.05.19).

14) R. W. Cobb and C. D. Elder, op. cit., pp.85~86.

15) R. W. Cobb, and C. D. Elder(1972), Participation in American Politics : The Dynamics of Agenda-Building, Boston : Allynand Bacon, Inc., pp.96~ 102.

16) B. W. Hogwood and Lewis A. Gunn(1984), Policy Analysis for the Real World, Oxford : Oxford University Press, pp.67~68.

17) 김순양(1995), "의료보험 정책과정에서의 참여자의 특성변화에 관한 연구", 한국행정학보, 29(2), p.421.

18) 제5장 보건의료정책 의제설정 부분은 "문제우(2015), 보건정책론, 서울 : 계축문화사, pp.181~212." 전문을 인용하여 수정보완함.

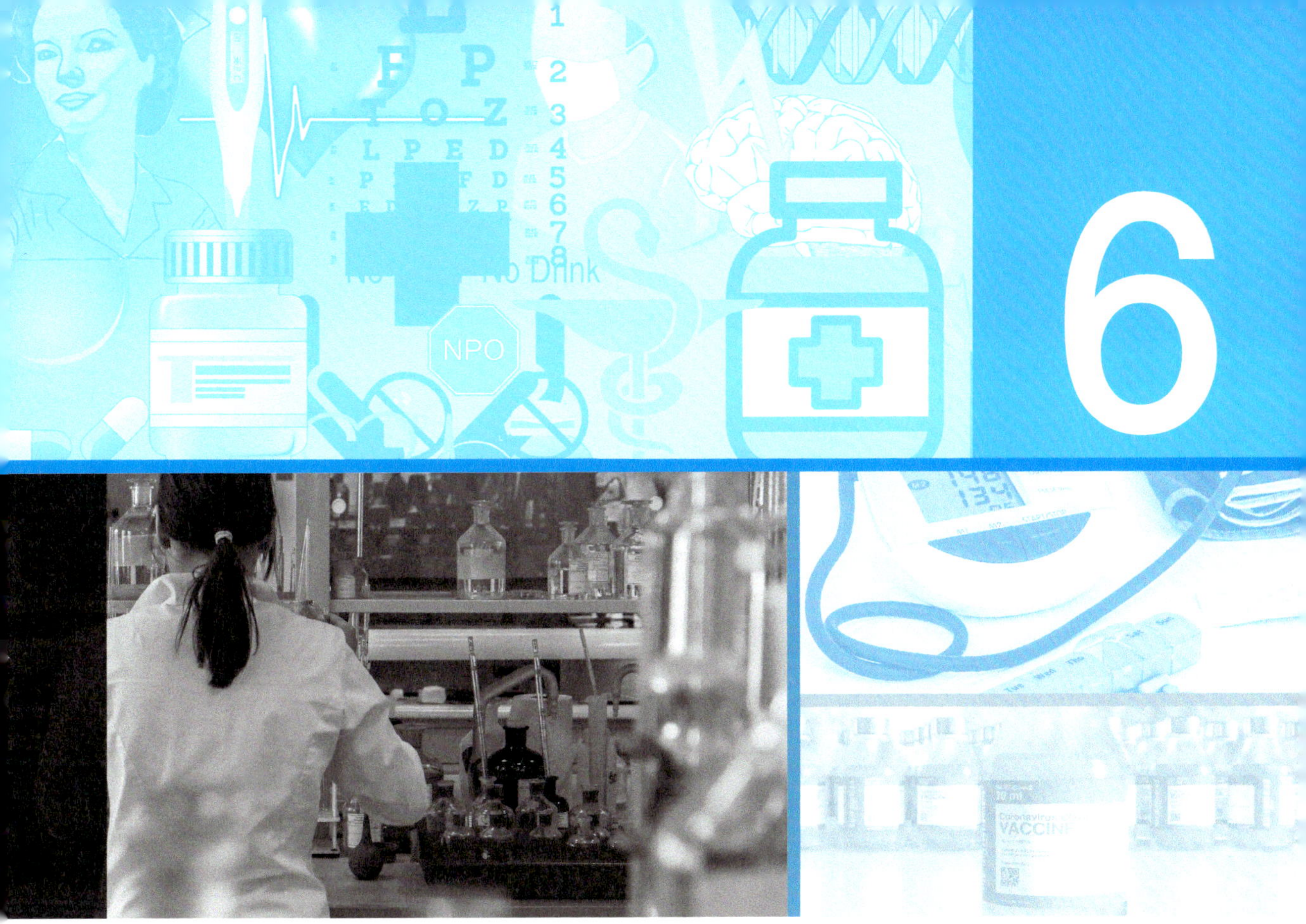

6

보건의료정책결정

제6장

6 보건의료정책결정

제1절 정책결정의 의의

1 정책결정의 개념

> **정책결정**
>
> 정부가 정책문제를 해결하기 위해 대안을 개발, 평가, 선택하는 등의 활동을 말한다.
> 정책결정의 주체는 정부 또는 공공기관이고 공익을 목적으로 합리적이고 공식적인 의사결정체계를 통해 이루어진다.

정책결정(policy making)은 정책문제를 해결하기 위해 대안을 개발, 평가하고 선택하는 것과 관련된 정부의 모든 활동을 말한다. 정책결정은 정부기관이 행정목표를 달성하기 위해 장래의 활동지침을 결정하는 것이라고도 할 수 있다. 정책결정은 매우 복잡한 과정이며 변화무쌍하여 예측이 불가능하다. 따라서 정책결정은 정책환경에 따라 형태가 변한다.

정책결정의 개념에는 다음과 같은 뜻이 내포되어 있다.

① 정책결정의 주체는 정부 또는 공공기관으로서, 민간기관에 의해서 수립되는 사적 정책(private policy)과 구별된다는 점에서 정책이 지니는 특성인 강제력과 정통성(legitimacy)을 가진다.

② 정책목적은 당연히 공익(public interests)의 구현에 두고 있다는 점에서 사익의 추구에 목적을 둔 회사의 정책과 구별된다.

③ 정책의 관계대상은 정부기관이나 일반 또는 특정의 내외국인이다.

④ 정책결정에 이용되는 접근방법은 정책과정에 개입되는 합리성(rationality)

의 정도에 따라 규범적 · 이상적 접근방법과 현실적 · 경험적 접근방법으로 크게 나누어진다.

⑤ 정책결정은 분리된 단 하나의 의사결정이 아니라 장기적인 행동유형과 관련된 일련의 연속적 결정으로서 여러 이해관계가 뒤섞여진 복잡하고 움직이는 과정이다.

정책결정과 의사결정은 모두 대안의 선택과정이라는 점에서 일치한다. 그러나 양자는 구별되는 과정이다. 의사결정과 정책결정의 차이는 다음과 같다.

① 정책결정의 주체는 정부기관이지만 의사결정은 공 · 사부문의 결정을 모두 포함한다.

② 의사결정은 어느 계층과 단계에서도 적용될 수 있는 일반적 개념이지만 정책결정은 공적 문제에 한정된다.

③ 의사결정은 원칙상 한 번의 선택을 의미하지만 정책결정은 이어지는 선택들과 수정으로 이루어져 있다.

표 6-1 정책결정과 의사결정의 비교

비교변수	정책결정	의사결정
성 격	공적 성격	공 · 사적 성격
주 체	정부 · 공공기관	정부 · 기업 · 조직체
근본이념	공익성	공익 또는 사익
결정사항	정부활동지침	모든 대안의 합리적 선정
영향력	광범위한 영향	부분적 영향
계량화	곤란(합리성+정치성)	용이(합리성)
강제성	강함	약함

출처: Hi pass 행정학의 책, p.24(file.exam.co.kr/exam_vod/mylect/print/10/…/제3편_정책학.pdf, 2013. 2. 12. 검색)

2 정책결정의 유형

1) 정형적 결정과 비정형적 결정

정형적 결정(programmed decision)은 반복적, 관례적 성격을 지닌 결정을 말한다. 정형적 결정은 선례에 입각한 결정으로 문제의 성격과 해결방법이 과거의 경험에 의해 이미 알려져 있는 경우에 사용된다. 정형적 결정은 새로운 조사활동이나 연구를 필요로 하지 않으며, 기계적 · 반복적 결정이 가능하다. 이러한 결정은 조직의 하위 실무자들에게 맡길 수 있는 것에 해당한다.

비정형적 결정(non-programmed decision)은 비반복적이고 상당히 쇄신적인 성격을 띠는 결정이다. 비정형적 결정은 선례가 없는 경우에 자주 나타난다. 사회변동이 급격해짐에 따라 새로운 조사와 많은 연구에 의한 비정형적 결정을 요하는 문제들이 증가하고 있다. 결정해야 할 문제가 중요한 것이거나 전혀 새로운 문제인 경우, 문제를 이해하고 대안을 설계하는 과정에 많은 노력과 창의성이 수반되어야 하는 경우에 비정형적 결정이 행해진다.

2) 전략적 결정과 전술적 결정

전략적 결정은 보다 상위의 전반적 지침이나 포괄적 방향에 관한 결정이다. 전략적 결정은 문제해결의 방향을 결정하는 것이며 "무엇을 할 것인가"를 주 내용으로 한다. 정책결정은 일반적으로 문제해결의 방향에 대한 결정이므로 전략적 결정의 성격을 띠는 경우가 많다. 전술적 결정은 전략적 결정내용을 실현하기 위한 수단과 기술의 선택을 말한다. 따라서 전술적 결정은 "어떻게 할 것인가"의 결정이다. 오늘날 전략적 결정의 중요성이 크게 부각되고 있다.

3) 개인적 결정과 집단적 결정

개인적 결정은 정책결정권자 개인이 혼자만의 판단이나 분석에 의해 정책대안을 선택하는 것을 말한다. 이러한 결정방식은 권력을 한곳에 집중시키는 집권적 체제에서 흔히 나타나며, 비밀을 요하는 문제에 적용되기도 하지만 바람직한 결정방식이라고 할 수는 없다. 집단적 결정이란 관련 당사자와 전문가, 공무원 등이 상호작용하는 과정에서 정책문제에 대한 분석과 검토, 합의 등을 도출해 내는 방식이다. 집단적 결정은 결정비용의 낭비와 비능률을 수반할 수도 있지만 민주주의적 가치에 비추어 볼 때 바람직하며 정책집행에 대한 자발적 지지를 유도할 수 있다는 점에서 긍정적인 효과를 지니고 있다.

3 정책결정의 변수와 기준

1) 정책결정의 변수

정책결정변수란 합리적 정책결정에 영향을 미치는 요소들을 뜻한다. F. A. Nigro는 정책결정변수로 정보, 성격, 가치관, 교육훈련, 경력, 외부인 채용, 사회관습을 지적하였다. 또 Ira Sharkansky는 정치, 문화, 시민, 압력단체, 정당, 정부의 3부, 행정부내의 수직, 수평관계, 행정관료 성분 · 기술 · 가치관, 행정단위의 구조, 절차, 선례 등을 열거하였다. J. A. Robinson과 R. Majak은 상황, 참여자, 조직, 과정, 결과 등의 변수를 제시하였다. 결정변수의 내용을 가장 일반적인 수준에서 소개해 보면 다음과 같다.

(1) 환경

정책결정의 환경을 이루고 있는 사회 · 정치 · 경제적 상황은 정책을 통한 문제해결 노력에 도움이 될 수도 있고 장애가 될 수도 있다. 환경변수들 중에서도 특히 중요한 것으로 정치문화, 정치체제, 경제구조, 자원, 경제개발계획, 사회구조, 위기상황의 존재여부 등이 있다. 우리나라의 경우도 대내외적 정책결정환경은 급변하고 있다. 내적으로는 다양한 이익집단들의 집단 이기주의적 정책과정 참여가 늘어나고 있으며 시민의 적극적인 정치참여와 비정부단체(NGO)의 역할도 날로 증가하고 있는 추세이다.

(2) 정책결정자

결정권자의 개성, 가치관, 사회적 배경 등은 정책결정에 영향을 미치는 변수이다. 결정권자의 개인적 특성은 문제의 인식에서 대안의 선택에 이르기까지 영향을 준다. 정책결정자의 지식, 기술, 정보, 그에게 주어진 시간적 · 경제적 · 인적 자원, 그의 개인적 기질 등이 정책결정의 중심변수로 작용하고 있다. 특히 권위주의적 행정구조에서 정책결정자는 정책결정의 가장 핵심적 변수이다.

(3) 정책결정구조

정책결정구조의 특징은 정책결정의 변수이다. 체제내의 조직들이 어떤 구조와 절차, 관례, 규모를 가지고 있으며, 그들 사이의 관계는 어떤 것인지 등이 여기에 속하는 변수이다. 문민정부 이전의 정책결정 구조는 집권적 · 폐쇄적 · 권력 독점적이었다. 즉, 대통령 및 대통령 비서실, 관계부처의 고위 기술관료간의 일사불란한 협조체제하에 폐쇄적으로 이루어졌다.[1]

폐쇄적 정책결정체계는 필요시 신축적인 정책전환을 가능하게 하여 긴급상황에서 정책결정의 효율성을 증진하는 긍적적인 측면도 없지는 않으나, 그보다는 정책형성과정에서의 민주성 결여, 정경유착으로 인한 경제질서의 왜곡, 기술관료의 정치적 책임면제로 권한과 책임의 괴리현상을 초래하는 등 많은 역기능이 발생하였다.[2]

2) 정책결정의 기준

정책은 다수인에게 영향을 미치는 결정이기 때문에 정책결정자는 결정에 직면하여 여러 가지 기준을 종합적으로 고려하지 않으면 안 된다. 정책결정자가 고려하여야 할 기준을 규범적 기준과 경험적 기준으로 나눌 수 있다.

(1) 규범적 · 당위적 기준

① 공익

공익이 무엇이라고 명확하게 판단하는 것이 쉽지 않기 때문에 정책결정의 기준으로서의 공익은 모호한 면도 많다. 그러나 공익은 정책결정자에게 있어 사회일반의 이익을 염두에 둔 정책결정의 자세를 요구하는 하나의 당위적 기준임에 틀림없다. 공익은 그 내용이 무엇이냐 하는 것보다도 국가 · 공공의 봉사자로서 정책결정자의 정신적 자세 내지 그 근본적 바탕을 촉구하는 기초로서의 의미가 더 크다고 할 수 있다.

② 정책철학

정책철학(policy philosophy)은 "정부의 목적이나 그 목적달성에 가장 바람직하다고 생각되는 수단에 대한 제반 가치들의 총체"라고 할 수 있다. 정책철학은 정부의 정책기조에 영향을 주기 때문에 정책결정의 기초를 설정하는 데 있어서 출발점이 되고 있다.

③ 정책이념

정책이 구현하고자 하는 최고가치 내지 지도정신을 정책이념이라고 한다. 행정이념을 곧 정책이념이라고도 할 수 있다. 따라서 정책이념에는 능률성, 효과성, 합법성, 민주성 등의 가치들이 포함된다.

우리나라 보건정책의 근본적인 문제는 기본적인 정책이념이 아직까지 정립되어 있지 못하다는 것이다. 우리의 의료체계를 운영하는 토대를 시장경쟁을 기본가치로 하는 것이 타당한 것인지, 아니면 정부의 철저한 관리구조를 기본가치로 해야 할지에 대한 이념적 방향이 정립되지 못하고 있는 실정이다.[3)]

(2) 현실적 · 경험적 기준

① 가치

정책결정자에게는 다양한 방면으로부터 공급되는 가치들이 영향을 미친다. 정책결정자는 자신의 정치적 기반이 되는 집단의 가치로부터 영향을 받는다. 또 정책결정자는 자기가 소속한 조직의 가치로부터 결정의 기준을 공급받는다. 이밖에도 정책결정자는 윤리 · 도덕과 같은 사회일반의 가치도 고려해야 한다.

② 유권자 및 이익집단

정책결정자는 유권자나 이익집단의 요구를 현실적 결정기준으로 사용할 수도 있다. 선거직 공무원들은 유권자의 이익을 기준으로 결정하고, 행정관료는 자신과 밀접한 관계를 지닌 고객집단의 이익을 기준으로 결정을 할 수 도 있다.

③ 여론

여론은 정책결정의 현실적 기준으로 사용될 수 있다. 학자들에 따라서는 여론이 정책에 영향을 미치는 것이 아니라 정책이 여론을 형성한다고 주장하는 사람도 있다. 그러나 정책결정자가 여론을 고려하는 것만은 틀림없으며 여론이 결정의 기준으로 쓰일 수도 있다.

④ 결정규칙 및 선례와 관행

정책결정과정에서 따라야 하는 규칙과 절차, 과거의 선례나 관행 등을 결정자는 현실적 기준들 중의 하나로 사용할 수도 있다.

제2절 정책결정과정

1 정책문제의 파악과 정의

정책문제의 내용을 정확하게 분석하여 파악하는 것은 정책의 바람직한 결정을 위해서 필수적이다.[4] 바람직한 정책목표의 결정을 위해서 정책문제의 정확한 파악은 반드시 선행되어야 한다.

여기에서 문제의 파악이란 "정책문제의 원인과 결과, 그리고 이들 사이의 인과관계를 알아내는 것"을 의미한다. 이 과정에서는 정책문제의 구성요소 및 규모, 심각성, 피해집단, 원인과 결과, 문제가 야기시킬 결과 등을 알아내는 것이 과제이다.

정책문제의 분석을 통하여 그 내용이 파악되면 정책문제의 정의가 있게 된다. 정책문제의 정의(definition of policy problem)는 정책문제의 내용을 규정하는 행위, 활동 또는 과정을 의미한다. 즉, 정책문제의 구성요소(components), 원인(causes), 결과(consequences) 등의 내용을 규정하여 '무엇이 문제인지'를 밝히는 것이다. 문제의 정의 과정은 다양한 이해관계자들의 복잡한 상호작용 속에서 이루어진다. 문제가 불분명하고 엉성하게 정의되고 가치갈등이 심각한 경우에는 올바른 정책설계가 불가능하다.

현대 복지국가의 많은 정책문제들은 복잡하고 불확실한 정책환경으로 말미암아 문제의 실체를 정확히 파악하기 어려우며, 문제 자체를 올바로 정의하기도 어렵다. 또한, 정책문제와 정책수단간의 인과관계 설정은 더더욱 힘들다. 그러나 이러한 상황에서도 정책결정자들은 특정한 문제를 회피하기 어려울 경우가 자주 발생한다. 따라서 불충분한 인과관계에 근거하여 정책수단을 채택하는 경우도 있고 상징적인 의미만 있는 정책을 채택하기도 한다.[5] 정책문제 분석의 주요 내용을 살펴보면 다음과 같다.

① 문제시되는 상황의 배경
② 기존 관련정책에 대한 분석
③ 정책문제의 다양한 측면 분석
④ 정책문제의 원인분석
⑤ 정책문제의 결과적 측면과 중요성 · 심각성 파악
⑥ 정책문제 관련집단의 파악
⑦ 정책결정자 및 문제해결 요구집단이 추구하는 가치의 분석
⑧ 정책문제의 변화 가능성과 새로운 문제 발생의 예측

2 정책목표의 설정

정책목표는 정책을 통해 구현하고자 하는 미래의 바람직한 상태를 의미하며, 정책의 존립근거이다. 정책목표는 정책수단 선정과 집행, 평가의 기준이다. 정책목표의 설정이 성공적이려면 문제의 정의가 분명해야 하고, 복수의 목표들 간에 우선순위가 적절하게 결정되어야 한다. B. Hogwood and L. Gunn은 우선순위 결정을 위한 기준으로서 크게 내재적 기준(intrinsic criteria), 수요(demand), 필요(need), 사회경제적 순편익(net social or economic benefit)의 네 가지로 나누고 다시 필요를 파악하는 기준으로 ① 다양한 상황 · 문제들이 널리 퍼져 있는 정도, ② 각 문제들의 영향의 강도, ③ 영향받는 집단, ④ 그 문제에 대한 정치적 관심도를 들고 있다.[6] 목표설정은 SMART, 즉 구체적(specific), 측정 가능(measurable), 달성 가능(achievable), 현실적(realistic),

시간적 제한(time-limited) 등을 고려하지 않으면 안 된다. 정책목표의 요건으로는 일반적으로 다음과 같은 것들이 지적되고 있다.

① 공식적으로 표방된 목표(stated goal)와 실제목표(real goal) 사이에는 괴리가 없어야 한다.

② 정책목표는 해결해야 할 정책문제나 궁극적인 목표에 비추어 타당성이 있어야 한다.

③ 정책목표들 사이에는 내적 일관성(internal consistency)이 유지되어야 한다.

④ 정책목표는 구체적이고 실제적이어야 한다.

⑤ 정책목표는 인적 · 물적 자원 등 여러 가지 제약요건을 고려하여 실현 가능성이 있어야 한다.

⑥ 정책목표는 관련집단의 이익을 적절히 집합시킨 것이어야 한다.

⑦ 정책목표는 어느 정도 융통성을 가져야 한다.

3 정보수집과 분석

목표가 설정되면 문제해결을 위한 대안을 탐색 · 선택하는 데 필요한 관련 자료와 정보를 수집하여야 한다. 정보는 정책대안의 평가와 선택에 필요한 지식을 제공함으로써 정책결정자가 합리적이고 효과적인 정책을 채택할 수 있게 한다. 정보수집과 분석에는 다음 사항을 고려해야 한다.

① 문제의 성격을 파악할 수 있는 정보 및 자료수집

② 어떤 행정활동을 강요나 견제하는 요소

③ 과거의 경험 · 미래상황 예측에 관한 것

④ 현실적이거나 행동 진로를 진행시키기 위한 정보수집 및 분석

4 정책대안의 탐색과 개발

정책목표의 달성을 위한 정책수단들의 여러 가지 조합을 개발하고 찾아내는 작업이 정책대안의 탐색과 개발이다. 최선의 대안을 찾기 위해서는 가능한 한 광범위한 대안탐색이 이루어져야 한다. 대안의 작성은 다음과 같은 단계를 거

친다. ① 가능한 한 모든 수단들을 창출한다. ② 여러 가지 수단들의 조합을 통해 대안을 구성한다. ③ 쓸만한 대안을 선별하고 세부적으로 설계한다. ④ 주요 대안을 작성한다.

대안의 개발은 기존정책, 새로운 아이디어, 과학 · 기술 · 이론적 지식, 직관적 사고 등에 의존한다.

5 정책대안의 결과예측

선별된 대안들의 결과를 예측해 보는 것은 정책결정에 있어서 가장 어려운 과정이다. 대안의 결과예측을 위해서 다양한 기법들이 개발되어 있다. 정책예측의 방법은 크게 나누어 분석적 방법과 비분석적 방법들을 생각해 볼 수 있다. 비분석적 방법은 직관과 과거의 경험 등을 이용하는 것이다. 각종 이론 및 정책분석을 이용하는 것이 분석적 방법이다.

분석적 방법에는 외삽법(extrapolation), 이론적 예측(theoretical forecasting), 직관적 예측(intuitive forecasting) 등이 있다. 외삽법에 의한 미래예측은 현재나 과거의 역사적 자료를 근거로 미래의 사회적 변화를 투사(projection)해 보는 것이다. 대표적인 것으로는 시계열분석(time-series analysis), 최소자승법(least square trend estimation) 등이 있다.

이론적 예측이란 이론적 가정과 현재와 역사적 자료에 근거하여 미래의 사회상태를 예측하는 것이다. 대표적인 이론적 예측기법으로는 경로분석(path analysis), 투입산출분석(input-output analysis), 선형계획(linear programming), 회기분석(regression analysis), 상관관계분석(correlation analysis) 등이 있다.

직관적 예측이란 주관적 판단을 산출하고 이를 종합하여 미래를 판단하는 기법으로 전문가 패널(expert panels), 델파이 기법(Delphi techniques), 브레인스토밍(brainstorming) 등이 있다.

6 정책대안의 비교 · 평가

대안에 대한 결과예측이 끝난 경우에도 어떤 대안이 좋은 것인지는 평가자의 가치관에 의해 좌우될 수 있기 때문에, 대안의 비교 · 평가도 간단한 작업은 아니다. 대안의 평가기준으로는 소망성(desirability)과 실현 가능성(feasibility)이 사용될 수 있다. 소망성은 대안의 바람직함을 의미하는 것으로 효과성, 능률성, 형평성 등을 기준으로 판단된다. 실현 가능성은 대안이 정책으로 채택될 가능성(채택 가능성)과 성공적으로 집행될 가능성(집행 가능성)을 말한다.

즉, 실행 가능성은 대안이 채택되고 내용이 충실히 집행될 가능성을 의미하는데, 이에는 기술적 실행 가능성(technical feasibility), 재정적 · 경제적 실행 가능성(financial or economic feasibility), 행정적 실행 가능성(administrative feasibility), 정치적 실행 가능성(political feasibility), 법적 실행 가능성(legal feasibility) 등이 있다.[7)]

정책대안의 비교 · 평가시 고려하는 일반적 요소로 효과성, 비용, 편익, 파급효과(spillover effect), 실현 가능성 등이 있다.

7 정책대안의 선택

정책결정의 최종단계는 이미 작성 · 평가된 대안들 중에 최적의 대안을 선택하는 것이다. 결정자는 완전한 대안이 없다는 사실을 인식해야 하며, 최종선택을 하기 전에 다시 한 번 재검토를 해 보는 것도 바람직하다. 결정자는 선택안의 시행에 따른 위험과 시행착오, 이해당사자들간의 갈등 등을 충분히 고려하고 이것을 극복할 준비와 함께 최종안을 선택하여야 한다.

J. D. Thompson은 네 가지 대안선택전략을 제시한 바 있다. 첫째, 계산전략으로 합리적 분석을 통한 최적대안의 선택이 가능한 경우이다. 일상적이고 정형적이고 수리화가 가능한 분야에 적용된다. 둘째, 판단전략으로 인과관계가 불확실한 경우에는 다수의 판단에 따라 대안을 선택해야 하며, 오판을 줄이기 위해 다수의 참여가 유도되어야 한다. 셋째, 타협전략이다. 결정단위를 중간정도의 크기로 하는 것이 바람직하며, 이 경우 정책결정자는 결과에 대한 선호를 확실하게 하기 위해 대안의 적극적인 탐색활동이 요구된다. 넷째, 영감적 전략이다. 대안의 비교 · 선택이 부득이한 경우에는 영감이나 직감 등에 의존한다.

제3절 정책분석과 평가

1 정책분석의 의의

정책분석(policy analysis)은 정책목표와 수단, 예상효과 등을 분석하기 위한 전문지식과 기술의 활용이라고 할 수 있다. Stokey와 Zeckhauser에 의하면 정책분석은 "합리적 정책결정자가 목표를 수립하고 목표달성을 위한 최선의 방법을 탐색하는 논리적 과정에 있어서의 분석"을 말한다. MacRae와 Wilde는 "여러 대안들 사이에서 최선의 정책을 선택하기 위한 이유나 근거의 활용"이 정책분석이라고 했다.

상식적인 의미에서 정책분석이란 정책을 대상으로 하는 분석적 활동을 말한다. 이미 만들어져 있는 정책이든 앞으로 채택될 정책이든 정책을 대상으로 하는 분석적 활동은 모두 정책분석이라 부를 수 있다. 결국 정책분석은 정책판단의 근거를 질적으로 향상시키는데 필요하고도 적합한 정보를 창출 · 조직 · 제공하기 위하여 합리적이고 체계적인 방법을 동원하는 접근방법이라고 할 수 있다.[8)]

2 정책분석과 정책평가

분석적인 활동이 정책과정 전반에 걸쳐서 이루어지기 때문에 이 모든 활동을 통틀어 정책분석이라고 하면 정책분석과 정책평가는 상당한 유사점을 지닌다. 왜냐하면, 정책과정의 모든 단계에서 평가라고 볼 수 있는 활동이 이루어지기 때문이다. 예를 들면 정책형성 단계에서는 대안에 대한 평가가, 집행단계에서는 집행과정에 대한 평가가, 집행이 끝난 후에는 정책결과에 대한 평가가 이루어진다. 정책평가를 광의로 해석하면 정책분석과 정책평가는 다소 중첩된다.

일반적으로 정책평가는 정책이 결정되고 집행된 이후에 집행과정이나 정책결과를 대상으로 사후에 이루어지는 분석 또는 평가(retrospective process)를 말한다. 시간적으로 보면 정책평가는 정책집행 과정과 정책집행이 끝난 후에 이루어진다. 정책집행 과정에서 행해지는 평가를 과정평가 또는 형성평가라고 하고, 정책집행이 끝난 후에 전개되는 평가를 사후평가 또는 총괄평가라고 부른다. 반면에 정책분석은 정책의 집행 이전에 이루어지는 활동(pro-spective process)이다.[9)]

정책분석과 정책평가는 모두 정책을 대상으로 하여 이루어지는 지적인 활동(intellectual activity)이라는 데 공통점을 지니고 있다. 그러나 이미 만들어진 정책에 대한 분석적인 활동은 오히려 정책평가라고 부르는 것이 더 적절하다.

정책분석에서 정책대안에 대한 평가는 정책대안을 실행했을 때 가져오리라고 예측되는 결과에 대한 평가를 의미하고, 정책평가에서 이루어지는 평가는 정책대안의 실행 후에 이미 나타나 있는 결과에 대한 평가를 의미한다. 그러므로 평가의 논리는 유사하지만 목적과 방법은 다를 수밖에 없다. 정책분석은 직접적으로 질 높은 정책의 형성에 기여한다는 주된 목적을 갖고 있지만, 정책평가는 정책의 형성과 수정에 필요한 정보를 얻는다는 것 외에 정책과정상의 책임성 확보나 가설검증을 통한 이론의 수정 · 보완과 형성 등의 목적을 지니고 있다.

정책형성의 질을 향상시키기 위한 정보를 창출한다는 것을 가장 중요한 목적으로 삼고 있는 정책분석과, 정책의 형성과 수정에 필요한 환류정보를 얻는 것 이외에 몇 가지 다른 중요한 목적을 함께 가진 정책평가는 구분되어야 한다.[10)]

3 정책분석 절차

정책분석 절차에 대한 전형적인 단계는 존재하지 않는다. 정책분석의 단계가 단선적으로 진행되지 않고 연쇄적 과정을 거치기 때문이다. 정책분석과정의 초점은 ① 정책결정자가 달성하려는 목표에 대한 탐구, ② 목표달성을 위한 대안의 추구, ③ 대안의 영향에 대한 충분한 비교, ④ 문제의 모든 중요 측면에 대한 고려, ⑤ 반복적 검토 등이다.[11)] 일반적인 정책분석의 단계는 다음과 같다.

1) 정책문제의 분석

정책분석은 정책문제의 분석에서 출발한다. 해결해야 하는 문제가 무엇인지를 명확히 파악해야 한다. 정책문제의 분석에는 문제발생 원인, 문제 미해결시 예상되는 사태, 문제와 관련된 집단 등에 대한 파악이 요구된다. 정책문제의 분석은 공익적인 관점에서 선입관이나 편견이 배제된 상태에서 체계적인 분석과정을 거쳐 이루어져야 한다.

2) 정책목표의 설정

정책문제의 분석을 통해 정책문제의 핵심을 찾아낸 다음에는 정책목표를 설정해야 한다. 정책목표의 설정시 일반적인 고려사항은 ① 정책목표달성이나 정책문제의 해결로서 얻게 되는 효과, ② 정책목표달성이나 정책문제 해결을 위한 비용, ③ 정책효과와 정책비용의 사회적 배분, ④ 정책목표의 달성 가능성이나 정책문제의 해결 가능성 등이다.[12)]

3) 정책대안의 탐색과 개발

일정한 정책목표를 달성하기 위해서 실현 가능한 다양한 정책수단들의 배합 하나 하나가 정책대안이다. 바람직한 정책대안을 선택하기 위해서는 우선 광범위하고 다양한 정책대안들을 탐색하고 개발하여야 한다. 따라서 정책대안의 탐색과 개발은 정책분석과정에서 가장 핵심적인 과정이다. 최적대안의 선택은 바람직한 대안의 개발을 전제로 하기 때문이다.

4) 정책대안의 결과 예측

각 정책대안이 집행될 경우 예상되는 결과를 예측해 보아야 한다. 결과를 가능한 한 정확히 예측해야 가장 바람직한 대안을 선택할 수가 있다. 정책대안의 결과 예측단계는 정책분석 단계에서 가장 어려운 단계이며 정책분석이 정책결정자에게 도움을 줄 수 있는 가장 중요한 단계이다.

건강보험통합이나 의약분업과정에서 결과에 대한 정확한 예측이 부족하여 많은 문제점들이 나타난 바 있다. 특히 건강보험 재정에 대한 부정확한 예측은 엄청난 파급효과를 초래하였다. 또한 국민들의 의료관습과 의료기관의 관행을 제대로 파악하지 못한 데서 비롯된 의약분업사태는 결국 결과예측의 잘못에 기인한다.

5) 정책대안의 비교·평가

여러 대안 중에서 최선의 대안을 선택하기 위해 정책대안들을 평가해야 한다. 소망성(desirability)과 실현 가능성(feasibility)을 기준으로 정책대안을 평가한다. 소망성이란 어떤 대안이 채택되어 정책이 집행되는 경우 그 결과가 얼마나 바람직스러운 것이냐 하는 바람직스러움의 정도를 의미한다. 또한, 실현 가능성이란 실제 집행의 가능성 정도를 말한다.

6) 최적대안의 선택(정책결정)

대안에 대한 예상결과가 나오고 이를 기준으로 대안들을 비교 · 평가하는 작업이 끝나면 최종적으로 최선의 정책대안을 선정하게 된다.

제 4 절 보건의료정책 기획

1 개 념

1) 기획의 개념

기획이란 목표를 설정하고 그것의 실행, 성취에 이르기까지 여러 수단과 방법을 행동개시 전에 충분한 연구와 원칙에 입각하여 선택하고 결정하는 과정을 의미한다.

기획(planning)은 일이 이루어지는 과정을 의미하고 계획(plan)은 기획의 결과로 얻어지는 최종안을 의미한다. 또한, 보다 하위 개념인 프로그램(program)은 사업계획이라는 의미이고, 프로젝트(project)는 그보다 더 구체적인 세부사업계획을 말한다.

기획의 대표적 형태인 합리적 기획과 체계적 기획은 다음과 같다.

기계적 기획이라고 불리우는 합리적 기획이란 구체적 목표의 명확화와 이러한 목표를 달성하기 위한 가장 효과적인 행동의 결정을 포함한다. 또한, 합리적인 접근은 최고의 결정을 내리는 데 관련된 모든 자료를 수집하고 분석하는 것을 포함한다. 그러나 이러한 접근법의 가장 큰 단점은 목표를 달성할 때 필요한 최적의 행동을 선택하는 데 필요한 모든 자료를 수집하고 분석하는 것이 불가능하다는 것이다. 청사진 기획(blue-print planning)이 하나의 예이다.

체계적 기획에 의하면 기획이란 하나의 단계적 과정(a step-by-step process)이 아니라 상호 관련된 여러 단계의 과정(a process of inter-related steps)이다. 이 단계에는 목표의 구체화와 목표 달성을 위한 조치를 포함하고 있으므로 합리적인 기획과 때때로 유사하나, 이 과정은 다양한 관점에서의 환류를 제공하고 있다. 이러한 기획의 관점은 등결과성(equifinality)의 개념과 연관성을 가지고 있으며 이러한 바람직한 목표를 달성하기 위한 최선의 방법은 오직 하나만 존재한다고 가정하지는 않는다. 체계적 접근법이 일반적인 관점이다. 기획 과정의 핵심은 사전에 설정된 어떤 목표를 달성하는 데 있어서 여러 대안들을 분석하는 것이다.

2) 보건기획(Health Planning)

세계보건기구에 의하면, 보건기획이란 현대적 지식과 경험에 의하여 국가자원의 범위 내에서 국민의 보건의료 수요를 충족시키기 위해 보건사업의 정연한 개발과 주의 깊고 지적인 설명을 하는 것을 의미한다.

1970년대 이후 의료이용의 증가에 따른 의료자원의 한계를 극복하고 의료비의 급격한 상승을 효율적으로 해결하기 위해 보건의료 분야에 기획의 개념이 도입되기에 이르렀다. 이처럼 보건기획은 의료자원과 의료비의 문제를 해결하기 위해 불가피하게 시작되었지만 현재의 보건기획은 그것이 적용되는 사회의 가치기준에 따라 보건의료서비스 질 향상을 위한 도구로 이용되어야 한다.

2 기획의 일반적 성격

1) 기획은 목적적(purposeful)이다.

기획은 의도적, 합리적, 목적적 과정이다. 조직 환경을 결정하는 내외적 요인을 분석하는 데 여러 도구와 모델이 이용된다. 따라서 기획은 이미 수립된 목표를 달성하기 위한 보다 구체적인 방법을 제시하는 활동이다. 막연하고 추상적인 정책목표를 근거로 보다 명확하고 구체적인 목표로 다듬어 그 목표를 달성하기 위한 활동이다.

2) 기획은 과정지향적(process oriented)이다.

기획은 단절된 행위가 아니고 하나의 과정으로서 계속적이고 반복적이다. 조직은 기획의 반복과 수정을 통해서 바람직한 상태로 변화한다. 기획은 통합된 관리 과정의 일부분이다. 즉, 기획은 단순한 행동이 아니라 상호작용하고 상호의존하는 여러 단계로 이루어진 과정이다. 또한, 기획은 앞으로 집행할 결정 즉, 계획을 준비하는 과정이다. 따라서 기획은 집행 자체가 아니다.

3) 기획은 계층적(hierarchical)이다.

일반적으로 조직은 계획(plan)의 체계를 발전시킨다. 다양한 계획이 조직 내에서 만들어진다. 기획은 일종의 의사결정 과정이지만 하나의 계층을 형성하는 복합적인 결정을 대상으로 한다는 점에서 단순한 의사결정과 구분된다.

4) 기획은 미래지향적(future directed)이다.

기획은 미래를 대상으로 한다. 따라서 경제변수, 환자의 필요와 수요, 보건의료서비스 이용, 사회환경, 정치적 변수 등에 대한 예측이 필요하다. 왜냐하면 미래 예측과 불확실성의 요인이 기획 과정의 모든 국면에 영향을 미치기 때문이다.

5) 기획은 다차원적(multi-dimensional)이다.

기획은 하나의 시스템으로서 많은 차원을 가지고 있다. 즉, 시간(time), 조직(organization), 기능(function), 영역(scope) 등의 차원이다. 기획은 다차원적이기 때문에 일관성을 상실하기가 쉽고, 기획의 일관성이 상실되면 설정된 정책목표가 달성되기 어렵다.

3 보건기획의 목적

전반적인 사회 · 경제적 기획의 일환으로 중요한 위치에 있는 보건기획은 많은 목적을 가지고 수행되며 아래에 중요한 내용이 제시되어 있다.[13)]

① 보건사업을 위한 조직의 개선
② 신규사업의 개발촉진과 기존사업의 강화 및 활용추진
③ 보건사업의 질적 향상
④ 불필요한 사업계획 중지
⑤ 정부와 민간기관간의 사업중복 회피
⑥ 보건사업의 지역간 배분개선
⑦ 신규사업의 우선순위 결정
⑧ 보건인력의 효율적 이용과 훈련시설의 확충
⑨ 보건의료 요구와 이에 관련된 문제파악
⑩ 새로운 보건지식의 신속한 응용
⑪ 보건사업 연구와 훈련의 밀접한 관계조장
⑫ 지역사회 발전을 위한 종합적 계획

4 기획의 유형

기획의 유형은 학자들에 따라 여러 가지로 분류할 수 있지만 주요 유형만을 열거하면 다음과 같다.

1) 계층에 의한 유형

(1) 정책기획(policy planning)

행정수반계층에서 이루어지는 기획으로 종합적, 포괄적이며 가치성과 일반성이 있다. 정책기획은 전략적, 규범적 기획으로 장기성과 입법적 성격을 가지고 있기 때문에 조직의 모든 부문에 영향을 미친다. 정책기획은 종합적, 포괄적, 가치적, 장기적, 이상적, 복합적 성격을 띤다.

(2) 운영기획(operational planning)

각 부처의 기본 운영기획으로 각 운영 부처별로 구체적이고 개별적인 행정과 수단 방법을 설정하는 기획이다. 정책기획의 하위기획으로 전술적이고 단기적 성격을 띠고 있으며 실질적 목표를 구체화시키는 세부적 기획이다. 보건의료기본법상의 보건의료 발전계획은 운영기획에 속한다.

2) 기간에 의한 유형

(1) 장기기획(long-term planning)

10~20년으로 국가목표기획이 이에 속한다. 장기기획이 지나치게 길면 미래에 대한 예측성이 낮고 실현가능성이 적어 비현실적이지만, 중 · 단기 기획의 전제를 제공하고 국민에게 미래의 비전을 제시하는 정치적 효과가 있다.

(2) 중기기획(medium-term planning)

3~5년으로 각 국가에서 사용되고 있는 경제개발계획과 우리나라의 경제개발 5개년 계획이 이에 속한다. 현실적으로 볼 때 중기기획은 정치적 변수나 기획대상의 성격 등과 관련하여 가장 많이 이용되는 기획이다. 가장 많이 사용되는 기획형태로 마샬플랜, 콜롬보계획 등의 예가 있다. 우리나라의 경우 보건복지부장관이 보건의료정책심의위원회의 심의를 거쳐 5년마다 수립하는 보건의료발전계획은 중기기획에 속한다.

(3) 단기기획(short-term planning)

1년 이내의 예산, 주요 업무기획으로 세분화된 구체적 기획을 의미한다. 단기기획은 현실과의 괴리가 작기 때문에 실현성은 높으나 사회 변동과 발전, 조직의 기본적 구조를 변동시키기는 어렵다.

3) 대상에 의한 유형

(1) 물적 기획(physical planning)

자연자원, 토지, 시설, 공간 등을 대상으로 하는 기획으로 도시기획이나 국토종합개발기획이 이에 속한다. 물적 기획은 공간 및 자연개발과 공중의 편익 증진을 위해 수립된 기획이다.

(2) 경제기획(economic planning)

발전기획이라고도 하는데 경제개발, 소득분배, 실업해소, 물가안정, 재정안정, 재정투융자 등 경제 전반을 대상으로 하는 기획으로 개발도상국가에서 중시된다. 경제기획은 국민경제의 수준을 일정한 목표에 접근시키려는 종합적 · 계속적인 정책결정 과정이다. 경제기획의 목적은 성장, 안정, 분배, 복지, 환경, 국제협력 등 시대적 조건에 따라 다양하다.

(3) 사회기획(social planning)

사회보장, 주택, 인구, 의료, 교육, 노동, 범죄 방지 등 사회복지를 위한 기획으로 정책이 지향해야 할 미래상을 나타내는 포괄적 기획이다. 급격한 경제성장과 사회 변화에 의한 부작용과 역기능을 해소하고 국민복지 증진을 위한 기획이 사회기획이다. 1960년대 이후 국가기획의 방향은 경제와 사회의 통합적 균형발전을 지향하는 추세이며, 우리나라의 경제개발계획이 제5차 계획에서부터 경제사회개발 5개년 계획으로 개칭된 것은 이러한 추세를 반영한 것이다.

4) 이용 빈도별 유형

(1) 단용기획(single-use planning)

특정 상황에 적합한 기획으로 목표 달성이 되면 끝나는 기획이다. 1회 사용으로 한정되는 예산 · 경제기획, 운영기획, 주요 업무기획이 이에 속한다. 단용기획은 환경 변화에 적절하게 대처할 수 있고 특정 상황에 유용하며 통합적이고 확실한 목적을 가진 행동을 성취할 수 있다는 장점이 있으나 기획수립에 많은 시간과 비용이 소요된다.

(2) 상용기획(standing planning)

설정된 기획을 상황변동에 대응시켜 계속적, 반복적으로 이용하는 기획으로 규칙, 방침, 기준, 정책 등 표준화된 절차에 의한 기획을 의미한다. 반복적 사용으로 기획수립에 소요되는 시간과 비용은 절약되나, 상황에 신속히 적응하지 못하고 변동하는 기획운영이 곤란하다.

5) 기간의 고정여부별 유형

(1) 고정기획(fixed planning)

기획 기간이 고정된 기획으로 우리나라의 경제개발 5개년 계획의 경우도 고정기획이다. 기간이 고정되어 있기 때문에 고정기획은 현실성이 부족하며 특히 중장기 기획의 진행 과정에서는 목표의 차질이나 여건 변화에 대응하기 곤란하다.

(2) 연동기획(rolling planing)

매년 기획 기간이 중심 연도를 기준으로 변동되어지는 기획을 말한다. 연동기획은 집행의 신축성을 유지할 수 있는 기획으로 불확실한 환경, 미래 예측에 대한 한계 속에서 가능한 한 적절한 적응을 도모하기 위한 점증주의적 방식과 관련된다. 연동기획은 미래상을 제시하는 장기기획의 이점과 실현 가능성이 높은 단기기획의 이점을 살릴 수 있으나, 국민에 대한 호소력이 약하고 기획목표를 뚜렷하게 부각시키기 어려운 문제점이 있다.

5 기획과정

기획과정이란 이론적 배경을 기초로 하여 사실적으로 기획안을 작성하고, 정책집행의 전략이나 운영의 수단을 찾아내는 작업과정을 의미한다. 기획과정은 기획의 목표와 정의에 따라 다양하지만, 한 가지 분명하게 공통된 사항은 기획활동은 반드시 작업순서에 따라 이루어지며, 목표와 수단의 연쇄를 통하여 기획안을 도출하는 과정이라는 점이다.

1) 문제파악(Problem Diagnosis)

기획과정은 현실적인 불만사항 혹은 희망사항에 대한 문제의식에서 출발한다. 문제의 인지란 사회에서 일어나는 사건이나 상황에 대한 불만의 소리나 요구를 인식하고 이를 개선하거나 해결할 문제임을 확실히 인정하는 것이다. 객관적인 사건이나 상황에 대해서도 문제인지 정도는 결정자의 주관적인 기준과 태도에 달려 있다. 즉, 문제의 진단은 언제나 기획당사자의 욕구에 따라 목표, 규범, 사상, 가치기준 등에 크게 의존한다.

2) 목표설정(Goal Articulation)

정부의 보건정책은 크게 세 가지 목표, 즉 보건의료에 대한 경제적 접근성과 지역적 접근성의 제고, 의료비의 절감, 보건의료서비스의 질 향상을 달성하는데 있다. 이들 목표간에는 상호 배타적일 수 있다.

목표를 양적으로 측정하기 위한 기준이 지표이다. 지표의 형태는 성과지표와 구조지표로 나누어 볼 수도 있다. 어떤 기획의 직접적 달성도를 측정할 수 있는 기준이 성과지표라 한다면, 구조지표는 그 성과를 좌우하는 기초가 되는 요인을 측정하는 기준이라고 할 수 있다. 예컨대 국민보건에 관한 기획에 있어 간암의 발생률은 성과지표라고 할 수 있다. 반면에 인구 10만명당 의사수나 병상수는 구조지표이다.

3) 자료와 정보의 수집·분석

기획대상에 관한 지식과 정보를 수집하여 해결하려는 문제와 어떤 상호 관련성이 있는지를 분석한다. 기획은 언제나 미래지향적이고 현재는 항상 자료나 지식이 부족한 상태이다. 따라서 문제해결을 위한 미래의 상태, 필요성, 그리고 목적달성을 위한 제약요건을 고려하지 않고서는 합리적인 대안도출이 불가능하다. 따라서, 이를 극복하기 위해서 자료의 수집, 분석기술, 정보처리 등이 매우 중요하며, 계량적인 분석과 질적인 분석을 통하여 결과를 사전에 어느 정도 예측할 수 있다.

4) 기획전제의 설정

기획전제(planning premises)란 기획수립의 기초가 되는 주요 가정이나 미래예측 혹은 전망 등을 말한다. 예컨대, 인구구조의 변화, 의료수요의 변화, 경기변동의 예측이라든지 원자재의 수급전망 등은 기획전제의 전형적인 형태라 할 수 있다. 기획전제는 현실여건이 아닌 미래에 관한 예측과 전망이라는 점이 특징이다. 기획전제의 설정에서는 중요한 변수가 누락되지 않도록 주의하여야 한다. 또 각 변수들간의 확률성에 대한 고려와 우발적 상황에 대한 고려, 접근 가능한 정보가 충분히 수집되었는지 등의 문제에 유의하여야 한다.

5) 대안의 탐색과 비교·평가

가용자원의 충원 가능성, 기획안의 질적 요인, 기본 정책에의 부합여부 등을 고려하면서 대안을 비교하고 평가해야 한다. 여러 예측기법을 통하여 필요한 여러 가지 대안을 마련하고, 제약요건 하에서 가능한 최적의 대안을 설정하는 과정이다. 대안을 설정하는 기준은 여러 가지가 있다.

타당성 분석(feasibility analysis)을 통해 이미 마련된 대안에 대하여 현실적으로 실현 가능하며, 이와 같은 대안들이 과연 합리적인가를 판단한다. 대안을 실현할 경우에 어떠한 문제가 야기될 것이며 재원조달의 가능성, 기술적인 문제 등을 고려하여 실현 가능한가를 파악해야 한다.

6) 최적 대안의 선택

기획과정의 마지막 단계는 최종안을 선택 · 결정하는 일이다. 불확실성으로 인해 최적 대안의 선택은 결코 쉽지 않다. 경제적 · 기술적 합리성뿐만 아니라 실현 가능성과 확실성의 확보, 예산의 뒷받침 그리고 지역사회 주민이나 국민의 지지와 같은 정치적 합리성을 고려해야 한다. 최종안의 선택에 있어서는 다음과 같은 사항들이 고려되어야 한다.

(1) **가치판단** : 개인적 가치판단의 개입을 최대한 억제하기 위해 초기에 설정된 목표에 대한 만족도를 기준으로 대안을 선택하여야 한다.

(2) **불확실성의 조절** : 통계적 확률의 이용, 신뢰할 수 없는 자료의 색출, 정보의 보완 등을 통해 불확실성을 통제하기 위해 노력하여야 한다.

(3) **선택의 검증** : 앞 단계의 선택이 과연 합리적으로 이루어졌는지를 다시 한번 검증해 볼 필요가 있다.

6 보건기획의 주요 방법론

다른 분야와 마찬가지로 보건의료 분야에서도 수많은 대안선택의 문제에 직면하게 되며, 특정 환자나 일정한 인구집단 또는 전지역사회에 대한 보건기획을 수립할 때 역시 최선의 방법을 추구하기 위하여 선택을 하게 된다. 이러한 선택에는 목표의 선택 또는 주어진 목표를 달성하는 수단의 선택이 있다. 대안의 선택은 수단의 선택이다. 대안의 설정과 선택 방법에는 다음과 같은 여러 방법이 있다.

1) Brainstorming

참가자로 하여금 자유분방한 아이디어를 내게 하고 이를 결합하여 교체하거나 혹은 결합하여 실행 가능한 아이디어나 착상을 끌어내는 방법이다. 진행상의 요령은 첫째, 다른 사람이 이야기하는 중간에는 그 의견에 대한 비판을 하지 않는다. 평가나 판단은 최종적으로 미룬다. 둘째, 실현 가능성이 없는 엉뚱한 제안도 환영한다. 기존의 고정관념이나 틀에 얽매이지 않고 전혀 새로운 의견이 제시되도록 분위기를 조성한다. 셋째, 되도록이면 많은 제안이 제시되도록 한다. 의견이 많을수록 좋은 대안을 발견할 가능성은 자연히 높다. 넷째, 다른 참석자가 이미 제안한 내용에 추가하거나 수정하여 새로운 제안을 하도록 장려한다.[14)]

2) 델파이 기법(Delphi Technique)

경마의 예측 결과를 위해 1948년 처음 RAND 연구소에서 개발한 방법으로 어떤 문제를 예측 · 판단 · 결정함에 있어 의견의 일치를 볼 때까지 전문가 집단으로부터 반응을 체계적으로 도출하여 분석 · 종합하는 하나의 조사 방법이다. 회의나 세미나 등의 전통적인 의견종합방식의 단점을 보완하려는 데서 고안되었다. 즉, Delphi 기법은 각 전문가들에게 개별적으로 설문서와 그 종합된 결과를 전달 · 회수하는 과정을 거듭 반복(iteration)함으로써 독립적이고 동등한 입장에서 의견을 접근해 나갈 수 있도록 하는 설문조사를 통한 예측기법이다.

Delphi 기법은 이제 미래예측, 조직의 목표설정 및 정책수립에까지 적용대상이 확대되었으며, 특징으로는 첫째, 설문지의 응답자는 철저하게 익명성(anonymity)이 보장되므로 외부의 영향력으로 결론이 왜곡되거나 표현이 제한되는 경우가 매우 적다.

둘째, 통제된 환류(controlled feedback) 과정을 반복하기 때문에 주제에 대한 계속적인 관심과 사고를 촉진할 수 있다.

셋째, 응답자의 응답결과가 통계적으로 균등하게 처리됨으로써 부당한 영향력을 방지하고 주관적인 판단을 종합하여 비교적 객관적인 확률분포로 전환된다.

Delphi 기법의 단점으로는 첫째, 동원된 전문가들의 자질과 역량의 문제, 둘째, 진행 과정에서 응답이 불확실하거나 조작될 가능성, 셋째, 설문 여하에 따라 응답이 크게 달라질 수 있다는 점이 지적된다. 이러한 Delphi 기법의 장단점을 요약해 보면 다음과 같다.

(1) Delphi 기법의 장점

① 예측분야와 관련되는 다양한 변수를 고려할 수 있다.

② 집단적 상호작용을 통해 보다 많은 지식과 정보를 교환할 수 있다.

③ 미래예측에 있어서 위험부담을 줄일 수 있다.

④ 응답자의 익명성이 유지되어 외부의 영향력으로 인한 결론의 왜곡을 방지할 수 있다.

⑤ 통제된 환류와 반복성으로 인해 주제에 대한 응답자의 관심을 제고시킬 수 있다.

⑥ 응답결과의 통계적 처리로 인해 객관적 결론의 도출이 가능하다.

(2) Delphi 기법의 단점

① 소수의 의견이 무시될 가능성이 높다.

② 동원된 전문가들의 자질과 능력에 문제가 있을 수 있다.

③ 응답의 불성실성을 통제하기 곤란하다.

④ 설문여하에 따라 응답이 크게 달라질 수 있다.

⑤ 정치적 영향을 배제하기 어렵다.[15)]

참고문헌

1) 황윤원(2001), "우리나라 공공정책 결정과정의 현황과 과제", 한림대학교 사회의학연구소 편, 건강보장연구, 통권 5호, p.11.

2) 안병영(1994), "한국의 정치인과 정책결정구조, 정책결정구조의 비교:정·경·관의 역학관계", 1994년도 한국행정학회 국제학술대회 논문집, p.285.

3) 이규식(2000), "국민의료의 효율화를 위한 의료개혁방향", 한림대학교 사회의학연구소 편, 건강보장연구, 통권 4호, p.32.

4) A. Wildavsky(1979), The Arts and Crafts of Policy Analysis, London:The Macmillan, pp.1~3.

5) 최종원·백승빈(2001), "한국의 정책집행 실증연구에 관한 고찰", 서울대학교 행정대학원, 행정논총, 39(3), 11, p.181.

6) B. Hogwood and L. Gunn(1984), Policy Analysis for the Real World, N. Y.: Oxford University Press, pp.168~169.

7) 정정길(1988), 정책결정론, 서울:대명출판사, pp.495~500.

8) 허 범(1988), 행정학개론, 서울:대영문화사, p.91.

9) 정정길(1992), 정책학원론, 서울:대명출판사, pp.604~605., 노화준(1991), 정책평가론, 서울:법문사, pp.33~34., 김명수(1993), 공공정책평가론, 서울:박영사, p.8.

10) 강근복(2000), 정책분석론, 서울:대영문화사, pp.26~27.

11) E. S. Quade(1975), Analysis for Public Decisions, New York:Elsevier North-Halland Inc., pp.4~5., 김병진(2001), 정책학원론, 서울:박영사, pp.19~20에서 재인용.

12) 정정길, 앞의 책, pp.316~317.

13) 권이혁(1985), 최신보건학, 서울:신광출판사, p.56.

14) 서성무·이지우(1998), 경영학원론, 서울:형설출판사, p.137.

15) 제6장 보건의료정책결정 부분은 "문재우(2015), 보건정책론, 서울:계축문화사, pp.215~296." 전문을 인용하여 수정보완함.

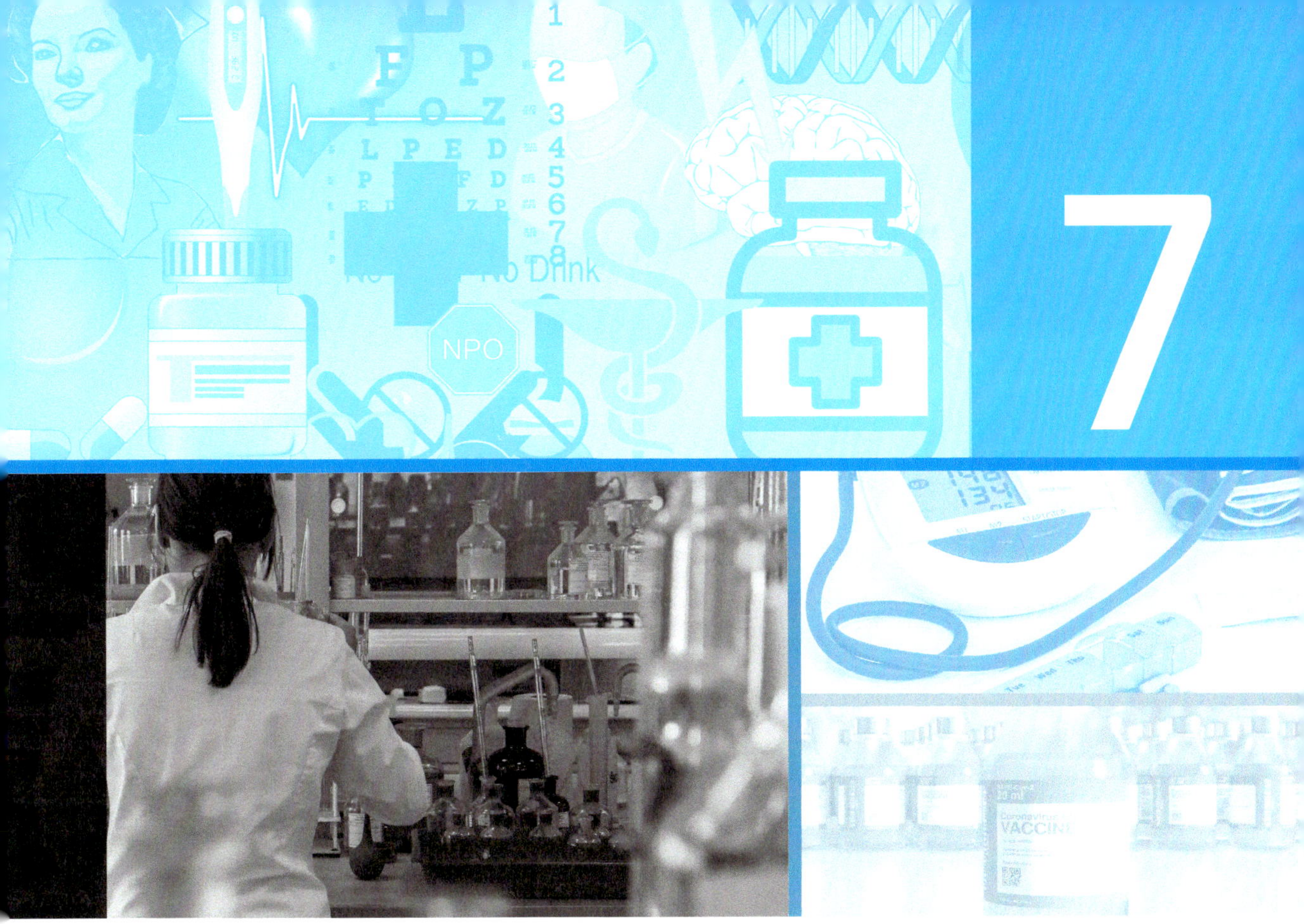

7

보건의료정책 집행

제1절 정책집행

제2절 간호와 정책순응

제3절 정책집행에 영향을 미치는 요인

제4절 간호와 보건정책의 혼선

제7장

7 보건의료정책 집행

제1절 정책집행

1 정책집행의 정의

전통적인 행정은 Max Weber의 관료제 모형과 정치 · 행정이원론에 따라 정치가 정책의 형성과 관련이 있으며 행정은 집행에 관한 것이라고 할 수 있다. 이것은 군주주권론에 반하여 국민주권론을 확립하는 과정에서, 의회 입법권이 우월하여 법치행정의 의미를 강조하던 시대의 행정의 의미이다.

전통적으로 정책집행은 주어진 정책(제정된 법)의 목표를 달성하기 위해서 행동하는 것으로 정의된다. 그러나 이러한 전통적 의미 속에는 몇 가지의 잘못된 견해가 포함되어 있다.

대부분의 사람들은 정책을 수립하고 법률을 제정하면 모든 문제가 다 해결된다고 생각하는 정책 만능주의의 사고를 가질 수 있다.

또한 정책을 집행할 때 정책목적이 고정되어서 정책집행과정에서 정책이 재해석되거나 변화할 수 있다고 생각하지 않는 것이다.

마지막으로 정책집행자는 정책결정자가 내린 정책지침에 따라 그 구체적인 지시를 실천에 옮기는 일을 하는 것으로 계층적인 조직관으로 바라보는 견해가 있다.

현대적 정책집행은 정부결정이 일방적으로 관료제를 통해 수직적으로 추진되는 것이 아니라 관련 정책에 관한 이해관계가 있는 집단과 정책집행자들이 그 정책에 대해서 상호작용하는 과정으로 생각할 수 있다.

이것은 다양하고 복합적인 사회 문제의 해결을 위해 전문적이고 조직화된 지식, 능력, 경험 등이 요구되는 방향으로의 변화를 일으켰다. 따라서 정책을 형성하는 입법부의 기능은 전문성 · 능률성 · 지속성을 특징으로 하는 행정부에게 넘겨져 행정국가시대로 들어서고 있음을 알 수 있다. 이는 정치 · 행정 이원론에서 정치 · 행정 일원론으로 변화하는 모습을 보여준다.

보건의료, 교육, 사회복지 등과 같은 공공서비스 제공(social service delivery)을 목적으로 하는 정책분야에서는 정책결정자의 결정을 그대로 집행하는 것보다는 개별적인 집행환경에 맞추는 적응적인 정책집행이 요망된다. 바람직한 정책집행은 정책결정자가 추구하는 정책집행을 위하여 집행기관의 표준운영절차가 변하는 조직적 적응(organizational adaptation)과 집행환경의 특수성에 맞춘 정책결정자의 정책프로그램 자체의 적응(project adaptation)이 동시에 일어나는 상호적응적 집행을 말한다.[1]

2 간호와 정책집행 사례

최근 몇 년 동안 간호계에는 보건정책이나 간호정책과 관련된 이슈가 활발하게 생산되고 있으며 이에 대한 논의와 의견개진 또한 적극적으로 이루어지고 있다. 이것은 지난 어느 때보다 활발하게 보건정책에 대한 요구가 높아지고 있으며 이는 간호정책으로 연결되고 있음을 알 수 있다. 국가적인 보건정책과 관련하여 간호에 직접적인 영향을 미치고 있는 정책집행의 사례로 간호 · 간병통합서비스제도를 생각해 볼 수 있다.

간호 · 간병통합서비스제도는 우리나라 입원환자 간호서비스 현황에 대한 분석을 통해 문제점을 파악하여 도입되기 시작하였고 메르스 사태로 필요성이 더욱 강조되었다.

우리나라 급성기 병상 당 활동 간호인력(간호조무사 포함) 수는 0.28명(2011년)으로 OECD회원국 중 가장 적으며, 회원국 평균 인력인 1.25명에도 크게 못미치는 형편이었다. 우리나 간호인력 1명(간호조무사 포함)이 평균 17병상을 담당하고 있어, 미국 2병상, 일본 9병상과 비교할 때 업무 과중으로 인해 의료의 질 보장 수준이 미흡할 수 밖에 없는 실정이었다.

또한 우리나라는 전통적으로 입원환자 가족이 환자를 간병하는 관습을 가지고 있으며 1980년대 초부터는 환자가족을 대신해 개인 고용 유료간병인이 등장해 의료비에 대한 개인 부담이 더해지고 있다. 이로 인해 전문인력이 아닌 가족 및 간병인이 입원환자를 간병하는 관습으로 간접의료비를 발생시켜 실제 우리나라 가계의 직접 의료비 부담비율은 35.9%(2012년)로 OECD회원국 중 멕시코 다음으로 높은 상태를 유지하고 있다.

선진국의 경우는 입원환자 간호 및 간병서비스를 통합적으로 운영하고 공식적인 병원 인력으로 제공하면서 환자의 위험관리 수준을 주기적으로 자체 평가하고 있는 실정이다. 이와 같은 배경과 문제의식에서 포괄간호서비스 제도가 도입되었고 2016년부터 간호간병통합서비스 제도로 명칭이 변경되었다.

2013년 7월부터 2014년 12월까지 27개 의료기관(49개 병동)에서 시범적으로 실시한 포괄간호서비스 제도는 입원환자 가족이나 간병인에 의한 간병서비스를 폐지하고 병실에 간호사와 간호조무사를 추가 투입해 팀간호를 제공하는 것이다. 시범 실시를 통한 성과 평가 결과 간호의 질 향상에 대한 환자만족도와 간호서비스 제공여건의 개선으로 간호인력의 직무만족도를 높인 것으로 확인되었다.

2015년에는 건강보험이 적용되는 사업으로 전환하여 지방 중소병원을 중심으로 확대하고 있다. 간병서비스 제도화라는 관점에서 출발되었던 포괄서비스는 건강보험 적용 사업으로 전환됨으로써 관련 의료법이 개정되었고 간호간병통합서비스 라는 공식적인 제도와 단계로 진입했다.

의료법 제4조의2에서 간호 · 간병통합서비스를 보건복지부령으로 정하는 입원 환자를 대상으로 보호자 등이 상주하지 아니하고 간호사, 제80조에 따른 간호조무사 및 그 밖에 간병지원인력에 의하여 포괄적으로 제공되는 입원서비스로 정의하고 있고 병원급 의료기관은 간호 · 간병통합서비스를 제공하도록 노력하며 보건복지부령으로 인력, 시설, 운영 등의 기준을 준수하고 국가 및 지방자치단체의 지원, 안전관리, 제공인력의 근무환경과 처우개선과 관련된 사항을 정하고 있다.[2]

또한 이후 의료법 시행규칙을 일부 개정하고 보건복지부와 국민건강보험 주관으로 간호 · 간병통합서비스 사업 지침을 발표하고 있다.[3),4]

제2절 간호와 정책순응

정책에서 순응은 정책집행자나 대상집단(target group)이 정책결정자의 의도나 정책내용에 부합하는 행동을 하는 것으로 현실의 정책상황에서는 본래의 기본정책의 취지와 목적대로 정책이 집행되기도 하지만, 이를 벗어나서 집행되는 경우도 종종 발생할 수 있다. 지방정부가 중앙정부의 기본정책을 집행할 때 의도적으로 그 기조 · 취지 · 목적을 왜곡하여 집행하거나 거부하여 정책실패로 이어질 수 있다.

본 절에서는 간호와 관련된 정책집행 과정에서 순응, 불응의 사례를 함께 논의해 볼 수 있을 것이다.

1 순응과 불응

J. E. Anderson은 순응의 발생원인으로 ① 정당성에 대한 신념, ② 개인적 이익, ③ 강제와 유인, ④ 사회나 집단의 압력, ⑤ 정책집행기간 등을, 불응의 발생원인으로 ① 기존가치체계와의 대립, ② 금전적 욕심, ③ 정책의 모호성 및 기준의 비일관성 등을 제시하였다.[5)]

1) 순응의 원인

(1) 권위(authority)

정책의 집행에 관련된 사람들이 그것이 정당하다고 믿는 신념, 즉 정통성을 인정할 때 정책집행은 권위의 뒷받침을 받는다. 권위에 대한 존경과 복종은 사회화 과정을 통해 형성된다.

(2) 합리성(reasoned, conscious acceptance)

정책에 관련된 사람들이 그 정책이 필수불가결하고 합리적이라고 판단하여 이를 수용할 수도 있다. 보험료를 내는 것이 당연하다고 국민들이 이성적으로 판단하여 수용함으로써 건강보험정책은 성공할 수가 있다. 의약분업 정책이 합리적이고 정당하다면 비록 반대하는 집단이나 사람들도 정책에 순응할 수 밖에 없다.

(3) 정부의 정통성(legitimacy of government)

정부와 그에 속한 관료, 행정절차 등이 정통성을 갖게 되면 정부의 정책은 국민들의 순응을 확보할 가능성이 커진다. 정부의 정통성은 정책을 정당화하는 근거가 된다.

(4) 개인적 이익(self-interest)

이것은 가장 빈번히 나타나는 순응의 발생원인이다. 어떤 정책을 받아들임으로써 이익을 보는 사람들이 그 정책에 협조적일 수 있다.

(5) 제재의 사용(use of sanction)

사람들은 벌금, 구속 등의 제재를 피하기 위하여 정책집행에 순응하는 경우도 있다. 그러나 제재에 의한 순응은 자발적 협조의 유도가 곤란하기 때문에 정책의 효과적 집행에는 바람직하지 않다. 행정처벌이나 벌금 등과 같은 제재를 통한 위협만으로는 지속적인 정책순응을 기대할 수는 없다.

(6) 평판(reputation)

대상집단이 사회윤리적인 신용과 명예를 중요시할 경우 처벌과 상관없이 정책에 순응할 수도 있다. 최근 신포괄수가제의 확대는 정책을 집행하는 과정에서 의사협회의 거센 반대에 부딪혔으나 사회여론과 평판에 따라 순응으로 이어졌다.

(7) 지속 시간(length of time)

장기간에 걸쳐 지속적으로 집행되는 정책에 대해 사람들이 친숙해지고 습관화되어 순응하게 되는 경우도 있다. 즉 처음에는 논란이 많고 불편하던 정책일지라도 시간이 지남에 따라 익숙해지면 점차 주어진 환경으로 자리를 잡게 된다.

2) 불응의 원인

신포괄수가제 확대 거부, 건강보험료 납부 거부운동, 처방전 2매 발행 거부 등 우리 주변에서 불응은 쉽게 찾아볼 수가 있다. 불응의 원인에는 행동부담의 회피, 정책에 대한 불만, 정통성과 권위의 결여, 자원의 부족, 의사전달의 미흡 등이 있으며, 불응은 지연, 임의변경, 형식적 순응, 부집행, 고의적 조작 등의 구체적 형태로 나타난다.[6] 최근에는 정보의 다양성과 공개성의 원칙에 따라 정책집행 단계에 오기 전에 입법단계에서 정책에 대한 불응 움직임이 일어나기도 한다. 그 예로는 의료민영화나 원격진료와 같은 정책에서 찾아볼 수 있다.

2 순응의 확보

정책의 집행을 성공적으로 이끌기 위해서는 순응을 확보할 수 있는 방법을 모색하는 것이 필요하다. 설득과 선전, 유인, 처벌, 동의나 지지의 획득, 정책 내용의 변경이나 수정 등을 고려할 수 있다. 순응을 확보하려면 먼저 정책형성단계에서부터 불응의 가능성을 예상하고 이를 사전에 제거하는 것이 좋다.

먼저, 교육과 설득을 통해 이성적으로, 논리적으로 정책에 대해 설명함으로써 동의를 확보할 수 있다. 최근에는 다양한 방법을 통해 이루어질 수 있는데, 직접 대면하여 이루어지는 공청회, 토론회 뿐만 아니라, 온라인을 통한 의견수렴과 교육활동을 통해 정책순응을 확보하기 위한 전략이 추구될 수 있다. 순응 주체에게 특정한 정책에 순응하는 것이 국가 · 사회적으로, 윤리 · 도덕적으로 올바른 것임을 인식시키기 위해 설득이 필요하다. 그러나 설득이 가능하기 위해서는 정책목표와 수단이 객관적으로 보아 타당성과 일관성이 있고 분명해야 하며, 정책결정 · 집행기관이 정통성 · 신뢰성을 확보해야 한다.

효과적인 정책집행을 위해서는 정책집행의 내용에 대해 알리는 것이 중요하다. 정책집행의 내용뿐 아니라 정책집행 기관, 정부의 이미지를 높이기 위한 홍보가 필요한 경우가 종종 있다. 정책대상집단의 이해부족과 정보부족의 경우 적극적인 PR과 정보공개를 통해 순응을 확보해야 한다. 행정기관에 소속된 정책홍보기구들의 대표적인 활동내용이 홍보라고 할 수 있다. 최근 홍보채널이 다양하여 적극적인 홍보가 이루어지고 있다. 그러나, 집행하고자 하는 정책이 다양한 측면을 조명하는 것이 중요하며, 대상집단이 우려하는 부분에 대하여 설명하려는 노력이 필요하다.

정책집행 기관은 정책을 수정하거나 관습을 채택하여 정책에 대한 순응을 확보하기 위한 노력을 기울일 수도 있다. 정책집행과정에서 정책집행의 내용을 수정·보완할 필요가 있을 때 기본정책의 테두리를 벗어나지 않으면서 이를 적절하게 수정해야 할 필요성이 존재하는 경우가 많다. 보건의료기본법을 근거로 시행한 포괄수가제가 2012년 신포괄수가제로 확대되었던 것은 그 예가 될 수 있겠다.[7)]

때로는 정책집행을 위해 제제수단을 사용하기도 한다. 처벌 또는 강압, 즉 직접 처벌하거나 처벌하겠다고 위협하여 순응적 집행을 확보하는 방법이다. 비자발적으로 순응에 이르게 하는 방법으로 바람직하거나 효과적인 방법이라고 할 수 없다. 따라서 불가피한 경우에 사용이 고려된다.

정책집행 기관은 정책에 순응하는 대상에게 실질적인 편익을 제공함으로써 순응을 이끌어낼 수 있다. 과중한 경제적 부담의 경우에는 부담의 완화를 통해 순응을 확보할 수도 있다.

유인 또는 보상은 순응적 집행을 유도하기 위하여 물질적·정신적 혜택이나 보상을 제공하는 방법이다. 즉, 유인·보상은 순응을 하는 경우에 혜택을 제공하여 순응자가 자발적으로 순응하도록 만드는 방법이다.

제3절 정책집행에 영향을 미치는 요인

Smith의 정책집행과정 모형에 따르면 정책집행과정에서 영향을 미치는 요인으로 집행요인, 대상집단, 이상적인 정책, 환경적 요인을 제시하였다. Smith는 정책집행과정에서 이러한 요인들 간에 상호작용이 발생하며 환류(feedback)와 제도화가 이루어진다고 설명하고 있다.[8)]

Mazwania & Sabatter는 정책집행과정 모형에서 정책집행에 대한 영향을 미치는 요인으로 문제의 용이성, 법령의 집행구조화 능력, 집행에 영향을 미치는 비법률적 변수 등을 제시하였다. 이는 다양한 관점에서 현대 정책집행과정을 설명하고 있으며, 이에 대한 이해는 이들이 제시한 모형에서 좀 더 자세

히 확인할 수 있다.[9)]

R. F. Elmore는 성공적인 정책집행의 조건으로 ① 관리체제의 확립, ② 조직관습과 새로운 정책의 통합, ③ 결정자와 집행자간의 합의, ④ 협상과정의 지속여부를, 정책집행의 실패요인으로는 ① 미숙한 관리, ② 고정된 관습, ③ 정책에 대한 집행자의 반감, ④ 협상의 부재 등을 지적하였다.[10)]

특히 J. S. Larson은 정책실패의 요인으로 ① 정책목표가 비현실적이거나 모호할 경우, ② 집행절차상에 결함이 있는 경우, ③ 집행기관이 지나치게 분산되고 복잡한 경우, ④ 경제적 환경이 여의치 않을 경우를 들고 있다.[11)] G. C. Edwards는 정책집행에 영향을 미치는 4대 요인으로 ① 커뮤니케이션, ② 자원, ③ 성향, ④ 관료제의 구조 등을 제시하였다.[12)]

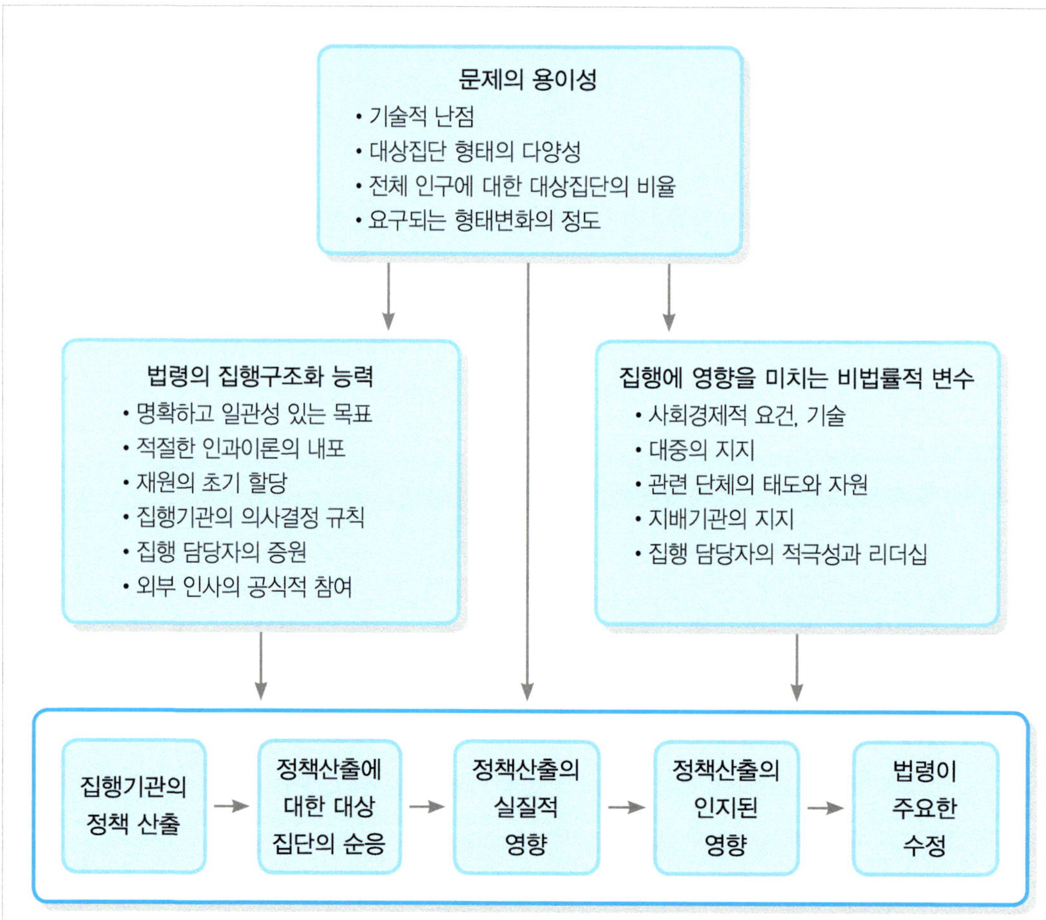

그림 7-1 Mazwania & Sabatter의 정책집행과정 모형

제4절 간호와 보건정책의 혼선

1 정책혼선의 개념

지난 시기 보건의료정책 분야에서는 건강보험통합, 의약분업, 보험재정정책, 수가정책 등에서 정책혼선이 발생하여 커다란 사회문제가 되어 왔다. 의약분업 시행에 따른 추가 재정부담을 예측하지 못해 건강보험 재정이 파탄에 이른 것은 정부가 효율적으로 대응치 못한 대표적 사례다. 이러한 보건정책혼선은 국민들의 불편을 가중시킬 뿐만 아니라 엄청난 사회적 비용을 요구하고 있다. 정책혼선이란 “특정 정책을 결정하는 과정에서 관련 당국자나 기관들이 서로 다른 이야기를 함으로써 종잡을 수 없는 상황이 전개되거나, 정책집행과정이 순조롭게 진행되지 않고 집행의 방향을 제대로 잡지 못하여 우왕좌왕하는 상황”을 의미한다.

정책혼선은 경제적 비용의 문제뿐만 아니라 정부와 정책에 대한 국민의 신뢰도 하락에도 영향을 주는 폐해가 있기 때문에 정책혼선을 초래하는 원인파악과 극복방안을 모색하는 것이 정책과정에서 중요한 과제로 남는다.

2 정책혼선의 유형

1) 정책결정과정에서의 정책혼선

정책이 최종적으로 결정되기 위한 논의과정에서 혼선이 일어나는 경우이다. 정책결정과정에서의 혼선은 주로 정책방향과 목표 또는 그 구체적 내용을 둘러싸고 야기된다.

2) 정책집행과정에서의 정책혼선

정책결정자와 정책집행자는 흔히 다르기 때문에 집행과정에서 혼선이 발생한다. 또한, 상급기관과 하급기관 사이에서 수직적 정책혼선이 일어나기도 한다. 이러한 정책혼선은 정책의 구체적 내용에 대한 해석과 집행의 방향을 둘러싸고 발생한다. 집행과정에서의 정책혼선은 정책집행의 일관성과 추진력에 부정적인 영향을 끼친다.

3) 부처간의 정책혼선

보건정책의 수립과 집행에는 많은 정부부처들이 관련이 되어 있다. 관련부서간에 이견이 있으면 정책혼선이 발생한다. 수평적 관계에 있는 기관간의 정책혼선에서 보건복지부의 힘이 다른 부서에 비해 약하다면 보건정책이 의도대로 진행되지 않는다. 부처간의 유기적인 협조 부족에 따른 정책혼선은 행정력과 예산낭비를 초래한다.

건강보험정책의 경우 보건복지부와 경제부처간의 갈등이 자주 발생하고 있다. 예컨대, 건강보험 재정 파탄에 대한 목적세 도입에 관한 부처간의 갈등은 좋은 예이다.

4) 당정간의 정책혼선

집권당과 보건복지부와의 견해가 달라서 야기되는 혼선을 말한다. 당정협의가 제대로 이루어지지 못하여 집권당의 정치적 지원이 없다면 정책수립과 집행에서 힘을 받지 못한다.

5) 정당간의 정책혼선

여당과 야당간에 보건정책에 대한 견해가 대립될 경우 정책혼선이 일어난다.

3 정책혼선의 원인

정책혼선의 유형이 다양한 것처럼 정책혼선의 원인 역시 다양하다. 급속히 진전된 민주화와 시민단체의 정치참여 증대, 정책문제의 복잡화 · 전문화 현상 등으로 부처간 정책갈등이나 관련 이해집단간의 대립 · 갈등사례가 전례없이 증가하고 있음에도 불구하고 효율적으로 대응할 수 있는 정부내 조정수단 등의 미흡으로 정책혼선이 자주 발생하고 있다. 정책혼선의 원인을 찾아보면 다음 세 가지로 요약된다.

1) 이해관계의 상충

수평적 관계에 있는 정책결정자간의 이해관계가 상충될 때 혼선이 발생한다. 또한, 수직적 상하관계에 있는 정책결정자와 집행자간의 이해관계 상충에서도 정책혼선이 야기될 수 있다. 복수 부서간의 의견 불일치, 부처 이기주의, 연합정권에 따른 정책시각의 차이에서 혼선이 빚어진다. 집권 여당과 중앙 행정부서간의 이해관계 상충은 강력하고 일관성 있는 보건정책의 추진을 가로막는 장애요인으로 작용한다.

2) 정책대상집단의 반발

의약분업의 필요성에 대한 공감대는 어느 정도 형성되어 있었다. 그럼에도 불구하고 많은 국민들과 의료계에서는 강력하게 반발한 바 있다. 심지어는 의약분업을 근본부터 다시 시작해야 한다는 목소리도 적지 않았다.

이러한 정책대상집단의 반발은 정책의 질에 대한 회의에서 유발되는 현상으로 정책집행에 많은 어려움을 초래하고 있다. 정책집행에 대한 저항은 정책방향을 왜곡시킬 가능성이 크다. 정책목표가 바람직한가에 대한 판단은 특정 정책에 대해 영향을 받는 국민이 그것이 가져다줄 편익과 정책집행시 부담해야 하는 비용을 어떻게 평가하느냐에 달려 있다. 정책이 가져다주는 편익이 불편과 비용에 비해 현저히 작다면 정책대상집단은 정책집행에 강력히 저항할 것이다.

민간부문의 비중이 클수록 보건정책이 민간부문의 이익과 다를 경우에는 그 정책은 거부되거나 호응을 얻지 못할 가능성이 크다.

3) 정책결정자 자질의 문제

김영삼 정부 5년 동안에 보건복지부장관은 9명, 차관은 5명이 재임하였다.

건강보험통합에 대한 논의가 한창 진행되고 있었던 1997년 3월부터 2000년 9월까지 건강보험통합정책을 담당해 온 연금보험국장이 평균 10.5개월마다 3명이 바뀌었다. 특히 보건복지부장관은 정치인 출신이나 연금 · 복지 전문가가 주류를 이루고 있는 현실에서 파악할 수 있다.

최근 2015년 메르스 사태를 겪으면서 정책결정자의 자질의 문제를 실제로 경험한 바 있다. 이를 통해 보건의료 전문가로서 신임장관을 임명하였으나 보건복지부 내에 역학조사 전문가도 거의 없는 것은 지속적으로 자질의 문제를 일으킬 가능성이 높다.[13]

이와 같이 지나치게 빈번한 전보는 공무원의 전문성과 안정적인 직무수행, 즉 정책의 일관성과 지속성을 크게 저해하고 있다. 특히 정책현황이나 중요성 등을 제대로 파악하지 못한 상태에서 새로운 정책을 추진해 가거나, 전임자가 확정시켜 놓았던 정책을 변경 또는 집행을 유보하는 경우 정책혼선이 일어날 가능성은 더욱 크다. 정책실명제의 도입을 고려할 필요성은 있다.

4 정책혼선의 극복

정책혼선은 어떠한 경우든지 결코 바람직한 현상은 아니다. 따라서 정책혼선은 반드시 극복해야만 한다. 이를 위해서 다음과 같은 몇 가지 방안을 제시하고자 한다.

1) 질 좋은 정책의 결정

정책혼선을 극복할 수 있는 가장 효과적인 방법은 질 좋은 정책을 수립하여 집행하는 것이다. 질 좋은 정책이란 사회구성원 대다수가 만족하는 정책으로 많은 긍정적 효과가 기대되는 정책을 말한다. 질 좋은 정책을 만들기 위해서는 정부내에 정책분석과 평가기능이 활성화되어야 한다. 또한, 사회구성원 모두에게 정보가 공개되고 의견수렴과 토론과정을 거침으로써 정책과정상의 문제점을 사전에 진단하고 해소할 수 있는 기회를 갖는 것이 필수적이다. 최근 간호계와 관련 있는 간호법 개정을 위해서 대한간호협회를 중심으로 의견수렴과 의견개진 활동을 벌이고 바람직한 방향으로 정책이 결정되도록 이끌었던 사례가 있다.

2) 일관된 정책집행

충분한 준비과정을 거친 다음에 내린 정책은 일관성 있게 추진해 나가야 한다. 일관되지 못한 정책집행은 정책결정자나 집행자에 대해 국민들이 불만과 불신을 갖게 된다. 갈팡질팡한 정책집행은 사후에도 사회적 문제를 야기할 소지를 제공하게 된다.

3) 정책조정기능의 활성화

과거 권위주의 정권 하에서 사회적 갈등의 표출은 대부분 원천적으로 봉쇄되었고, 설령 표출된다 하더라도 강압적 통제방식에 의해 갈등이 해소되었다. 하지만 이제는 현대사회의 다원화, 시민단체의 정책과정에의 참여 증대, 정책문제의 복잡화 · 전문화 현상 등으로 정책과정에서 관련부처간, 관련 이해집단간의 대립과 갈등사례가 급증하고 있다.

의약분업의 경우 약업계 · 의료계 · 국민 어느 쪽에도 희생을 강요하는 정책은 불평등 정책이 되기 때문에 이해관계가 제로섬 게임 현상으로 첨예하게 대립된 갈등상황을 적절히 대응하는 것이 현실적으로 어렵다. 정부는 단순히 국민의 의견을 수렴하는 차원을 넘어 사회 내 다양한 이해집단간에 존재하는 갈등을 보다 효과적으로 관리할 수 있는 갈등관리 능력과 정책조정 능력을 동시에 갖추어야 한다.[14)]

정책조정이란 분석적 측면에서 보면 정책우선순위의 설정과 정책수단의 대체 · 보완 및 배합을 의미하고, 정치적 측면에서 보면 참여자들간에 시각과 이해관계의 반영정도를 정하고 간과해서는 안 될 시각과 이해관계를 고려하는 것을 의미한다. 정책성격이 사회경제적 여건의 변화로 다차원화되고, 정책목표 관리부처와 정책수단 관리부처가 다를 경우가 많으며, 정책이슈에 대한 분석과 예측능력의 한계로 인해 부처간의 갈등이 점차 심화되어 가고 있어서 정책조정의 중요성이 날로 증가하고 있다.[15)]

정부내 조정기능의 활성화를 통해서도 정책혼선을 극복할 수가 있다. 부처

> **정책조정**
>
> 회의체로 운영되고 있는 조정기구는 국무회의, 주무장관회의, 팀별 장관회의, 차관회의가 있다. 국무회의는 중앙정부의 최고위 정책조정회의체라 할 수 있다. 그러나 국무회의는 실제에 있어서는 차관회의에서 결정된 사항에 대한 의례적인 절차에 불과하여, 부처간 정책조정에 실질적인 역할을 하고 있지는 못하다. 우리나라의 공식조정기구 중 청와대를 제외한 조직들은 그들에게 부여된 조정수단이나 권한이 극히 제한되어 있어서 실질적인 조정역할을 원만히 수행하고 있다고 보기는 어렵다.

이기주의나 지역 이기주의로 인해 정부정책에 혼선이 발생하면 전반적인 국정운영에 지장을 초래하게 된다. 우리나라의 경우 대통령 비서실과 국무총리 국무조정실이 부처간의 정책조정을 하고 있고 정부와 집권당간에는 당정조정기구가 구성되어 운영되고 있다. 보건의료부문의 총괄은 보건복지부에서 하지만 의대 · 약대 교육 · 대학병원 관리 · 학교보건 등은 교육부에서, 산업보건은 고용노동부에서, 환경보건은 환경부에서, 보건소 · 지방공사의료원 관리는 행정안전부에서 하고 있기 때문에 각 부처의 보건의료기능에 대한 종합 · 조정이 더욱 필요하다.

5 간호와 정책혼선의 사례

정책집행(policy implementation)은 공적으로 권위가 부여된 정책의 내용을 실행하는 과정을 말한다. 이것은 정부의 정책목표를 효과적으로 달성하기 위한 일련의 활동이다. 정책집행은 고전적 행정학의 주된 관심대상이었다. 정책집행은 정책과정상의 다른 활동과 전적으로 분리된 것이 아니라 상호 유기적 연결성을 지니고 있다. 정책집행은 정책의도의 실현일 뿐만 아니라 정부와 국민이 만나는 접점이기도 한다. 정책집행의 중요성은 날로 커져가고 있다. 간호와 관련된 정책혼선은 다음과 같은 최근의 몇 가지 사례에서 살펴볼 수 있다.

- 의료영리화 입법 과정에서 관련단체와 시민단체의 반대
- 보건의료제도 개선을 위한 대한간호협회 투쟁 성명
- 보건복지부 의료법 개정안 입법예고 반대
- 간호학과 입학정원 증원 반대 성명[16)]
- 간호법에 대한 거부권 행사에 대한 대통령 책임을 묻는 성명[17)]

위와 같은 사례를 통해 간호정책과 관련된, 정책혼선과 정책집행의 순응, 불응, 영향요인에 대해 논의해 볼 수 있겠다.[18)]

참고문헌

1) 최종원·백승빈(2001), "한국의 정책집행 실증연구에 관한 고찰", 서울대학교 행정대학원, 행정논총, 39(3), 11, p.172.
2) 국가법령정보센터 누리집 의료법(https://www.law.go.kr/lsSc.do?section=&menuId=1&subMenuId=15&tabMenuId=81&eventGubun=060101&query=%EC%9D%98%EB%A3%8C%EB%B2%95#undefined, 2023.12.29. 검색)
3) 보건복지부 누리집 의료법 시행규칙 일부개정 안내(https://www.mohw.go.kr/board.es?mid=a10501010200&bid=0003&act=view&list_no=334476, 2023.12.29. 검색)
4) 보건복지부, 국민건강보험(2019). 간호·간병통합서비스 사업 지침
5) J. E. Anderson(1984), Public Policy-Making, New York : Holt, Rinehart and Winston, p.104.
6) 박천호·유병복(1999), 한국의료전달체계의 실패원인, 한국행정학보, 33(4), pp.333~353
7) 한동운(2014), 국가기록원, 신포괄수가제도 도입(www.archivles.go.kr/next/search/ listSubjectDescription.do?id=009196&pageFlag=, 2016.01.26. 검색)
8) Smith, T.B.(1973), "The Policy Implementation Process", Policy Sciences, 6.
9) Maznanian, D.A. & Sabatter, P.A.(1983), Implementation and Public Policy, Glenview : Scott, Foresman and Co.
10) R. F. Elmore(1978), "Organizational Models of Social Program Imple-mentation", Public Policy, Spring, pp.185~228.
11) J. S. Larson(1980), Why Government Programs Fail : Improving Policy Implementation, New York : Praeger, pp.2~7.
12) G. C. Edwards III and I. Sharkansy(1978), The Policy Predicament : Making and Implement Public Policy, San Francisco : Freeman, pp.292~321.
13) 역대 41명 보건복지부 장·차관 중 보건전문가 6명뿐(http://news.mk.co.kr/newsRead.php?year=2015&no=542044, 2016.1.18 검색)
14) 황윤원(2001), "우리나라 공공정책 결정과정의 현황과 과제", 한림대학교 사회의학연구소 편, 건강보장연구, 통권 5호, pp.12~13, 24~25.
15) 이송호(2001(10)), "미국과 프랑스의 정책조정시스템 비교", 서울대학교 행정대학원, 행정논총, 39(2), pp.70~71.
16) 대한간호협회 누리집 정책자료(http://www.koreanurse.or.kr/board/

board.php?board=policy&no=23&no=23&step=0&tag=&sgroup=21&s-float=2100&position=, 2016.1.20 검색)

17) 대한간호협회 누리집 간호법 알아보기(https://www.koreanursing.or.kr/board/board_read.php?board_id=nurselaw&member_id=admin&exec=&no=326&-category_no=&step=0&tag=&sgroup=301&sfloat=&position=4&-mode=&find=&search=, 2023.12.26. 검색)

18) "제7장 보건의료정책 집행" 부분은 "문재우(2015), 보건정책론, 서울: 계축문화사, pp.299~321"을 전문인용하여 수정 보완함.

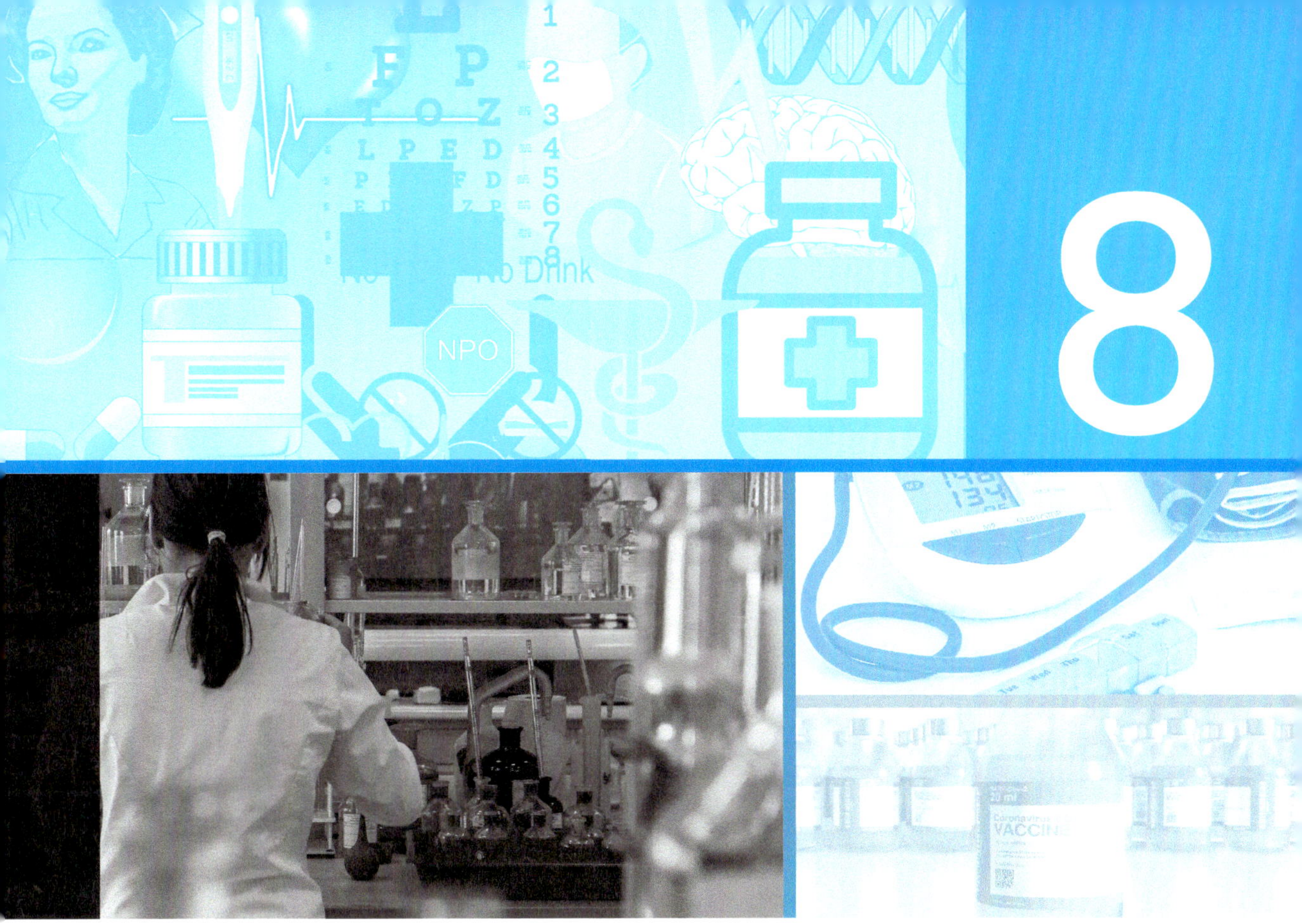

8

간호정책과 질관리

제8장

8 간호정책과 질관리

제1절 의료 질 향상 개념

1 의료의 질의 정의

현재 우리나라는 제대로 된 보건의료정책의 시행이 어려운 상황이고, 보건의료체계 내 진료권도 자유방임 형태로 이루어지고 있기 때문에 의료의 질이 특히 중요한 국가이다. 많은 국민들이 경증의 질환으로도 대형병원을 선호하면서 1차와 2차 병원의 이용을 꺼리기 때문에 정작 집중치료가 필요한 사람들이 치료의 기회를 놓치는 경우가 자주 발생하고 있기 때문이다. 만일 1차와 2차 병원들도 충분한 의료의 질이 확보된다면 대형병원 쏠림현상이 다소라도 완화될 수 있을 것이다.

의료의 질은 현재 알려진 의학지식 내에서 개인과 인구집단에 제공되는 보건의료서비스가 바람직한 건강결과의 가능성을 높이고, 원하지 않는 부정적 결과의 가능성을 최대한 낮추는 것으로 정의될 수 있다.[1] 이에 대한 보다 포괄적인 개념으로는 의료 공급자 측면에서 뿐만아니라 의료 수요자(이용자)의 만족도를 고려하고, 사회 구성원 전체 편익의 최대화를 꾀하는 것이라고 할 수 있다.[2]

의료의 질에 대해 과학적 평가를 한 선구자로는 영국의 간호사인 나이팅게일을 들 수 있다. 그는 크리미아 전쟁에서 부상병들이 전투보다 병원감염으로

죽는 비율이 훨씬 많다는 것을 발견하고 병원 환경 개선을 통해 사망률을 대폭 감소시켰다. 미국에서는 메사추세츠 종합병원 의사인 Codeman이 자신의 진료효과를 검증하기 위해 환자를 추적조사하였고, 이것이 1917년 미국외과학회의 병원표준화프로그램을 설계하는데 큰 영향을 미쳤다.[3)]

1980년 도나베디안은 "질은 합법적인 수단에 의해 원하는 목표를 달성하는 능력"으로 보며, "의료의 질은 의료 제공의 모든 과정에서 기대 손실과 기대 이득의 균형을 고려하여, 환자 후생의 포괄적 척도를 극대화하는 의료"로 정의하였다.

이를 바탕으로 다음과 같은 측면에서 구분될 수 있다.[4)]

1) 전문가 중심의 관점에서 바라본 의료의 질

의료의 질의 정의는 바라보는 관점에 따라서 정의될 수 있다. 우선 전문가 중심의 관점에서 의료의 질은 의료서비스를 제공하는 전문가의 입장에서 건강상태를 규정하고 건강에 대한 위험과 편익이 가장 적절하게 균형을 이루는 진료과정을 양질의 의료로 정의한다. 이는 주로 의학적인 기술을 제공하는 능력에 관심을 두며 비용을 고려하지 않는 경우가 많다.

2) 이용자 중심의 관점에서 바라본 의료의 질

다음으로, 이용자 중심의 관점에서 바라본 의료의 질은 환자 개개인의 요구, 기대, 가치 등에 따라 의료의 질을 판단하는 경우이며, 환자가 느끼는 서비스에 대한 만족도나 이용 가능성에 관심을 두게 된다. 이는 개인마다 사회적 편익과 위험에 대한 가치가 다르기 때문에 환자의 요구와 사회적 의무 사이에서 도덕적으로 갈등하는 경우가 생긴다.

3) 사회적인 관점에서 바라본 의료의 질

마지막으로 사회적인 관점에서 바라본 의료의 질은 전체 인구가 가지게 되는 편익의 사회적 분포를 집단적으로 파악하는 입장이며 보다 많은 사람들에게 사회적 편익이 돌아가는 경우를 양질의 의료라 정의한다. 이는 집단 전체의 건강과 진료 비용에 관심을 두게 된다.

2 의료 질의 다양한 관점

의료의 질에 대한 정의는 여러 기관에 따라 다양하게 기술되므로 주요한 내용을 [표 8-1]과 같이 기술하였다.[5] 의료의 질 향상은 두 가지 개념으로 설명될 수 있는데 그 하나는 질 향상과 관련된 개념이고, 다른 하나는 환자안전과 관련된 개념이다. 이는 상호 관련 있는 개념으로 의료의 질에 대해 고려할 때 생각해 볼 수 있는 문제들을 전반적으로 포함하고 있다.

의료의 질 향상은 치료적으로 얻을 수 있는 최적의 상태를 말하는 것이며, 환자안전은 의료기관을 이용하는 대상자가 얻을 수 있는 위해를 피하거나 최소화하는 것을 말한다. 이러한 의료의 질을 설명하기 위해서는 몇 가지 구성하는 요소들을 생각할 수 있다.

표 8-1 다양한 의료의 질 정의

기관	정의
Donabedian (1980)	의료의 질은 의료 제공의 모든 과정에서 기대 손실과 기대 이득의 균형을 고려하여, 환자 후생의 포괄적 척도를 극대화하는 의료
IOM (1990)	의료의 질은 현재의 의료지식으로 개인이나 집단의 원하는 건강수준을 달성할 수 있는 의료의 정도
Dept. of Health, UK (1997)	의료의 질은 필요한 것을, 필요로 하는 사람에게 필요한 시간에 바로 처음으로 하는 것을 의미
Council of Europe (1997)	의료의 질은 현재의 의료 지식으로 환자들이 바라는 결과는 증가시키고 바라지 않는 결과는 최소화시킬 수 있도록 제공하는 의료
WHO (2000)	의료의 질은 인간들의 합리적인 기대에 반응하면서 건강수준 향상이라는 의료체계의 본질적인 목표를 달성할 수 있는 의료

출처 : Legido-Quigly H, McKee M, Nolte E and Glinos IA(2008), Assuring the Quality of Health Care in the European Union : A case for action, European Observatory on Health Systems and Policies, Copenhagen: WHO Europe.

3 의료 질의 구성요소

의료의 질을 구성하는 요소에는 효과(effectiveness), 효율(efficiency), 안전(safety), 위해사건(adverse events), 환자중심(patient centeredness)을 고려할 수 있다. 효과는 실제 상황에서 의료서비스로 인해 발생되는 결과를 말하는 것으로 이상적인 상황에서 얻을 수 있는 최대 효과를 효능(efficacy)이라고 한다. 의료의 질을 구성하는 효과를 적절히 확인하기 위해서는 적절한 대상을 적절한 방법으로 적절한 시기에 의료서비스를 제공함으로써 가능해진다. 효율은 단위 비용에 해당하는 효과에 대한 것으로 의료의 질을 구성하는 중요한 요소이다.[6] 의료의 질을 구성하는 또 하나의 주요한 구성요소로 안전(safety)이 있다. 이는 의료서비스를 제공받는 과정에서 사고에 의한 외상을 경험하지 않게 되는 것을 말한다. 위해사건이란 환자의 기저질환이나 상태로 인해서가 아닌 의료적 관리에 의해서 상해를 입게 되는 것으로 의료의 질을 구성하는 요소이다. 마지막으로 최근 중요하게 대두되는 의료의 질을 구성하는 요소는 환자 중심성이다. 이는 의료진과 환자, 가족 사이에 파트너십이 형성되고, 이를 기반으로 환자의 요구(need), 선호(preference)를 존중하는 것으로 환자가 자신에 대한 진료에 참여할 수 있도록 교육 및 지원하는 것을 포함하고 있다. 최근에는 형평성, 시의적절성, 반응성, 만족도와 같은 개념이 추가되었다.[5]

이러한 의료의 질을 구성하는 다양한 관점을 정리하면 [표 8-2]와 같다. 의료의 질을 구성하는 다음과 같은 요소들은 환자, 의료인, 정부의 관점에 따라 다르게 평가될 수 있다. 예를 들어 환자의 관점에서 질 평가하는 예는 미국의 경우 2006년부터 매년 모든 병원을 대상으로 미국 CMS(Centers for Medicare & Medicaid Services)에서 CAHPS(Consumer Assessment of Health Plans) 설문을 조사하고 있다. 우리나라의 경우 의료기관평가에서는 표준화된 외래 및 입원 환자 설문조사를 시행하였고 의료기관평가인증제가 도입된 이후 병원별 자체 설문조사로 시행되고 있다.

표 8-2 의료 질의 다면적 관점

관점	Donabedian (1988)	Maxwell (1992)	DOH, UK (1997)	Council of Europe (1997)	IOM (2001)	JCAHO (2006)
효과성	O	O	O	O	O	O
효율성	O	O	O	O	O	O
접근성	O	O	O	O		O
안전성	O			O	O	O
형평성	O	O	(O)		O	
적절성	O	O		O		O
시의성			O		O	O
수용성		O		O		
반응성		1)			2)	
만족도			(O)	O		
건강향상	O		O			
기타		3)		4)	5)	6)

주: 1) 선택을 위한 정보(choice of information)
2) 환자 중심(patient-centered)
3) 기술적 능력, 적절성(relevance)
4) 효험(efficacy)
5) 위험의 지속적 감소
6) 가용성(availability), 예방과 조기 발견(prevention/early detection)

출처 : 이규식(2015), 보건의료정책, 서울 : 계축문화사, p.433.

제2절 의료 질 관리 접근

1 의료 질 관리 방법

1980년 도나베디안은 의료의 질 관리의 접근방법을 구조와 과정과 결과로 분류하여 설명하였다.[4)]

1) 구조적(structure) 접근

우선, 구조적 측면의 의료의 질 관리에서 말하는 구조는 의료제공자가 가지고 있는 안정적인 특성을 뜻하며, 의료서비스가 제공되는 시설, 작업 여건, 환경, 자원, 소요 자원으로 인적, 물적, 재정적 자원 등이 구조에 포함된다. 이러한 구조적 측면의 질 관리에서는 비교적 측정 및 계량화가 용이하고, 질 향상 사업의 목표를 구체화할 수 있다는 장점이 있다. 그러나, 양질의 의료서비스 제공을 위한 전제 조건의 하나이지만 구조적 측면이 갖추어져 있다고 해서 반드시 질적으로 우수한 서비스가 제공되는 것은 아니다. 따라서 대형병원에 유리하게 평가되어 과다하게 평가될 가능성을 지니고 있다. 구조적 측면은 질 관리 중에서 가장 느리게 변화하는 도구이다. 따라서 특정한 구조적 특성은 특정 종류의 진료를 제공할 확률을 높여줄 수 있을 뿐이며 예를 들어 의료 인력 1인당 환자의 수나 병원 내 질 평가 및 질 향상 활동 등이 될 수 있다. 국내 현상에서는 의료기관 신임제도, 면허제도, 보수교육 등과 같은 방법으로 활용되기도 한다.

2) 과정적(process) 접근

과정적 측면의 질 관리에서 과정은 의료제공자와 이용자 간 또는 이들 내부에서 일어나는 행위에 관한 것으로 의료의 질 평가에 있어서 주된 관심의 영역이 될 수 있다. 이는 결과에 비하여 적시에 측정이 가능하고, 민감하며 구체적이기 때문에 구조 평가에 비해서 의료서비스의 질과 직접적인 관련이 있는 것으로 알려져 있다. 따라서 평가를 통하여 나타난 결과를 진료행위의 교정에 바로 적용할 수 있고 결과 평가에 비하여 비용과 시간이 상대적으로 적게 소요되는 장점이 있다. 그러나 의료행위 중에서 많은 부분들은 아직 그 유용성이 입증되지 못한 상태이며 평가의 기준을 명확하게 설정하기 어렵고 과정과 결과가 반드시 일치하지 않을 수 있다는 제한점이 있으며 대형병원의 질이 과대평가될 가능성이 있는 점도 문제점으로 고려되고 있다. 과정적 측면의 질

관리를 위한 방법으로는 서비스 종류, 수준, 강도를 평가하기 위한 의료이용도 조사가 있으며, 정기적으로 조사하는 의료감사, 질병이나 서비스 대상에 대한 임상진료지침, 입원 전, 퇴원 후 수술여부 평가를 위한 동료심사 등이 사용되고 있다. 과정적 측면의 의료의 질 관리는 평가 시점에 따라 전향적 조사, 현장 조사, 후향적 조사로 구분될 수 있으며 이에 대한 실제적인 예로는 항생제 처방의 적절성과 병력청취 및 이학적 검사의 완전성과 같은 것을 생각해 볼 수 있다.

3) 결과적(outcome) 접근

마지막으로 결과적 측면의 질 관리에서 결과는 선행되는 의료행위로 인한 의료 이용자의 현재 또는 미래의 지식, 태도, 건강상태, 만족도 등의 변화를 의미하는 것으로 여기에는 신체적인 것 뿐만 아니라 심리적, 사회적인 요소까지도 포함된다. 최근에는 의료의 질적 수준 평가와 향상에 있어서 구조보다는 과정 또는 결과 측면의 접근법이나 이 둘을 종합한 접근법을 이용하는 경향도 보이고 있다. 결과 측면의 접근법은 의료행위의 궁극적인 목적과 직접적으로 관련이 있어서 소비자들이 쉽게 의미를 이해할 수 있는 장점이 있다. 그러나 의료행위 이외에도 다른 요소들 즉, 질병의 중증도, 환자의 심리적 특성, 개인의 행태, 사회경제적인 상태와 같은 부분들이 결과에 영향을 미칠 수 있기 때문에 의료서비스 이용으로 인한 효과를 판단하는데 제한적이 될 수 있다. 또한 일정 시간 경과 후 측정하게 되어 과정평가에 비해 덜 구체적이고 덜 민감할 수 있고 측정하고자 하는 결과에 따라서 측정에 많은 비용과 시간이 소요될 수 있는 제한점이 있다. 이에 대한 평가방법으로는 이환율, 사망률, 합병증을 측정하여 평가하는 진단 및 치료결과를 확인하는 방법이 있고 고객만족도와 같은 주관적인 평가가 있을 수 있다.

이와 같은 세 가지 접근에 대하여 보다 구체화하여 [표 8-3]에서 의료의 질 평가를 위한 세부적인 내용을 제시하였다.

표 8-3 의료 질 평가의 세부적 측면

질의 요소	의료 질의 세부적 측면
구조(투입)	• 의료자원을 필요한 시점에, 필요한 장소에서 필요로 하는 사람에게 어떻게 배분되느냐(접근성) • 비용과 편의의 분담에서의 공평성(형평성)
과정	• 어떻게 의료자원이 활용되느냐 • 시간과 자원의 사용(효율성) • 낭비의 방지(절약) • 위험을 줄임(안전) • 근거 중심의 서비스(적절성) • 환자 중심의 의료(지속성) • public/patient information(선택, 투명성, 책무성)
산출물	• population health(건강 향상) • 임상적 결과(효과성) • 대중과 직원의 기재 충족(비용–편익)

출처 : Shaw CD and Kalo I(2002), A Background for National Quality Policies in Health Systems, Copenhagen : WHO Europe.

제3절 의료의 질과 환자안전

1 환자안전의 개념

환자안전은 전반적인 의료의 질에서 핵심적 요소로서 '의료제공 과정에서의 오류의 예방 및 오류로 인하여 환자에게 발생하는 손상의 제거 또는 완화'이며 (National patient safety foundation, 2003) '의료와 관련된 불필요한 위해의 위험을 허용되는 최소한으로 낮추는 것'으로 생각할 수 있다(세계보건기구(World Health Organization, WHO, 2009).

이러한 개념을 바탕으로 환자안전사고는 진료 또는 오류로 인한 손상이 없음으로 정의될 수 있다. 환자안전사고는 목적을 달성하기 위해 계획을 잘못 세우거나 계획한 행동을 의도한 바대로 완료하지 못한 것이다. 이 중 위해사건(Adverse Event)은 환자의 기저 질환이 아닌 의학적 관리로 인하여 나타나는 손상으로 정의할 수 있다. 이러한 위해사건은 예방가능한 사건과 예방할

수 없는 사건으로 구분될 수 있다.[7)]

의료기관에서 환자안전의 의미는 위해가 일어날 수 있는 환경이나 과정을 개선하는 것이다. 일반적으로 의료산업 외의 분야에서의 안전관리는 기관의 재정적 손실을 예방하는데 있다. 그러나 의료기관에서의 안전관리는 재정적 측면에 국한된 것이 아니라 환자 진료에 있어서 부정적인 결과까지 포함된다.

국내의 의료서비스는 급속하게 발전하고 있으며 다양하고 의료행위에 따른 복잡한 과정과 환경, 또한 많은 인력이 참여하기 때문에 의료서비스에서 오류가 증가할 수밖에 없는 현실이다. 이러한 현실을 인식하였을 때 환자안전의 개념은 오류의 발생을 최소한으로 줄이는 노력도 필요하지만 이미 발생한 오류가 환자에게 위해한 상황으로 진전되지 않도록 하기 위한 체계가 필요함을 이야기하고 있다. 인간이 완벽하지 않다는 전제, 즉, 'Error is to human' 이라는 의미에서 생각할 수 있듯이 완전하게 안전을 이룰 수는 없지만 환자안전을 위하여 끊임없이 노력하고 개선하는 것이 의료기관에서의 환자안전의 진정한 의미일 것이다.

Near miss

우연한 이유로 환자에게 위해가 발생하지 않은 환자안전사고, 예를 들어, 페니실린 과민반응이 있는 환자에게 페니실린을 투여하였으나 과민반응이 나타나지 않았거나 의사가 잘못된 챠트에 처방을 기록하는 것을 간호사가 발견하는 것과 같은 것이다.

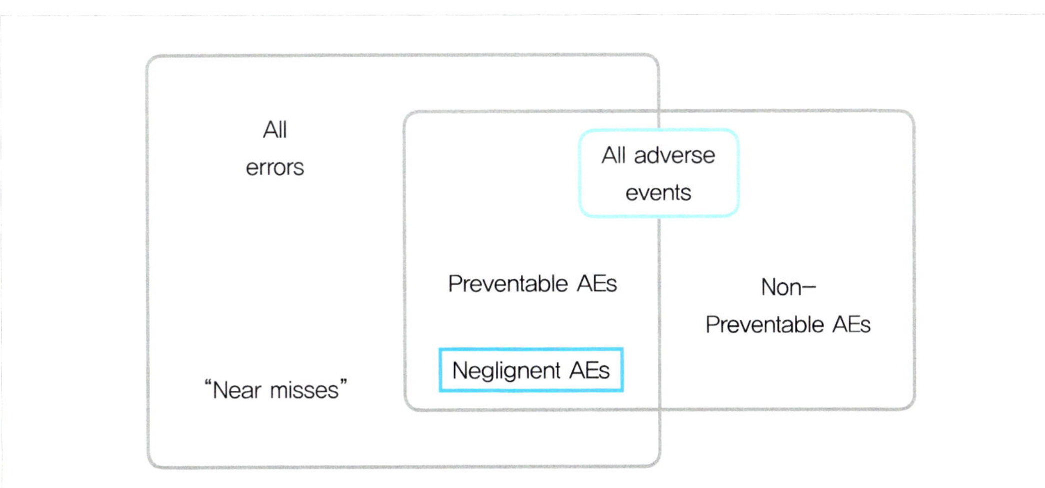

그림 8-1 환자안전사고

출처 : 2015 한국의료질향상학회 봄 연수교육 울산의대 이상일 교수 '환자안전의 기본개념'

2 환자안전과 의료의 질 향상

최근에 환자안전은 의료의 질과 관련하여 핵심적인 요소로 인식되고 있다. 이러한 배경에는 미국에서 보고된 두 가지 보고서가 중요한 영향을 미쳤다. 하나는 하버드 의과대학의 Leape et al.(1991)이 보고한 Harvard Medical Practice Study의 결과를 다룬 논문이다. 그 내용에 따르면 병원 입원 환자의 3.7%가 부작용(adverse events)을 경험하였고, 이 부작용의 27.6%가 의료과오로 인하였다는 충격적인 사실이었다.[8] 이러한 연구결과 의료계는 많은 충격을 받았으나 얼마 후 1999년 미국 의학연구원(Institute of Medicine: IOM)은 이보다 더 충격적인 내용을 보고하였다. 의료과오에 관한 보고서(To Error is Human: Building a Safer Health System)를 발간하면서 예방가능한 의료과오로 매년 병원에서 44,000명에서 98,000명이 사망하고 있으며 이는 자동차 사고, 유방암, AIDS로 사망하는 숫자보다 많다는 것도 밝혔다.[9]

이러한 일련의 보고서는 전세계의 의료계에 영향을 미쳤으며 이와 관련된 후속 움직임이 일어나기 시작했다. 영국 보건부(Department of Health, UK)는 2000년 NHS 병원에 입원하는 환자의 약 10%가 부작용을 경험하는데, 환자에게 위해를 주는 부작용 경험자가 연간 85만 명에 이르는 것으로 추산하였다.

2004년 세계보건기구(WHO)가 환자안전에 관한 범세계적 협력을 위한 행동강령을 발표한 것에 근거하여 유럽연합은 2005년 주요 주제로 환자안전을 채택하였고, 2006년에 환자안전에 관한 권고사항을 발표하였다.[5]

이와 같이 환자안전에 관한 정책적인 내용은 점점 가시화되고 있지만 실천에는 여전히 한계가 있어 보인다. 의료의 부작용을 방지하는 정책의 개입이 성공하기 위해서는 의료체계 전반에 걸친 움직임이 필요하다. 따라서, 최근의 움직임은 의료 공급자 개인의 부주의나 낮은 성과에 집중하는 것이 아니라 의료공급체계상의 여러 가지 문제점들이 부작용을 일으키는 원인이 된다는 것이다.

의료기관 경영성과를 위하여 지속적인 질 향상 활동을 활용하였을 경우 장기적으로 고객만족도와 의료의 질 개선을 통하여 경영의 향상으로 연계될 수 있을 것이다. 이는 환자안전의 문제에도 비슷하게 적용될 수 있다. 의료사고가 발생하였을 때 의료사고가 발생하게 된 근본원인을 분석하면 미래에 발생할 수 있는 의료사고를 미리 차단할 수 있는 방법을 파악하게 된다. 따라서 빈번하게 발생하는 환자안전사고나 심각한 결과를 초래하는 환자안전사고와 같은 문제에 대하여 환자안전보고체계와 사례분석을 통하여 예방체계를 갖춘다면 환자안전사고는 감소할 것이며 이와 관련된 비용은 불필요할 것이다. 또한 이러한 체계가 갖추어지게 되면 의료기관의 위상은 높아지게 될 것이다.

전통적으로 의료의 질은 치료효과를 입증할 수 있는 지표로 확인할 수 있는 임상적인 효과와 환자의 만족도와 관련있는 재원기간 단축과 같은 지표로 확인할 수 있는 효율성과 같은 항목에 의해서 중요하게 평가되었다. 여기에 적절한 시기에 적절한 시간 내에 의료서비스가 제공될 수 있는 것에 초점을 두었다. 이러한 모든 과정에서 환자안전은 보장되어야 하고 이를 통해 지속가능한 의료의 질이 보장될 것이다.

3 환자안전 보고시스템

1) 외국의 보고시스템

환자안전 보고시스템의 가장 중요한 기능은 보고된 자료의 분석과 조사결과를 바탕으로 시스템을 개선하는 것이다. 이는 경험으로부터 배우는 목적으로 이루어져 보고학습시스템이라고도 한다. 이러한 목적을 달성하기 위해서 여러 나라에서는 국가주도로 또는 비정부기구가 운영하는 형태로 환자안전 보고시스템을 활성화하고 있다.[10)]

대부분의 나라들은 매우 심각한 사건에 대해서는 보고를 의무화하고 있으며, 경미한 사건이나 근접오류에 대해서는 자율 보고를 권장하고 있다. 미국에서는 31개주에서 Nartional Quality Forum이 정의한 심각한 보고대상 사건의 보고와 분석을 의무화하고 있으며, 이를 위해 AHRQ(Agency for Healthcare Research and Quality) 산하에 환자안전센터(후에 '의료의 질 향상 및 환자안전센터'로 변경)를 설립하였다. 이 센터에서는 ① 환자 안전 및 의료 질 측정, 보고 및 개선에 대한 사용자중심 연구의 수행 및 지원, ② 환자안전과 의료 질 측정, 보고 및 개선에 관한 보고서와 정보 개발 및 보급, ③ 의료시스템 전반의 이해관계자와 협력하여 증거 기반 관행을 구현하고 환자의 질과 안전 개선을 가속화하고 확대, ④ 지속적인 학습과 개선을 보장하기 위해 환자의 안전과 의료 질을 평가하는 기능을 수행하고 있다.[11]

캐나다에서는 의료기구, 약물유해반응 등으로 발생한 위해사건에 대해서는 보고를 의무화하고 있다. 가능한 모든 사건, 그 원인, 타당한 근거를 상세히 다룬 최종 보고서를 완성하는 대로 제출하도록 하고 있다. 약물유해반응은 제조사, 보건의료 전문가 및 소비자가 보고할 수 있다.[12]

2) 국내의 보고시스템

현재 국내에서 운영중인 환자안전관련 보고시스템은 전국의료관련감염감시체계, 한국의약품안전관리원의 의약품 유해사례 보고관리시스템, 한국혈액안전감시체계 등이 있어 다음과 같은 분야의 자료를 수집하고 있다.[13]

(1) 의료관련감염

의료관련감염은 대한의료관련감염관리학회에서 전국의료관련감염감시체계(Korean Nosocomial Infection Surveillance, KONIS), 한국내성세균조사단(Korean Nationwide Surveillance of Antimicrobial Resistance, KONSAR)에 의해 보고시스템이 운영되고 있다. 이는 의료관련감염의 전체 발생건수 등과 같은 실제 현황을 파악하여 의료관련감염의 발생을 줄위기 위한 정책 마련을 위해 운영되고 있다. 이는 '감염병의 예방 및 관리에 관한 법률'에 의거하여 의무적으로 신고하도록 하고 있다.

(2) 약물

약물의 경우 한국의약품안전관리원에서 의약품 유해사례 보고관리시스템을 운영하고 있으며 이는 분기별 유해사례 보고의 동향을 분석하여 중대하고 새로운 위해에 대한 경보를 발령하고 있다. 의약품안전원은 사회적 이류나 중대한 유해사례에 대한 신속한 분석을 통해 식약처의 안전성 서한 등의 근거자료를 제공하고 있다. 자발적인 부작용 보고 제도를 시행하고 있다.

(3) 혈액에 관한 사건

수혈관련 보고시스템은 학회에서 운영하고 있으며 수혈관련 오류의 경향을 분석하고 이를 통하여 최선의 업무 수행 방식을 각 의료기관에 권고하고 있다. 오류 보고는 자율적으로 시행하고 있다.

(4) 환자안전사고에 대한 보고시스템

2020년 7월 환자안전법 개정안이 시행되면서 의료기관평가인증원이 중앙환자안전센터로 지정되었다. 환자안전법 제8조의2 제2항에 따라 환자안전종합계획의 이행 및 환자안전기준 및 지표의 개발, 보급 등 환자안전 주요 시책을 수행하고 있다. 센터의 4대 추진 전략은 환자안전 보고학습시스템(KOPS, KOrea Patient Safety reporting & learning system) 구축 및 활용, 국가단위 환자안전관리 인프라 구축, 환자안전 개선활동 지원, 환자중심 안전문화 조성이다.[14)]

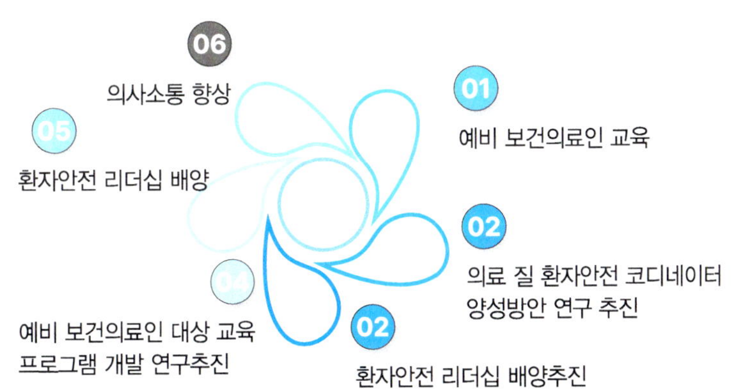

그림 8-2 환자중심 안전문화 조성

출처 : 의료기관평가인증원 환자안전보고학습시스템(https://www.kops.or.kr/portal/main.do, 3 December 2023).

제 4 절 환자안전법

1) 외국의 환자안전관련 법[15)]

환자안전관련 법령에 대한 의미는 안전하지 않은 행위로부터 환자를 보호하기 위한 법으로 예방적인 환자안전문화를 조성하는데 중요한 역할을 하게 되며 사전행동적인 법률구조를 가지고 있다. 환자안전에 영향을 주는 법률은 보고시스템과 환자안전 향상을 위한 정책과 보상 및 민원 체계에 대해서 고려해야 한다.

(1) 미국

미국은 1996년 이전 뉴욕주와 유타주 등에서 위해사건을 보고하기 시작하면서 1996년 Annenberg Conference에서 '의료에서의 실수는 예방, 교육과 연구의 발전'이라는 아젠다를 채택하면서 본격적으로 시작되었다. 그후 1997년 National Patient Safety Foundation을 수립하였고 1999년 환자안전을 위한 국가수준의 센터를 수립하여 비로소 1999년 의학협회에서 "To Error is Human"이라는 보고서가 발표되었다.

또한 1999년부터 보훈청 병원에서 환자안전에 대한 체계적인 접근법이 도입되어 보고사건에 대한 기밀성이 보장되고, 무징벌 체계, 기밀성이 보장된 피드백, 근본원인 분석이 이루어져 환자안전정보시스템을 구축하였다. 2005년 제정된 환자안전과 질향상 법률은 기밀성이 보장된 자발적 보고시스템을 운영하여 환자안전에 해로운 영향을 주는 사건을 감소시키기 위한 목적을 가졌다. 이를 위해 환자안전기관(Patient Safety Organization, PSOs)과 국가 환자안전 데이터베이스를 구축하였다.

(2) 호주

1995년 호주 의료의 질에 관한 연구를 통해 예방가능한 사건이 50%에 달하고 있음을 파악하였고, 국가적 수준의 자발적 보고체계와 비정부기구인 환자안전기구를 두어 프로그램을 사용하여 익명의 자료를 수집하고 성과에 대한 비교자료를 통해 시스템에 기반한 예방전략을 구축하였다. 1992년 의료의 질 보장이나 실무 향상 프로그램에 사용된 정보를 보호하기 위해서 건강보험 개정 법률이 제정되었다.

(3) 덴마크

덴마크는 2001년 위해사건에 대한 연구를 통해 2004년 환자안전에 관한 법률을 제정하였다. 이를 통해 국가적 차원에서 의무적인 보고체계가 도입된 첫 국가로 자리매김되었다. 이 법은 보고사건을 활용하여 환자안전을 향상시키기 위한 법으로 위해사건 보고시스템을 구축하여 의료 종사자는 위해사건을 보고하고 병원 소유자는 위해사건을 보고받은 후 분석하고 이로부터 학습할 수 있는 시스템을 구축하도록 하였다.

(4) 영국

영국은 2000년 조사를 통해서 의료기관에서 오류가 발생하면 개인을 비난하고 사건을 보고하였을 때 위해사건과 주변 상황만 보고된 후 원인 분석이 이루어지지 않고 있음을 확인하였다. 또한 대부분의 오류는 개인의 태만이나 행동을 넘어선 시스템의 문제라는 것을 알게 되었으나, 비난문화가 주류를 이루고 보고체계가 없어 오류로부터 적극적으로 학습하는 것을 방해하는 것으로 분석하였다. 이후 국립환자안전기구를 수립하여 위해사건보고시스템과 최소 데이터세트를 구축하여 보고하는 환자안전 문화를 조성하고자 노력하였다. 2004년 국립환자안전기구에 의해 국립 보고학습시스템을 웹기반으로 구축하고 환자안전사고에 대해 발생했거나, 예방했거나, 발생할 뻔한 사건으로 규정하고 환자안전사건의 패턴, 경향, 위험에 대한 분석을 진행하였다.

2) 우리나라의 환자안전법 제정 배경

2010년 5월 대학병원에서 급성림프구성백혈병으로 진단받은 아동이 빈크리스틴 투약오류로 인하여 열흘 만에 사망하는 사고가 발생하면서 이후 유가족과 시민, 환자단체연합회 등의 활동으로 언론의 관심이 모이면서 법 제정 청원운동이 시작되었다. 2012년 또다시 대학병원 빈크리스틴 투약오류가 발

> **빈크리스틴 투약오류**
>
> 2007년 급성림프구성백혈병을 진단받은 정종현 환자(9세)는 2010년 척수강내에 주사하여야 하는 시타라빈과 정맥주사하여야 하는 빈크리스틴이 바뀌어 주입되어 빈크리스틴이 척수강내로 주입되면서 신경손상으로 사망에 이르게 되었다. 이 사건을 계기로 병협은 빈크리스틴 유의공문을 발송하였으며 환자단체연합회의 성명과 추모집회 등이 이어졌다.[14]

생하였고 전문가 간담회, 국회의원 토론회 등을 거치면서 환자안전법에 대한 필요성에 대한 뜻은 구체화되기 시작하였으며 비로소 2014년 12월 국회 본회의를 통과하게 되었다. 이와 같이 현재 우리나라는 환자안전사고 예방과 재발 방지를 위한 종합적인 관리대책이 마련되어 있지 않고 환자안전 관련 기준과 체계가 미비하여 환자안전에 대한 인식 전환과 함께 제도의 마련이 필요한 실정이다. 이에 환자안전에 대한 체계적이고 총괄적인 관리를 위한 법률을 제정하여 국가와 보건의료기관 등의 환자안전활동에 관한 사항을 정비하여 보건의료의 질 향상 및 환자안전 증진에 이바지하고자 제정되었다.

3) 환자안전법의 주요 내용[17)]

> **환자안전법**
>
> 환자안전법은 2015년 1월 28일 제정되어 2016년 7월 29일 시행되었다. 환자안전에 관한 사항을 규정하고 질 향상에 이바지하기 위한 내용을 법적인 제도로 마련하였다는 것에 의의가 있다.

> **환자안전사고 정의**
>
> 환자안전법에서 정의한 환자안전사고란 보건의료기본법 제3조제3호의 보건의료인이 환자에게 보건의료서비스를 제공하는 과정에서 환자안전에 보건복지부령으로 정하는 위해가 발생하였거나 발생할 우려가 있는 사고를 말한다.[15]

(1) 환자안전에 필요한 사항을 규정함으로써 환자의 보호 및 의료 질 향상에 이바지함을 목적으로 한다.

(2) 보건복지부장관은 환자안전종합계획을 5년마다 수립 · 시행하도록 하고, 환자안전에 관한 사항을 심의하기 위하여 국가환자안전위원회를 두도록 한다(제7조, 제8조)

(3) 일정 규모 이상의 병원급 의료기관은 환자안전을 위하여 환자안전위원회를 설치 · 운영하고, 환자안전 전담인력을 두도록 한다(제11조, 제12조).

(4) 환자안전사고를 발생시켰거나 발생한 사실을 알게 된 또는 발생할 것이 예상된다고 판단한 보건의료인 및 환자 등은 그 사실을 보고할 수 있고, 이에 대한 조사 · 연구 및 공유를 위하여 환자안전사고 보고 · 학습시스템을 구축 · 운영하도록 한다(제14조,

제16조).

(5) 환자안전사고 보고의 비밀보장을 위하여 비밀누설금지 및 보고를 이유로 불리한 조치를 할 수 없도록 한다(제17조).

4) 환자안전법 구성

제1조 : 목적
제2조 : 정의
제3조 : 국가와 지방자치단체의 책무
제4조 : 보건의료기관의 장과 보건의료인의 책무
제5조 : 환자의 권리와 책무
제6조 : 다른 법률과의 관계
제7조 : 환자안전종합계획의 수립 등
제8조 : 국가환자안전위원회
제9조 : 환자안전기준
제10조 : 환자안전지표
제11조 : 환자안전위원회
제12조 : 전담인력
제13조 : 환자안전활동에 대한 교육
제14조 : 환자안전사고의 보고 등
제15조 : 환자안전지표 개발을 위한 자료의 요청
제16조 : 환자안전사고 보고 · 학습시스템 등
제17조 : 환자안전사고 보고의 비밀 보장 등
제18조 : 벌칙
제19조 : 과태료

5) 환자안전법의 세부내용

(1) 보건의료기관의 장과 보건의료인의 책무

① 환자안전 및 의료 질 향상을 위하여 국가와 지방단체의 시책을 따라야

한다.

② 환자안전사고가 발생하지 아니하도록 시설 · 장비 및 인력을 갖추고, 필요한 의무를 다하여야 한다.

③ 환자안전활동에 환자와 환자의 보호자가 참여할 수 있도록 노력하여야 한다.

(2) 환자의 권리와 책무

① 모든 환자는 안전한 보건의료를 제공받을 권리를 가진다.

② 환자와 환자의 보호자는 환자안전활동에 참여하여야 한다.

(3) 환자안전기준

① 보건복지부장관은 대통령령으로 정하는 바에 따라 보건의료기관의 시설 · 장비 · 관리체계, 보건의료인의 환자안전을 위한 준수 사항 등 환자안전에 관한 기준을 정하여야 한다.

② 보건의료기관의 장과 보건의료인은 환자안전활동 시 환자안전기준을 준수하여야 한다.

(4) 환자안전지표

① 보건복지부장관은 환자안전 및 의료 질 향상과 관련한 수행 정도를 측정 · 점검할 수 있는 평가기준 등을 제시하는 지표를 개발하여 보급하여야 한다.

② 환자안전지표의 개발 및 보급에 필요한 사항은 보건복지부령으로 정한다.

(5) 환자안전위원회

① 보건복지부령으로 정하는 일정 규모 이상의 병원급 의료기관은 환자안전 및 의료 질 향상을 위하여 환자안전위원회를 설치 · 운영하여야 한다.

② 위원회를 설치한 의료기관의 장은 위원회의 설치 여부 및 구성 · 운영 현황을 보건복지부장관에게 매년 보고하여야 한다.

③ 위원회는 다음의 각 호의 업무를 심의한다.

㉠ 환자안전사고의 예방 및 재발 방지를 위한 계획 수립 및 시행

㉡ 환자안전 전담인력의 선임 및 배치

㉢ 보건의료기관의 의료 질 향상 활동 및 환자안전체계 구축 · 운영

㉣ 제14조 제1항 및 제2항에 따라 환자안전사고를 보고한자 및 보고내용의 보호

㉤ 환자와 환자 보호자의 환자안전활동 참여를 위한 계획 수립 및 시행

㉥ 그밖에 보건복지부령을 정하는 환자안전활동에 필요한 사항

③ 위원회의 구성 · 운영과 제2항에 따른 보고 방법 · 절차, 그밖에 필요한 사항은 보건복지부령으로 정한다.

환자안전활동의 정의

환자안전법에서 정의한 환자안전활동이란 국가, 지방자치단체, 보건의료기본법 제3조제4호의 보건의료기관, 보건의료인, 환자 및 환자의 보호자가 환자안전사고의 예방 및 재발 방지를 위하여 행하는 모든 활동을 말한다.[16)]

(6) 전담인력

① 보건복지부령으로 정하는 일정 규모 이상의 병원급 의료기관은 다음 각 호의 어느 하나에 해당하는 사람으로서 환자안전 및 의료 질 향상에 관한 업무를 전담하여 수행하는 환자안전 전담인력을 두어야 한다.

㉠ 의사 · 치과의사 · 한의사 · 약사 또는 간호사 면허를 취득한 후 보건복지부령으로 정하는 기간 이상 보건의료기관에서 근무한 사람

㉡ 「의료법」 제77조에 따른 전문의 자격이 있는 사람

② 전담인력을 둔 의료기관의 장은 전담인력의 배치현황을 매년 보건복지부장관에게 보고하여야 한다.

③ 전담인력은 다음 각 호의 업무를 수행한다.

㉠ 환자안전사고 정보의 수집 · 분석 및 관리 · 공유

㉡ 환자안전사고 예방 및 재발 방지를 위한 보건의료인 교육

㉢ 환자와 환자 보호자의 환자안전활동을 위한 교육

㉣ 그밖에 보건복지부령으로 정하는 환자안전활동

④ 보건복지부장관은 전담인력을 두고 있는 보건의료기관에 그 운영에 필요한 경비를 지원할 수 있다.

⑤ 전담인력의 배치기준 및 제2항에 따른 보고 방법 · 절차 등은 보건복지부령으로 정한다.

(7) 환자안전활동에 관한 교육

① 전담인력은 환자안전활동에 관한 교육을 정기적으로 받아야 한다.

② 보건복지부장관은 제1항에 따른 정기 교육 외에 환자안전을 위하여 필요한 경우에는 전담인력이나 보건의료인에게 환자안전활동에 관한 교육을 받을 것을 명할 수 있다.

③ 보건복지부장관은 제1항 및 제2항에 따른 교육을 관계 전문기관 등에 위탁하여 실시할 수 있다.

④ 제1항부터 제3항까지에 따른 교육의 방법 · 시간 · 내용, 위탁 등에 필요한 사항은 보건복지부령으로 정한다.

(8) 환자안전사고의 보고 등

① 환자안전사고를 발생시켰거나 발생한 사실을 알게 된 또는 발생할 것이 예상된다고 판단한 보건의료인이나 환자 등 보건복지부령을 정하는 사람은 보건복지부장관에게 그 사실을 보고할 수 있다.

② 보건복지부령으로 정하는 일정 규모 이상의 병원급 의료기관에서 다음 각 호의 어느 하나에 해당하는 환자안전사고가 발생한 경우 그 의료기관의 장은 보건복지부장관에게 그 사실을 지체 없이 보고하여야 한다.

㉠ 「의료법」 제24조의2 제1항에 따라 설명하고 동의를 받은 내용과 다른 내용의 수술, 수혈, 전신마취로 환자가 사망하거나 심각한 신체적 · 정신적 손상을 입은 환자안전사고가 발생한 경우

㉡ 진료기록과 다른 의약품이 투여되거나 용량 또는 경로가 진료기록과 다르게 투여되어 환자가 사망하거나 심각한 신체적 · 정신적 손상을 입은 환자안전사고가 발생한 경우

㉢ 다른 환자나 부위의 수술로 환자안전사고가 발생한 경우

㉣ 의료기관 내에서 신체적 폭력으로 인해 환자가 사망하거나 심각한 신체적 · 정신적 손상을 입은 경우

③ 제1항에 따른 보고를 환자안전사고를 발생시킨 사람이 한 경우에는 「의료법」 등 보건의료 관계 법령에 따른 행정처분을 감경하거나 면제할 수 있다.

④ 자율보고 및 제2항에 따른 보고에 포함되어야 할 사항과 보고의 방법 및

절차 등은 보건복지부령으로 정한다.

(9) 환자안전지표 개발을 위한 자료의 요청

① 보건복지부장관은 환자안전지표의 개발을 위하여 보건복지부령으로 정하는 자료를 다음 각 호의 기관장에게 요청할 수 있다.

㉠ 국민건강보험공단

㉡ 건강보험심사평가원

㉢ 한국의료분쟁조정중재원

㉣ 한국소비자원

㉤ 그 밖에 환자안전에 관한 자료를 보유하고 있는 대통령령으로 정하는 기관

② 제1항에 따른 요청을 받은 기관의 장은 정당한 사유가 없으면 이에 협조하여야 한다.

(10) 환자안전사고 보고 · 학습시스템

① 보건복지부장관은 환자안전을 위하여 제14조에 따라 보고된 환자안전사고에 관한 정보와 제15조 및 제15조의2에 따라 수집한 자료의 조사 · 연구와 그 공유에 필요한 환자안전사고 보고 · 학습시스템을 구축하여 운영하여야 한다.

② 보건복지부장관은 환자안전사고가 새로운 유형이거나 환자안전에 중대한 위해가 발생할 우려가 있는 등 보건복지부령으로 정하는 사유가 발생한 경우에는 주의경보를 보건의료기관에 발령하여야 하며, 필요한 경우 보건의료기관에 개선 또는 시정을 권고할 수 있다.

③ 보건복지부장관은 제2항에 따른 주의경보 발령을 위하여 제14조에 따라 환자안전사고를 보고한 자가 아닌 다음 각 호의 자에게 자료의 제출이나 의견의 진술 등 필요한 협조를 요청할 수 있다.

㉠ 의약품 또는 의료기기를 제조 · 수입 또는 판매하는 자

㉡ 보건의료기관의 시설이나 장비의 설치자 및 관리자

㉢ 보건의료인 또는 보건의료기관의 개설자

④ 제3항에 따라 자료의 제출이나 의견의 진술 등을 요청받은 자는 이에 따

라야 한다.

⑤ 보건복지부장관은 보고학습시스템의 운영을 대통령령으로 정하는 바에 따라 전문기관에 위탁할 수 있다.

⑥ 보건복지부장관은 보고학습시스템의 운영을 위탁받은 전문기관에 대하여 대통령령으로 정하는 바에 따라 그 운영에 필요한 경비의 전부 또는 일부를 지원할 수 있다.

⑦ 보고학습시스템의 구축 · 운영과 위탁 및 경비지원 등에 필요한 사항은 보건복지부령으로 정한다.

(11) 환자안전사고 보고의 비밀 보장 등

① 보건복지부장관은 제14조에 따라 환자안전사고를 보고한 자의 의사에 반하여 그 보고자의 정보를 공개할 수 없으며, 보고된 환자안전사고가 발생한 보건의료기관의 경우에는 그 보건의료기관의 장의 의사에 반하여 해당 보건의료기관의 정보를 공개할 수 없다.

② 자율보고가 된 환자안전사고에 관한 정보와 제15조 및 제15조의2에 따라 수집한 자료는 보건복지부령으로 정하는 검증을 한 후에는 반드시 개인식별이 가능한 부분을 삭제하여야 한다. 다만 자율보고를 한 자가 동의한 경우 그사람의 개인식별정보는 삭제하지 아니할 수 있다.

③ 환자안전사고의 정보 수집 · 분석 및 주의경보 발령 등의 업무에 종사하거나 종사였던 사람은 직무상 알게 된 비밀을 다른 사람에게 누설하거나 직무 외의 목적으로 사용하여서는 아니 된다.

④ 보건의료기관의 장은 해당 보건의료기관에 속한 제14조에 따라 환자안전사고를 보고한 자에게 그 보고를 이유로 해고, 전보나 그밖에 신분이나 처우와 관련하여 불리한 조치를 할 수 없다.

(12) 벌칙

① 제17조 제3항을 위반하여 비밀을 누설하거나 직무 외의 목적으로 사용한 사람은 3년 이하의 징역 또는 3천만원 이하의 벌금에 처한다.

② 제17조 제4항을 위반하여 자율보고를 한 보고자에게 불리한 조치를 한 사람은 2년 이하의 징역 또는 2천만원 이하의 벌금에 처한다.

제5절 의료의 질 평가

1 미국의 의료의 질과 환자안전 평가[18)]

1910년	Ernest Codman, 병원의 표준에 대한 시스템을 제안
1917~1918년	미국 외과학회에서 병원 표준화 프로그램을 개발하고 현장조사를 시작
1950~1951년	미국 의학회, 병원협회, 미국 의협, 캐나다 의협이 미국 외과학회와 협조하여 독립적이고, 비영리적이며 자발적인 인증을 제공하는 The Joint Commission on Accreditation of Hospital (JCAH) 설립함
1964~1965년	병원 인증 조사를 시작함
1966~1969년	장기요양기관 인증을 시작함
1970년	정신시설에 대한 인증 위원회를 설립함
1975~1977년	Ambulatory Health Care를 위한 인증 위원회를 설립함
1994년	Joint Commission International 설립, 국제적으로 교육과 상담 제공
1996년	Sentinel Event Policy 수립, www.jointcommission.org 운영
2000년	국제의료기관 인증 시작
2002년	National Patient Safety Goals
2009년	Joint Commission International 대한병원협회와 MOU체결
2010년	완화의료 프로그램에 대한 인증 시작
2017년	The Joint Commission Journal on Quality and Patient Satety(Elsevier사) 출간 시작
2022년	JCI 인증프로그램에서 168개 표준(14%) 제거, 14개 표준 개정

2 우리나라의 의료 질 평가 현황

우리나라의 의료의 질 평가 현황은 매우 다양하다. 의료기관평가인증제도가 가장 대표적이지만 이외에도 수련병원에 대한 병원신임평가가 운영되고 있고, 정부에 의한 응급의료기관 평가, 검진기관 평가, 공공병원 운영평가, 암검진기관 평가 등 평가주체별로 상이하게 진행되고 있다. 또한 건강보험심사평가원에서는 2001년부터 요양급여 적정성 평가를 실시하여 2014년 현재 34개 항목을 평가하여 29개 항목에 대하여 평가 결과를 공개하고 진료비 가감지급을 일부 도입하고 있다. 의료기관 질 관련 평가 현황은 [표 8-4]를 통해 확인할 수 있다.[3)]

표 8-4 의료 질 관련 평가 현황

구분	도입시기	평가대상	평가주체
응급의료기관평가	2003	응급의료기관(2014년 기준 419개소)	중앙응급의료센터, 지방자치단체
지역거점공공병원 (지방의료원) 운영평가	2006	지역거점공공병원(총 38개소)	국립중앙의료원 공공보건의료사업단
건강검진기관평가	2010	국가검진시행 요양기관 (2015~2017년 평가대상 11,136개소)	국민건강보험공단
요양급여적정성평가	2003	전체 요양기관	건강보험심사평가원
상급종합병원평가		43개 종합병원(2015년 기준)	건강보험심사평가원
전문병원평가	2011	20개 분야 전문병원(총 111개소)	건강보험심사평가원
암검진기관평가	2008	암조기검진 실시 의료기관 (2012~2014년 평가대상 5,509개소)	국립암센터
완화의료전문기관평가	2012	60개소	국립암센터
산재보험 의료기관평가		산재보험 의료기관	근로복지공단
산재보험 재활의료기관인증	2009	2009~2014년까지 30개소 인증	근로복지공단
특수건강진단기관평가	2002	특수건강진단기관	한국산업안전보건공단 산업안전보건연구원
연구중심병원평가	2013	10개 기관	한국보건산업진흥원
의료기관인증	2011	병원급 의료기관	의료기관평가인증원
수련병원신임평가	1981	수련병원 및 수련기관(2015년 기준 263개소)	대한병원협회 병원신임평가센터

출처 : 이규식(2015). 보건의료정책, 서울 : 계축문화사, p.483.

3 의료기관평가인증제[19)~21)]

의료기관 인증제도는 의료기관의 의료서비스에 대한 인증을 통해 의료기관이 의료서비스 제공과정에서 환자안전의 수준과 의료의 질 향상을 위해 자발적 · 지속적으로 노력하도록 하여 국민에게 양질의 의료서비스를 제공하기 위한 제도이다. 의료기관 인증제도의 해외와 국내 흐름은 아래와 같다.

1) 해외 의료기관 인증평가제도

미국, 캐나다, 호주의 의료기관 인증사업은 민간 비영리조직에 의해 수행되고 있다. 미국의 인증평가제도에 대한 설명은 의료의 질 평가 앞부분에서 언급되어 있다.

(1) 캐나다

초기에는 미국의과학회가 시행하는 인증평가에 동참하였으나 1953년부터 독자적으로 CCHA(The Canadian Council on Hospital Accreditation)를 설립하였고, 이 기구는 1988년도에 CCHFA(The Canadian Council on Health Facilities Accreditation), 1995년에는 CCHSA(The Canadian Council on Health Services Accreditation)로 명칭이 바뀌었으며, 2008년에 Accreditation Canada로 재명명하여 오늘에 이르고 있다(www.accreditation.ca, 2015). 또한 2000년부터는 외국 병원에도 신임을 주는 CCHSA International을 부속기구로 개설하여 운영하고 있다.

(2) 호주

호주에서는 독자적으로 병원인증제도를 개발하여 운영하고 있다. 1974년에 병원신임기구인 ACHS(The Australia Council on Healthcare Standards)가 설립되어 운영하고 있으며, 2005년에는 외국의 병원들에 대하여 인증을 하는 ACHSI(ACHS International)를 설치하여 운영하고 있다(www.achs.org.au, 2015).

(3) 영국

1980년대 미국 인증평가를 벤치마킹하여 두 개 병원에 시범 평가를 하였으나 큰 진척이 없다가, 호주 ACHS 기준을 채택하여 King's Fund Organizational Audit Scheme을 만들고 1989년부터 병원 인증평가를 시작하여 현재는 Health Quality Improvement Partnership(HQIP)에서 수행 중이며, 의료서비스 인정제(CSA, Clinical Service Accreditation)를 시행하고 있다(www.hqip.org.uk, 2018). 영국 인증평가제도의 특징은 모든 병원(NHS 병원 및 NHS에 참여하는 민간병원)에 대하여 강제 적용하는 것이며, 정신병원이나 사회서비스에도 적용하고 있다는 것이다.

(4) 인증평가제도를 위한 국제적 조직 설립

1984년 스웨덴에서 처음으로 세계 각국의 의료 질 평가를 위한 인증제도와 관련한 국제적인 기구인 국제의료질향상연맹(ISQua, The International Society for Quality in Health Care)이 설립되었다. ISQua는 환자안전과 의료 질의 향상을 목표로 하고 있으며 현재 100여개 국가가 참여하고 있다. 또한 세계 각국의 인증제도의 타당성을 검증해주고 있는데 세 가지 영역(인증기구의 조직, 인증기준, 조사원 훈련)에서 별도의 인증을 하며, 학술지 발간과 국제 컨퍼런스를 매년 개최하고 있다(www.isqua.org, 2015).

2) 우리나라 의료기관평가인증제의 역사

(1) 1994년 의료보장개혁위원회 의료기관평가 도입 건의
(2) 2002년 종합병원 및 300병상 이상 병원대상 전면 실시
(3) 2004년 의료기관 '평가제도' 운영 : 보건복지부 주도, 3년 주기
(4) 2008년 '의료기관평가 인증제 도입' 국정과제로 선정
(5) 2009년 4월 국무총리실(정책분석평가실) 의료기관평가제도 운영 실태 점검
(6) 2009년 9월 의료기관평가인증추진위원회 구성
(7) 2010년 3월 조사기준, 조사방법 초안 개발
(8) 2010년 5월 17개 의료기관 시범조사, 예비조사 실시
(9) 2010년 6월 29일 인증제 도입을 내용으로 하는 '의료법 개정안' 국회 통

과 : 자율신청을 통한 의료기관인증제 실시 근거 마련

(10) 2010년 11월 의료기관평가인증원 설립 : 보건복지부로부터 인증업무를 위탁받아 수행

(11) 2011년 1월 24일 의료기관평가인증 본격 시행 : 4년 주기

(12) 2012년 4월 24일 국제의료질관리학회(ISQua) 인증기준 국제 인증 획득

(13) 2013년 요양병원, 정신병원, 한방병원 인증 시작

(14) 2014년 치과병원 인증 시작

(15) 2015년 JCI(Joint Commission International)와 MOU 체결, ACHS (Australian Council on Healthcare Standards)와 MOU 체결

3) 의료기관평가인증제 추진 배경

의료기관평가는 1994년 의료보장개혁위원회에서 처음으로 도입이 건의되어 의료서비스의 질에 대한 국민의 관심이 증가하는 사회적 흐름에 따라 탄생되었다. 이후 2002년부터 종합병원 및 300병상 이상 병원을 대상으로 전면적으로 의무적으로 평가를 받는 방식으로 운영되어 왔다. 이러한 평가과정을 거치면서 의료서비스에 대하여 의료기관이 관심을 가지게 되고 서비스 수준이 향상되었으며 의료기관의 진료에 있어서 임상질지표가 도입되는 등 긍정적인 성과를 내었다. 그러나, 강제평가 방식을 따르고 있으며 평가결과를 서열화하여 병원간 과잉 경쟁을 유발하는 문제가 있었으며 이로 인해 의료기관은 일시적이거나 수동적으로 대응하는 모습을 보여 평가 효과가 지속적으로 유지되지 못하는 한계점을 확인하였다. 또한 평가 전담조직이 부족하여 평가의 전문성이 확보되지 못하였으며, 때로는 객관성이 부족하여 문제로 지적되기도 하였다. 이와 같은 문제점을 극복하고 의료기관이 자발적으로 의료서비스의 질 향상을 위한 노력을 유도하기 위하여 의료기관 평가제에서 인증제로 전환하게 되었다.

4) 의료기관평가인증 절차 및 조사방법

(1) 인증절차

의료기관평가인증제에서 인증절차는 다음과 같은 절차를 따른다.

(2) 인증조사

의료기관평가인증제에서는 역동적 추적조사(Tracer Methodology) 방법을 사용하여 의료기관의 의료서비스 전제공과정을 조사하고 있다. 추적조사는 환자의 관점에서 진료 및 치료 경로를 따라 의료진 및 환자와의 대화, 기록검토, 관찰을 통합하는 역동적인 조사과정을 거치는 환자안전과 의료의 질 및 서비스를 평가하는 조사방법이다(Muphy-Knoll, 2006). 이러한 추적조사방법은 개별환자 추적조사와 시스템 추적조사로 구분될 수 있는데 개별환자 추적조사는 환자에게 제공되는 의료서비스의 흐름을 따라 의료기관의 주요한 기능(의료절차, 전달체계, 안전구조 등)을 환자가 어떻게 경험하는지 평가하는 조사방법이다. 시스템 추적조사는 의료기관 전체 시스템을 조사하는 방법으로 지속적인 질향상, 약물관리, 인적자원관리, 감염관리, 시설 및 환경관리, 의료정보/의무기록관리의 6개 부분에 대해 조사가 이루어진다.

5) 의료기관평가인증제의 성과

2011년 처음 의료기관평가인증이 시작된 이후, 2014년 제1기 인증받은 병원의 비율을 보면 43개 상급종합병원만 모두 인증을 받았고, 종합병원은 36.9%, 병원은 7.7%만 인증을 받았다. 치과병원은 205개 가운데 9개 병원이, 한방병원도 231개 병원 가운데 9개 병원만 인증을 받았다. 그리고 수련병원들도 61.3%만 인증을 받았다[3)]

2016년부터는 2주기 의료기관평가인증이 시작되었으며 중소병원, 요양병원, 정신병원, 정신건강의학과의원, 한방병원, 치과병원 등 대상 의료기관을 확대하였다. 2023년 12월 현재까지 전국 1,812개의 의료기관에서 의료기관평가인증을 획득하였다. 정신의료기관도 의료법상 의료기관 종별 유형에 추가되면서 4주기 부터는 평가를 받게 되어 현재 606개의 정신의료기관이 인증받았다.

2012년 4월에는 International Society for Quality in Healthcare(ISQua)로부터 국내의 급성기 의료기관 인증기준에 대한 국제인증을 획득하여 의료기관평가인증 기준에 대한 신뢰성과 객관성을 확보하였다고 평가할 수 있다.

의료기관평가인증제를 통하여 의료기관 구성원과 경영진은 의료기관의 의료서비스에서 의료의 질 향상에 대한 관심과 환자안전에 대한 인식을 높일 수 있었던 것에 대한 평가도 어느 정도 인정할 수 있는 부분이다. 이는 의료기관평가인증을 준비하는 과정에서 환자안전과 질 향상에 대한 전문화된 교육이 이루어지며 의료서비스의 흐름을 따라 환자안전을 지킬 수 있는지에 초점을 맞추어 업무를 검토해야 하는 조사방식에 따른 것이다.

또한 의료기관평가인증제를 통하여 의료기관내의 통일된 규정과 지침이 정비됨으로써 개인별, 부서별로 차이가 존재했던 의료서비스 제공방식의 일관된 표준이 마련되었다. 이는 의료기관의 경영의 효율화와 함께 구성원의 의사소통을 원활하게 하는데 영향을 주었다.

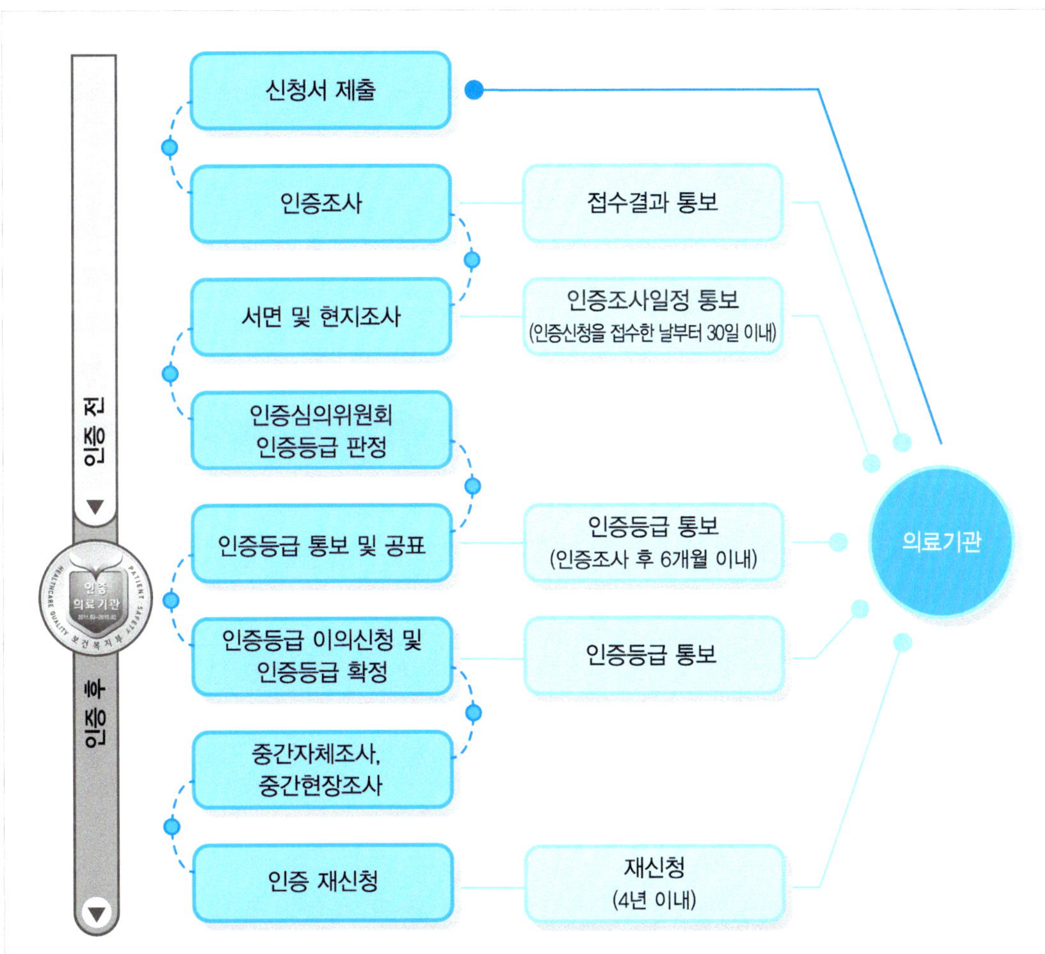

그림 8-2 의료기관평가인증 절차

출처 : 의료기관평가인증원(http://www.koiha.kr/web/kr/assessment/accStep.do, 2014.1.18. 검색).

6) 의료기관평가인증제의 과제

우리나라의 의료의 질에 대한 관심은 오랫동안 지속되어 왔으나, 이에 대한 체계적인 관리와 개선을 위한 정책과 제도는 미흡한 실정이다. 정책적인 견인책이나 법적인 제도의 뒷받침이 없는 상태에서 의료의 질 향상에 대한 움직임은 자칫 의료공급기관의 비용적인 부담을 안겨주게 될 것이라고 생각하는 사람이 많을 것이다. 이러한 인식은 현재 자발적인 신청을 기반으로 진행되는 의료기관평가인증제의 의료기관 참여율이 낮은 것을 반영한다.

앞서 제시된 바와 같이 의료의 질 관련 평가가 일관된 기준 없이 다양하게 배치되어 있고 주관 기관 역시 다양하게 구성되어 있어 중복평가로 인하여 의료기관이나 평가 주체 및 활용 기관에 불필요한 사회적 비용이 사용되고 있음을 짐작할 수 있다.

또한 최근 환자안전법이 제정되었으나, 지금까지 정부에 의료 질을 전담하는 부서가 없는 것도 중요한 문제이면서 해결해야 할 과제로 생각할 수 있다. 현재 의료의 질을 평가하는 전담기관으로 의료기관평가인증원이 있으나 보건복지부 내에 나라 전반의 의료의 질에 대한 전략을 구상하고 실행하는 부서는 없는 실정이다.

현재 의료기관인증으로 대표되는 의료의 질 관리에 대한 평가 결과가 의료관련 정책에 활용되어 보험수가나 신임평가에 연계될 수 있는 방안을 고려해야 하는 일도 중요한 과제로 생각해야 한다.

마지막으로 의료의 질을 향상시키고 환자안전을 보장하기 위하여 감염과 같이 환자안전과 직결된 정보를 보고자의 기밀을 유지하면서 수집할 수 있는 시스템의 마련과 전담 조직의 구축이 어느 때보다 절실한 시점이다.

2015년 제정된 환자안전법의 조항에 따라 지속될 수 있는 시스템을 고려하는 것이 필요하다.

4 의료의 질 관리 문제와 정책 추진

의료의 질 향상은 비용 증가라는 생각을 하는 사람들이 많다. 의료의 질은 효율성의 중요한 구성요소인데 이러한 인식이 부족하기 때문이다. 보건복지부의 담당부서나 의료기관평가인증원도 제대로 된 인증제도 운영에 미온적이며, 보건복지부가 자율규제기규인 의료기관평가인증원을 지나치게 통제하고 있다는 문제도 있다. 뿐만 아니라 의료기관 인증제와 상급종합병원, 전문병원, 연구병원, 수련병원 등에서 받고 있는 다양한 평가가 유사하여 기능이 중복되는 문제가 있다. 또한 지나치게 높은 인증비용의 문제와 아울러 평가지표의 신뢰성과 타당성 논란, 평가방식의 타당성과 객관성 논란, 평가위원의 전문성 부족, 인증절차의 내실화 부족, 충분히 검증되지 못한 평가결과의 공개(인증등급만 공개)와 신뢰성 및 정책 활용 부재 등의 문제도 있다.

또한 의료의 질 관리 평가결과와 보건의료정책과의 연계가 부족한 점도 문제이다. 예로 인증제도와 보험수가의 연계가 안 되어 의료기관들이 인증제를 불신하고, 평가기준과 보험심사기준과의 불일치 등도 문제로 지적되고 있다. 이러한 여러 가지 문제들로 인해 아직까지 의료기관 인증을 받지 않는 의료기관들도 다수인 게 사실이다.

건강보험심사평가원이 시행하는 요양급여 적정성 평가를 토대로 한 가감지급이나 인센티브 지급도 광범위하지 못하다. 적정성 평가는 다양한 지표와 결과 공개를 통해 의료의 질에 대한 사회적 관심을 높이는데 기여한 반면, 적정성 지표들의 타당성 문제, 병원들에 대한 과도한 행정부담, 현장과 괴리된 과잉평가와 같은 문제가 제기되고 있다.

향후 보건의료정책이 이러한 문제들을 개선하는 방향으로 시행된다면 의료의 질 향상에 기여하게 될 것이다. 아울러 정부 관계자들은 정책을 수립할 때 의료의 질 향상 원칙을 반드시 생각하면서 전개해가야 할 것이다. 또한 의료기관들도 외적인 크기를 확장하는 데만 관심을 두지 말고 의료의 질과 환자안전에 좀 더 관심을 가지고 운영해야 할 것이다. 이를 위해 정부도 예산을 편성하여 관련 데이터베이스를 구축하고 전문가 집단과도 지속적으로 소통해야 할 것이다.

참고문헌

1) Institute of Medicine, USA(1990), Medicare : A Strategy for Quality Assurance, Vol.1, Washington DC : National Academy Press.
2) 박춘선, 31회 심평포럼, 건강보장의 의료의 질 관리, 발표자료.
3) 이규식(2015), 보건의료정책, 서울 : 계축문화사, p.483, pp.455-484.
4) Donabedian A.(1980), Exploration in Quality Assessment and Monitoring, The definition of Quality and Approaches to its Assement, Ann Arbor, MI: Health Administration Press.
5) Legido-Quigly H, McKee M, Nolte E and Glinos IA(2008), Assuring the Quality of Health Care in the European Union : A case for action, European Observatory on Health Systems and Policies, Copenhagen: WHO Europe.
6) Institute of Medicine, USA(2001), Crossing the Quality Chasm : A New Health System for the 21st Century, Washington DC : National Academy Press.
7) 한국의료질향상학회, 2015년 봄 연수교육 중 울산의대 이상일 교수의 '환자안전의 기본 개념' PPT 자료.
8) Leape L et al.(1991), "The nature of adverse events in hospitalized patients", results of the Harvard Medical Practice Study II, New England Journal of Medicine, 324, 377-384.
9) Institute of Medicine, USA(1999), To Error is Human : Building a Safer Health System, Washington DC : National Academy Press.
10) 김석화, 김문숙, 김정은, 이상일, 이재호, 정연이(2011), "의료기관이 환자안전활동 지원을 위한 방안 연구 결과 보고서", 서울 : 의료기관평가인증원, 서울대학교병원.
11) AHRQ Center of Quality Improvement and Patient Safety webpage. (https://www.ahrq.gov/cpi/centers/cquips/index.html, 3 December 2023).
12) Downie JG, et al.(2006), Patient Safety Law : From Silos to Systems, Edmonton, Alta : Canadian Patient Safety Institute.
13) 질병관리본부(2013), 환자안전 증진을 위한 제도적 개선 방안 개발, 질병관리본부
14) 의료기관평가인증원 환자안전보고학습시스템(https://www.kops.or.kr/portal/main.do, 3 December 2023).
15) 한국의료질향상학회, 2009년 학술대회 중 울산의대 이재호 교수의 '외국의 환자안전 법령 검토' PPT 자료.

16) 중앙일보헬스미디어, 정종현군 어머니가 다시금 밝히는 3년전 아들의 죽음(http://jhealthmedia.joins.com/news/articleView.html?idxno=9142, 2023.12.3. 검색).
17) 국가법령정보센터(www.law.go.kr, 2023년 12월 3일 검색).
18) https://www.jointcommission.org/who-we-are/(3 December 2023).
19) 의료기관평가인증원(https://www.koiha.or.kr/web/kr/assessment/assStatus.do, 2023.12.1. 검색).
20) 김재영(2011), 의료기관평가인증제와 소비자, 소비자 정책동향, (20).
21) 박종훈(2011), 새로운 한국의료기관평가인증제의 이해, J. Korean Med Assoc, 54(2), 142-145.

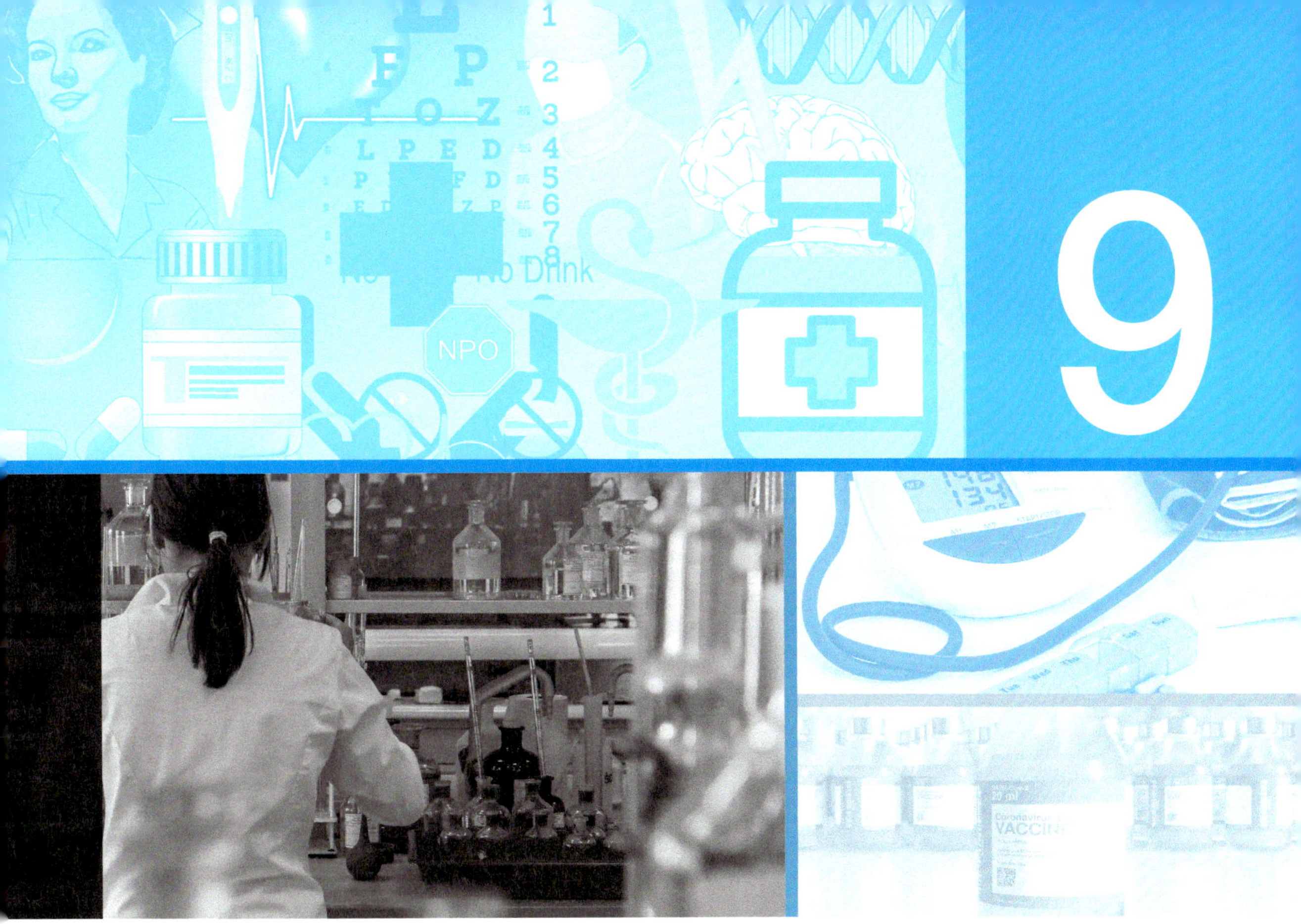

9

보건의료정책 평가

제9장

9 보건의료정책 평가

제1절 보건의료정책 평가의 개념

1 보건의료정책 평가의 필요성

그동안 정책학의 주요 관심대상은 정책결정(policy making) 분야였으나, 1960년대에 정책이 집행된 후 적절하고 효율적인 방법을 사용하여 정책목표 달성정도를 규명하기 위하여 정책평가가 대두되어 본격적인 연구가 시작되었다. 1960년대 미국의 존슨 행정부의 'The Great Society' 사회정책사업에 대한 효과 추정은 정책평가의 대두에 결정적 기여를 하였고, 정치가와 정책 관리자들의 관리책임 의식 증대도 중요 요인이 되었다. 무엇보다 사회학 분야에서 효과 측정에 대한 다양한 평가방법들이 개발되어 정부업무에 활용해야 한다는 요청이 증가하였다. 이러한 정책평가는 정책결정과정과 집행에 필요한 정보를 제공하고 정책 담당자의 책임성을 확보할 수 있을 뿐만 아니라 기존 이론의 수정 · 보완 및 새로운 이론형성에도 도움을 주기 때문에 그 중요성과 필요성은 점차 증대되고 있다.

오늘날 정책평가는 1980년대에 등장한 신공공관리(New Public Management)에 의해 더욱 강조되고 있다. 신공공관리론의 특징은 ① 경쟁원리의 도입, 민간경영기법의 도입, 민영화, ② 권한의 하부 위양이나 분권화, ③ 성과(performance) 중시와 품질 향상 강조, 행정서비스를 이용하는 고객 중심주의 등으로 요약할 수 있다.[1] 신공공관리 행정체계를 채택하는 많은 국가들은 성과중심적 조직을 구축하고 그 성과를 평가하기 위한 기준과 방법을 개발하여 행정개혁 과정에 투입하고 있다.[2]

한편, 보건의료(health care)는 보건의료기본법 제3조에 따르면 "국민의 건강을 보호 · 증진하기 위하여 국가 · 지방자치단체 · 보건의료기관 또는 보건의료인 등이 행하는 모든 활동"을 말한다. 따라서 보건의료정책은 "국민의 건강을 보호 · 증진하기 위해 정부기관이 공식적으로 결정한 기본방침"이라고 할 수 있다. 즉 보건의료정책에 대한 평가는 보건의료정책이 국민의 생명과 직접적으로 관련되어 국민적 관심이 높은 분야이기 때문에 보건의료정책과정에서 중요한 부분이 되고 있다. 정책평가가 주로 정책의 효과나 정책집행과정의 합리성을 평가하는 것이므로 보건의료정책에 대한 평가는 정부기관이 보건의료정책을 수립하고 집행한 과정이 공식적이고 타당한 절차를 거쳤는지와 그 결과 국민의 건강을 보호하고 증진하는데 효과적이었는지에 대해 과학적이고 체계적인 방법에 따라 평가하는 것을 의미한다. 또한 효과성과 재정분석을 통해 계속적으로 추진할 것인지 혹은 확대 추진되어야 할 것인지 결정하고, 효과성이 현저하게 떨어지고 불필요하게 재정이 낭비된 정책은 과감하게 폐지시킬 수 있다.

정부는 그동안 많은 보건의료정책을 추진해 왔으며, 성공한 정책도 있었지만 실패한 정책도 많았던 것이 사실이다. 그 이유는 보건의료정책의 수립이 일반 정책보다 정책담당자의 전문적인 지식과 보건의료정책 전문가의 자문이 필요하고, 관련되는 이익집단들 간의 충분하고 공평한 의견조율이 전제되어야 하기 때문이다.

2 보건의료정책 평가의 목표

전통적으로 정책이나 사업의 평가는 국회의 국정조사 및 감사와 정부 내부적인 행정감사, 감사원의 감사 · 사정활동, 시민이나 전문가의 평가나 감시활동, 대통령이나 기타 피선된 정치인의 행정업무 감독 등으로 진행된 것이 대부분이었다.

정책평가의 가장 기본적인 목적은 ① 정책목표의 달성정도를 측정, ② 이전의 정책경험을 반성함으로써 정책결정의 합리적 개선을 위한 피드백(feed-back) 얻기, ③ 정책이 국민의 욕구충족과 만족에 얼마나 기여하였는지를 반성해 봄으로써 국민의 요구에 순응하는 행정을 실현하는 것이다.

보건의료정책 평가의 목표는 보건의료정책을 개선시키고, 현행 또는 미래의 정책에 안내자의 역할을 하는데 있는데, 보건의료정책이 타 정책 분야와 다른 차이점은 아래와 같다.

첫째, 보건의료정책 분야는 정책을 형성하고 규제하는데 있어서 다른 정책 분야에서는 없는 의료인이라는 강력한 정책 상대자가 있다.

둘째, 보건의료서비스 제공의 복잡성과 서비스 수준에 대한 소비자의 지식과 정보부족은 경제적, 사회적 모형의 사용을 어렵게 하는 문제점을 초래하고 있다.

셋째, 보건의료정책은 인간의 생명을 다루고 있기 때문에 심리적인 문제와 특별한 기대를 가지고 있다. 그 밖에도 정책결과에 대한 통계자료의 부족, 충분히 발전된 이론의 부재, 투입과 산출(건강상태)간의 관계의 불명확 등이 지적된다. 이러한 보건의료정책의 특징 때문에 보건의료 분야에 다른 정책 분야의 분석, 해석, 평가모형을 적용시키는 데는 세심한 주의가 요구된다.[3)]

> **의사집단의 영향력 행사**
>
> 매년 이루어지는 의료수가 협상에서 의사집단이 보여주는 강력한 영향력 행사는 이익집단이 정책결정에 지대한 영향을 주고 있음을 단적으로 보여준다. 이러한 영향력은 이제 정부가 통제하기 곤란할 정도까지 확대되었으며, 심지어 이익집단의 압력으로 정부의 정책이 합리적으로 결정되지 못하고 있는 경향도 있다.

3 보건의료정책 평가의 개념정의

정책은 "바람직한 사회상태를 이룩하려는 정책목표와 이를 달성하기 위해 필요한 정책수단에 대하여 권위 있는 정부기관이 공식적으로 결정한 기본방침"으로 정의[4)]될 수 있으나, 정책평가의 개념에 대해서는 학자별로 조금씩 다르며, 모든 사람들이 동의하는 정책평가의 개념은 없다고 볼 수 있다.

정책평가를 협의로 정의한 J. S. Wholey는 정책평가란 국가사업계획의 전반적인 효과성, 즉 목표달성 정도를 사정하는 것 또는 동일한 목표를 달성하는 여러 사업계획의 상대적 효과성을 사정하는 것이라고 하였다.[5)] 유 훈(1988)은 정책평가를 어떤 정책의 결과를 이해하고 그 값어치를 판단하는 것이라고 하면서, 정책평가에서 과정평가를 제외함으로써 협의의 개념으로 해석하고 있다.[6] 이러한 협의의 개념들은 사후적인 의미에서 주로 정책집행의 결과인 정책 목표달성의 효과성과 능률성의 측정에 한정하고 있다.

정책평가를 광의로 정의한 대표적인 학자는 E. A. Suchman이다. 그는 정책평가가 성과나 영향 뿐 아니라 사업 투입과 같은 노력의 분석까지도 포함해야 한다고 주장하였다.[7] 또한, J. E. Anderson은 정책과정 가운데 최후의 단계가 정책평가이나 단순히 마지막 단계에서만 발생하는 것이 아니라 정책의 전 과정을 통해서 발생하는 기능적 과정이 정책평가라고 정의하고 있다.[8] 노화준(1991)은 정책평가를 집행과정 평가와 사후평가를 합친 개념으로 보았다. 즉, 정책결정이 이루어지고 난 후 정책집행이나 집행의 결과를 검토하기 위한 사후적 검토를 정책평가로 정의하고 있다.[9] 정책평가를 광의로 해석하고 있는 대부분의 학자들은 정책평가의 결과와 과정을 모두 중요시하며 환류과정(feedback)을 전제로 한다.

일반적으로 많이 인용되는 정책평가의 개념은 아래와 같다.

① 정책평가의 대상은 정부의 정책이다.
② 정책평가는 정책이나 사업계획이 정책환경에 실제로 미친 영향 혹은 효과를 중심으로 이루어진다. 특히 평가는 목표 및 효과성과 관련하여 행하여진다.
③ 평가는 판단, 측정, 사정, 검토 등의 활동과 관련이 있다.
④ 정책평가는 사전적으로 정책대안의 결과를 예측하는 정책분석과는 구별된다.
⑤ 평가의 기본 논리는 정책의 집행과 결과간의 인과관계를 밝혀내는 것이다.
⑥ 정책평가는 과학적, 체계적, 객관적 방법 이외에 주관적인 가치평가도 포함된다.

따라서 보건의료정책 평가도 협의의 사후적이고 단편적인 평가 개념이 아니라, 보건의료정책과정의 모든 단계에서 이루어지는 동태적이고 순환적인 과정 평가를 말하며, 특히 의료인 및 의료인단체, 보건의료정책 입안자, 시민단체 등의 모든 사람들이 참여하는 사회적, 정치적 과정에 대한 평가를 포함한다.

제2절 보건의료서비스 평가 연구

보건의료서비스 평가는 각 분야에서 다양한 시각으로 이루어지고 있지만, 연구동향을 분류해 보면 크게 다음과 같이 세 가지로 분류할 수 있다.

1 계급적 모델(Class model)

계급적 모델은 사회 · 경제적 차이는 조직사회의 서비스 배분의 중요한 결정 요인이라는 것을 전제로 한 연구이다. 수혜자의 사회 · 경제적 지위에 따른 집단 간의 서비스 배분이 어떻게 이루어지고 있는가를 분석하는 것으로, 가장 기본적이며 최종적이고 총체적인 평가라 할 수 있다. 왜냐하면, 서비스의 최종적인 목표는 소비자의 극대만족에 있기 때문이다. 계급적 모델에 의한 평가는 대부분 결과에 대한 평가이다. 사회 · 경제적 지위에 따라 보건의료서비스 이용도에 차이가 있을 수 있고, 경제적 부담비율에 있어서도 차이가 발생할 수 있다. 보건의료 분야에서는 이 모델에 의한 평가가 가장 많다. 계급적 모델에 의한 평가의 한계는 결과 평가에 가치관이 개입되어 매우 주관적이며, 연구관련 요인이 매우 많아 평가 결과를 해석하는데 주의를 요한다는 점이다.

2 생태학적 모델(Ecological model)

보건의료정책의 대원칙은 어느 곳에서나 동질의 보건의료서비스를 이용할 수 있도록 하는 데 있으므로 보건의료자원에 대한 재배치를 필수적으로 수반하게 된다. 생태학적 모델은 지리적 · 물리적 환경 등 지역사회의 조건에 따라 보건의료서비스가 어떻게 이루어지고 있는가를 분석하는 것이다. 보건의료자원과 서비스를 인위적으로 국가가 배분하는 경우에는 지역사회 조건에 따른 서비스 평가는 별 의미가 없다. 그러나 우리나라처럼 보건의료자원은 자유방임적으로 배분되고 있는 반면, 보건의료서비스를 국가가 관여하고 개입하는 경우에는 생태학적 모델에 의한 평가가 매우 중요한 부분을 담당하고 있다. 보건의료자원과 이용도의 생태학적 모델에 의한 평가결과는 국가의 개입정도를 정당화해 줄 수 있는 근거를 마련해 주기도 한다.

3 관료 · 경영적 모델(Bureaucratic-Managerial model)

관료 · 경영적 모델은 보건의료조직의 3대요소라고 할 수 있는 공급체계, 행정(경영)체계, 재정체계에 관한 평가모델로 두 가지로 구분할 수 있다.

첫째, 보건의료정책을 결정하고 통할하는 행정관료의 영향을 평가하고 분석하는 것으로 이를 관료제적 모델(Bureaucratic Model)이라 한다. 후진국이나 개발도상국일수록 의료보장의 초기 단계에서는 정책결정 과정에서의 행정관료의 영향이 매우 크므로 그들의 행태와 정책결정 과정을 평가하는 것은 매우 중요하다.

둘째, 보건의료서비스의 최종적인 제공자에 대한 행태적이고 구조적인 평가가 경영적 모델(Managerial Model)이다. 소비자와 직접 접촉하고 최일선에서 서비스를 제공하는 의료인력과 보건의료기관의 역할 여하에 따라 보건의료정책의 성공여부가 달려 있다고 해도 과언은 아니다.

계급적 모델과 생태학적 모델은 서비스 배분의 결과를 분석한 것인데 비해, 정부 내의 행정 관료조직과 서비스 공급자의 경영조직의 구조적 측면을 분석하는 관료 · 경영적 모델은 보건의료서비스의 산출과정을 설명하는 모델이라 할 수 있다. 이 모델은 연구결과의 평가에 대한 개선책을 비교적 쉽고 빠르게 제안할 수 있다.

이러한 세 가지 모델은 정확하게 구분하기가 매우 힘들다. 왜냐하면, 세 가지 모델을 함께 이용하거나, 아니면 두 가지의 모델을 동시에 적용하여 분석하는 경우가 흔하기 때문이다.[10]

제 3 절 행정·관리적 측면의 보건의료서비스

보건의료서비스는 서비스 소비자의 건강을 목적으로 하기 때문에 다음과 같이 일반적 서비스와는 다른 특성이 있다.

1 소비자의 서비스과정 참여

보건의료서비스 제공과정에서 소비자는 서비스를 제공받는 주체이므로 소비자가 참여하지 않는 보건의료서비스는 존재하지 않게 된다. 특히 소비자의 적극적인 참여 여부에 따라 보건의료서비스 제공결과가 크게 좌우되므로 소비자의 참여는 매우 중요하다. 소비자가 서비스 과정에 참여하는 것은 소비자의 요구를 최대로 만족할 수 있는 서비스가 제공되도록 소비자나 공급자가 서로 적극적으로 노력한다는 것을 의미한다.

따라서 보건의료정책을 평가할 때 무엇보다도 고려해야 할 사항은 소비자의 적극적인 참여에 따른 보건의료서비스의 질 평가이다. 다시 말해서, 소비자가 최대로 만족할 수 있는 서비스를 제공하도록 기초 자료를 제공하는 것도 정책평가의 주목적이다. 보건의료 공급자의 일방적인 서비스 제공이 아닌 소비자의 적극적인 참여에 의한 공동생산의 개념이 도입되어야 한다.

2 생산과 소비의 동시성

보건의료서비스 제공과정에서 소비자는 서비스를 생산하는 공급자로부터 서비스를 제공받아 소비하게 된다. 이러한 생산과 소비는 동시에 발생하게 되지만 서비스의 가치가 동시에 소멸되는 것은 아니다. 즉 공급자인 의사로부터 치료를 받았을 때 소비자인 환자에게 그 효과는 즉시 나타나는 경우보다 상당기간 후에 나타나는 경우가 더 많다.

이와 같은 특성 때문에 시간과 장소의 효용을 높이면서 서비스를 제공하는 것이 중요하다. 시간 효용(time utility)과 장소 효용(place utility)의 증대를 통하여 소비자의 지각된 위험을 감소 혹은 회피해줌으로써 양질의 보건의료서비스를 제공할 수 있다.[11)]

3 시간적 제약성

일반적인 상품이나 서비스의 구입은 소비자의 경제적 능력이나 시간적 여유가 수반되며, 소비활동도 시간적 여유를 가지고 이루어지고 있다. 그러나 보건의료서비스는 다른 어떠한 서비스 보다 시간적 제약을 많이 받고 있는 서비스이다. 즉, 제때 치료를 받지 않으면 질병의 악화로 돌이킬 수 없는 결과를 초래하거나 치료의 효과가 감소하며, 비용 면에 있어서도 큰 손해를 감수해야 한다. 그러나 이러한 시간적 제약은 소비자에게만 원인이 있는 것이 아니라 공급자체가 부족하거나 공급자의 바쁨 혹은 능력부족으로 인해 소비자에게 불이익을 초래하기도 한다. 이러한 의료의 시간적 제약성을 의료의 단행성이라고도 한다.[12] 또한 공급자가 소비자에게 필요에 따라 충분한 의학적 임상실험을 거치지 않은 새로운 치료법이나 신약 등을 사용할 수 있는 일종의 실험적 결정이 허용되기도 하는데 이러한 경우 객관적 기준과 충분한 주의를 필요로 한다.[13]

4 소비자와 서비스 제공자의 직접적 접촉

일반적인 서비스 수요는 서비스의 가격과 효용에 따라 소비자가 단독으로 결정하지만, 보건의료서비스 수요는 소비자뿐 아니라 공급자가 오히려 큰 역할을 하고 있다. 즉, 환자가 처음에는 자신의 질병을 치료하기 위해 의사를 찾아가지만 초진을 받고 나서는 의사의 지시에 의해 다음 진료 일을 권유받기도 하고 입원을 하기도 한다.

이처럼 의사와 환자 사이에 이루어지는 진료는 직접적인 대면섭촉을 통해 이루어진다. 물론 최근 원격진료와 같이 각종 통신수단을 이용한 원거리 진료가 이루어지고 있지만, 서로 다른 공간에만 존재할 뿐, 의사와 환자가 동시간대에 통신수단을 이용하여 서비스를 제공하고 받는 것이기 때문에 완벽하게 직접적인 접촉이 아니라고 말할 수 없다.

5 서비스 선택과 평가에 대한 소비자의 불리한 위치

일반 상품을 구매하는 소비자는 자신의 요구에 맞는 상품을 선택하여 구입하고 사용상 문제가 발생했을 때는 적극적으로 애프터서비스를 요청하거나 환불을 요구하기도 한다. 그러나 보건의료서비스의 선택과 평가는 소비자에게 매우 불리하게 되어 있다. 즉, 소비자인 환자는 자기가 받았거나 받고 있는 의료서비스의 내용을 제대로 점검하지 못하고 있다. 물론 최근 들어 공급자인 의사가 소비자인 환자에게 동의를 받거나 설명의 의무를 이행하고 있지만 많은 치료방법과 치료일정의 선택은 의료인의 전문성이라는 미명하에 공급자의 영역에 속해 있다. 따라서 의료 공급자인 의사는 많은 부분 규제로부터 보호받거나 자유롭고 심지어 공급자의 과실로 소비자가 사망한 경우도 발생하고 있다. 최근 들어 의료소비자의 권리를 담은 정책들이 등장하고 있지만 여전히 공급자에게 유리한 것이 사실이다.

6 무형의 서비스 산출물

보건의료서비스는 눈에 보이지 않는 무형의 노동집약적인 서비스이나 최근 과학기술의 발전으로 일정 부분 기술집약적인 특징도 가지고 있다. 이러한 무형의 서비스는 실체를 볼 수 없기 때문에 질적 수준이나 생산성 등을 양적으로 평가하기 어려운데도 불구하고, 우리나라 정부에서는 의사의 진료수가를 매년 의사단체와의 협상을 통해 결정하고 있다. 그러나 반대로 이러한 서비스의 무형성 때문에 소비자의 요구에 따라서 제공자가 서비스를 융통성 있게 제공할 수 있는 장점도 있다.

7 비표준성

보건의료서비스는 같은 종류의 서비스를 제공하는 경우에도 공급자의 숙련도와 전문성에 따라 차이가 있다. 또한, 보건의료서비스가 요구되는 상황에 따라 서비스가 다르기 때문에 서비스를 표준화하기가 무척 어렵다. 오로지 보건의료서비스 제공자의 부단한 노력이 불확실성을 최소화 하고 소비자의 확신을 향상시킬 수 있기 때문에 공급자단체나 정부에서는 서비스 제공자인 의료인 교육이나 서비스 표준지침 등을 만들어 서비스 수준을 표준화하기 위한 노력을 기울이고 있다.

진료서비스 수준

발전하는 의학의 평균적 수준에 미달하는 의사 수준으로 인해 야기되는 의료사고는 의사에게 과실을 인정할 수 있다. 의사가 인간의 생명과 신체에 관한 중요한 사항에 종사할 수 있도록 법적 독점권이 인정되는 것은 그들의 특수 전문적 지식을 전제로 한 신뢰에 근거하고 있기 때문에 의사는 통상의 의학수준에 이르도록 부단한 노력을 경주하지 않으면 안 된다.
추호경, 의료판례 해설(서울 : 법정사, 1988), pp.284~286.

그 외에 보건의료서비스 제공기관의 지역적 편중이나 대형화, 그 속에서 일하는 많은 종류의 인력구성의 특성 등을 가지고 있다.

제4절 국내외 보건의료정책 평가 현황 분석[14)]

1 캐나다 보건의료정책 평가 현황

캐나다는 체계화된 공공부문 평가제도를 운영하고 있다. 평가는 행정부 내 각 부처가 정책사업을 스스로 평가하는 자체평가와 의회 소속인 감사원이 각 부처의 정책사업을 대상으로 수행하는 성과감사 형태의 외부평가가 있다. 캐나다에서 모든 평가는 성과관리 정보제공 기능을 수행한다. 대다수 재정사업에 대해서는 모든 사업을 대상으로 5년 주기의 자체평가를 수행하고 있으며, 지속사업은 5년에 한 번 성과관리 정보들을 수집한다. 감사원(Office of the Auditor General of Canada, OAG)이 수행하는 평가는 취약한 정책사업을 대상으로 평가를 수행하기 때문에 캐나다는 사실상 2중 평가체계를 가지고 있다.

캐나다의 자체평가 유형은 형성평가(Formative Evaluation)와 총괄평가(Summative Evaluation)로 나뉜다. 형성평가는 보통 정책프로그램의 중간단계인 정책 시작 후 2년 안에 시행되며, 정책 개선에 필요한 정보를 제공하는 것을 목적으로 한다. 그러나 정책프로그램의 운영기간이 4년이라고 볼 때 형성평가와 총괄평가를 모두 수행하는 것은 매우 부담스러우므로 형성평가는 신중하게 수행하도록 권고하고 있다. 성과정보 및 보고시스템의 질적 문제 등 프로그램 운영상의 문제가 제기되었을 때 문제 해결을 위해 수행한다. 총괄평가는 프로그램의 효과를 판단하기 위한 영향평가로 프로그램의 중장기 성과가 나타나는 프로그램 4년 주기의 마지막 해에 실시하여 프로그램 수행에 대한 책무성 완수 및 프로그램 재설계에 필요한 권고안 등을 제공하는 기능이 있다. 즉 총괄평가는 프로그램의 기대효과 달성에 초점이 맞춰진다. 자체평가 영역에는 의료정책, 공중보건정책, 건강증진정책 분야 사업들이 있다.

OAG는 일반감사법(Auditor General Act)에 근거하여 성과감사(Performance Audit)를 수행한다. 성과감사는 의회가 행정부의 정책과 사업을 평가하는 중요한 수단으로 첫째, 프로그램이 경제성, 효율성, 환경적 영향을 고려하여 수행되었는지, 둘째, 정부가 프로그램의 효과를 측정할 수 있는 수단을 보유하고 있는지를 중점적으로 검토한다. 즉, 감사원은 성과감사를 정부의 활동, 책무성, 자원관리에 대해 독립적, 객관적, 체계적으로 사정(assessment)하여 공공서비스의 효과성과 국민에 대한 책무성 확보에 기여할 목적으로 수행한다. 성과감사의 주된 분야는 보건의료정책 분야이다.

2 미국의 보건의료정책 평가 현황

미국의 보건의료정책 평가도 성과관리 정보 제공 기능을 수행하고 있다. 즉 부처의 자체평가와 GAO(Government Accountability Office)에 의한 외부평가로 구분하여 진행되고 있다. GAO는 1921년 조직되었으며, 1960년대에 이르러서야 현재와 같이 정부 프로그램의 목적 달성도를 평가하는 프로그램 평가를 수행하기 시작했다. 자체평가는 구체적인 정책사업 내용을 평가하며, GAO의 평가는 보다 큰 정책과 제도를 평가하고 있다.

미국은 정부성과평가법(Government Performance and Results Act: GPRA), 공중보건서비스법(PSA) 등과 같은 법에 의해 감사와 평가가 수행되고 있으며, 평가 예산도 편성하여 사용할 수 있도록 명시하고 있다. GAO는 행정부처에서 독립된, 비당파적 조직으로서 의회를 지원하는 것을 목적으로 하며, 연방정부 정책 및 재정 지출의 평가를 수행하여 “입법부의 감시자”로도 불린다. GAO는 평가결과를 의회에 시의적절하게 제공하고 연방정부의 정책 개선과 책임성 향상을 지원한다. GAO는 워싱턴 DC에 본부를 두고 있고 미국 내 11개 도시에 사무소를 운영하고 있으며, 정부 정책 및 재정지출의 평가업무 수행을 위해 경제학자, 사회과학자, 회계사, 공공정책 분석가, 변호사, 컴퓨터 전문가 외에 다양한 영역의 전문가들이 직원으로 구성된 14개 팀이 각 분야에 대한 정부 프로그램을 평가하고 있다.

GAO는 대규모 예산이 소요되거나 국민에게 필수적인 서비스를 제공하는 분야의 심각한 취약점을 규명하고 해결을 지원하기 위하여 운영상의 문제가 있는 분야를 고위험 분야로 지정하여 평가를 수행하고 있는데, 보건의료정책 분야도 이에 해당된다. 2015년 고위험 목록(high risk list)에 포함된 32개 영역 중, 총 4개 분야가 메디케어 및 메디케이드 프로그램 같은 보건의료 분야였다.

3 국내 보건의료정책 평가 현황(국가기관 평가중심)

국내 정부의 정책평가는 2006년부터 「정부업무기본평가법」에 의해 성과관리제도로 전환되었으며, 크게 자체평가와 외부평가로 구분된다.

자체평가로는 중앙정부 또는 지방자치단체가 소관 정책을 직접 평가하는 정책부문 자체평가, 자체감사, 재정사업 자율평가, 기금운용 평가, 지방자치단체 종합평가 등이 있다. 외부평가로는 관련 분야의 전문 연구기관에 정책평가를 의뢰하는 재정사업 심층평가, 국회의 국정감사 및 감사원의 성과감사 등이 있다.

정부에서 수행하는 자체평가는 정책집행 이후에 평가가 수행되는 사후평가 방식이며 사업성과를 사전 목표치와 비교하는 목표 달성도 등으로 평가하고 있다. 하지만 실제 정책의 편익이나 파급력 등을 종합적으로 파악하는 심층평가가 거의 이루어지지 않고 있으며 평가의 투명성 문제가 지속적으로 제기되고 있어 실질적으로 정책 개선으로는 이어지지 않고 있다. 즉 자체평가가 성과를 내기 쉬운 분야에만 집중되어 있고 획일적으로 진행되는 경향이 있으며, 전문성의 부족과 평가에 대한 충실도가 낮다.

보건정책은 의료정책, 공중보건정책, 건강보장정책, 건강증진정책, 보건산업과 연구개발정책의 5개 영역으로 구분할 수 있다. 보건의료정책 영역에서는 의료전달체계, 의료의 질 관리, 의료자원 관리 및 정책 인프라 등으로 중간 구분하며 분야별로 세부 정책과제들이 있다.

외부평가는 기획재정부의 재정사업 심층평가, 국회의 국정감사 및 감사원의 성과감사가 있다. 재정사업 심층평가는 해당 분야의 전문 연구기관에 평가를 의뢰하여 정책의 적절성 · 효과성 · 집행성과 분석 등 심층적인 평가를 진행한다. 정책적 · 정치적 독립성을 보유한 감사원의 성과감사는 평가 대상이 되는 사업 · 정책에 대하여 경제성 · 효율성 · 효과성 · 합규성 측면에서의 종합평가이다.

자체평가는 평가위원회에 포함된 외부 전문가가 해당 분야의 전문가이기는 하나 평가전문가는 아니며 정책평가 이론에 근거한 심층 분석보다는 주로 관찰 혹은 통찰에 의한 평가를 수행한다는 문제가 있다. 또한 정책평가 대상 과제의 선정, 기준, 평가방법 등의 주요 내용은 국무조정실의 지침을 따르고 있기 때문에 실무 부처가 실제 필요로 하는 평가가 수행되었다고 보기 어려우며, 서열을 결정하는 방식으로 평가결과가 제시된다는 점은 부정적인 결과를 초래할 수 있다. 즉 지나친 실적주의와 경쟁주의를 야기할 수 있으며, 의도적으로 잘되고 있는 점만을 부각시키거나, 평가정보를 왜곡시킬 수도 있다. 그러나 이보다 더 심각한 문제는 중요한 정책이 평가되지 못하는 문제가 생길 수 있다는 점이다. 한편, 대부분의 정부 정책평가들이 4~5개월의 단기간 내에 주어진 데이터에 맞게 평가된다는 점도 심층 평가를 저해하는 주요 원인이 된다. 또한 정책집행 이전에 평가 설계과정이 전무하여 실험적 연구 또는 준실험적 연구방법의 정책평가가 거의 불가능하다.

이 밖에도 주요 정책부문 평가와 재정사업 평가가 유사 내용으로 중복 평가되고 있다는 점도 평가의 효율성을 낮출 수 있다. 그러나 기획재정부에서는 「국가재정법」에 근거하여 재정사업 자율평가를 지속하고 있다. 결과적으로 현재 정부의 정책평가를 둘러싼 내용, 절차, 과정 그리고 결과 환류에 이르는 전체 단계들이 실제 정책을 개선하는 데 유용한지에 대한 검토가 필요하다.

제5절 보건의료정책평가의 유형

정책평가 유형 분류의 필요성은 정책결정자나 집행자가 어떤 문제에 직면했을 때 그 문제해결에 필요한 정보를 획득하기 위하여 어떠한 유형의 정책평가를 신뢰 · 선택할 것인가를 판단하는 기초 자료를 제공한다. 또한 정책평가 유형화를 통하여 정책결정자 · 집행자 · 평가자의 역할을 좀 더 충실히 하는데 필요한 지식과 능력을 배양하자는 데 있다.[15)]

정책평가의 유형에 대한 공통된 접근은 존재하지 않지만, 정책의 성질이나 내용, 조직체의 성격 및 평가자의 구성에 따라 유형이 달라질 수 있으므로 충분히 검토하여 평가 종류를 선택하여야 한다.

1 평가의 목적에 따른 분류

정책평가의 유형은 평가의 목적을 어디에 두느냐에 따라 구분할 수 있다. 안[16]과 김[17]은 과정평가와 결과평가로, 유[18]는 과정평가와 효과평가로 구분하고 있다. D. Nachmias[19]는 과정평가(process evaluation)와 영향평가(impact evaluation)로, M. Scriven[20]은 형성적 평가(formative evaluation)와 총괄적 평가(summative evaluation)로 구분하여 설명하고 있다.

과정평가는 정책결정 과정과 집행 과정에 대한 평가를 의미하며, 정책의 수정 · 보완과 폐지 · 중단의 정책결과를 가져올 수 있어 매우 중요한 의미를 지닌다.

영향평가는 정책이 집행된 후 정책의 산출과 영향을 평가하는 것으로 정책이 의도된 방향대로 진행되었느냐를 검토하는 것이다. 따라서 직 · 간접적인 영향, 단 · 중 · 장기적 영향, 의도된 영향과 의도되지 않았던 영향 등에 대한 세심한 검토가 필요하다. 정책 영향평가는 산출(outputs), 결과 또는 성과(outcomes), 영향(impacts) 평가로 나눌 수 있다.[21] '산출'이란 가장 단기적이고 계량화가 가능한 효과이다. 의료보장 수혜자의 수, 의료보장의 이용률(수진율), 환자의 대기시간 등을 말한다. 눈에 띄는 결과에 대한 평가이기 때문에 가장 쉬우며, 정책입안자나 집행자의 입장에서 가장 선호하는 평가방법이다. '결과'는 보다 장기적이고 주관적이며 질적인 측면이 많아 계량화하기 어려운 효과이다. 국민건강 상태의 향상, 의료보장에 따른 국민들의 안도감 등을 말한다. '영향'이란 정책집행 후 가장 오랜 시간이 경과 후에 나타나는 효과이다. 영향은 가장 장기적이고 측정이 어려우며 한 가지 정책의 결과로 보기는 어려운 측면이 있다. 예로 의료보장에 따른 생활의 질 향상, 노동생산성의 향상 등을 들 수 있다.

B. D. Jones[22]는 공공 서비스의 생산단계를 투입(inputs) → 활동(activities) → 산출(outputs) → 결과(outcomes) → 영향(impacts)의 단계로 분류하여 개념화하고 있다. '투입'은 보건의료서비스를 제공하는 데 필요한 인력 · 장비 · 시설 · 비용 등이며, '활동'은 보건의료서비스 제공자가 행하는 모든 것이다. '산출'은 활동의 직접적인 결과이며 보건의료문제를 해결하기 위한 정부의 노력이 포함된다. '결과'는 보건의료서비스의 직접적인 목표에 있어서의 제

반 변화를 의미한다. 또한 '영향'은 산출에 의해 직접적으로 발생된 국한된 결과를 초월하는 여러 변화를 의미하며, 보다 광범위한 사회적 조건에 대한 보건의료서비스의 변화(effects)를 의미한다.[23] M. Siegler는 보건의료에 대한 국민들의 요구는 보건의료서비스의 전달 과정에 대한 것이 아니라 결과에 대한 요구라고 주장하고 있는데,[24] 이는 보건의료서비스의 제공에 대한 결과나 영향, 즉 소비자의 건강이 평가의 최종 지표임을 의미한다. 이러한 건강이 보건의료서비스 제공의 결과인지 정확하게 측정하는 것은 어렵다

2 단계에 따른 분류

정책평가의 단계, 즉 시기에 따라 사전평가, 과정평가, 사후평가로 나눌 수 있다. 사전평가는 정책집행 이전에 하는 평가로 정책입안자나 결정자에게 필요한 정보를 제공하기 위한 각종 대안의 분석 · 평가를 의미한다. 정책분석과 같은 의미로 사용되기도 하므로 정책평가의 유형에서 사전평가는 제외되기도 한다.[25]

사전평가는 첫째, 제안된 프로그램은 과연 중요한 목표를 가지고 있는가? 둘째, 문제를 충분히 해결할 수 있도록 겨냥하고 있는가? 셋째, 목표 성취가 용이하도록 활동이 제안되어 있는가? 넷째, 목표 성취에 드는 인적 · 물적 비용을 감당할 수 있는가? 다섯째, 설정된 기준은 특정의 프로그램 목적과 연결되어 있는가? 등과 같은 구체적인 질문으로 이루어져 있다.[26]

과정평가는 정책집행 도중에 집행상의 문제점을 해결하고 정책집행이 의도된 방향으로 진행되고 있는지 여부를 평가하는 것이다.

사후평가는 정책집행 후의 최종적인 평가로 진정한 의미의 평가라 할 수 있을 것이다.[27] 일반적으로 정책평가라 하면 사후평가를 말한다. 사후평가는 정책집행의 결과 발생한 변화 가운데에서 정책 이외의 요인들을 배제하고 정책집행에 의해서만 달성된 정책의 순수효과의 추정, 정책이 의도된 바대로 정확하고 충실하게 집행되었는지의 여부결정, 프로그램 구성요소들의 상대적인 효과의 검토 등 차기의 정책결정을 위한 환류(feedback)를 목적으로 하는 정책평가이다.[28]

3 평가자의 소속에 따른 분류

정책평가자가 정책평가체제 내에 있느냐 외부에 있느냐에 따라, 내부평가와 외부평가로 나뉘어진다. 내부평가는 집행기관이 정책이나 사업을 스스로 평가하는 자체평가와 상부기관에서 지휘, 감독하는 상부평가로 세분된다.[29] 내부평가는 생산성을 향상시키고 평가결과를 바로 도입하여 집행과정을 개선시킬 수 있는 장점을 가지고 있다. 반면, 자기가 자신을 평가하므로 객관성과 공정성의 유지가 곤란하다. 자신의 업적을 과대평가하려고 하거나 정책 실패를 축소 · 은폐시키려는 문제점을 안고 있다.

외부평가는 정책집행체제 밖의 전문가에 의한 평가로서 공정하고 정확한 평가를 기대할 수 있는 반면, 경험의 부족이나 평가 대상자의 저항 등이 예상된다. 인간은 누구든지 평가받기를 싫어하기 때문에 특히 외부기관에 의해 평가를 받는다고 하면 평가 대상자의 협조 부족으로 자료수집이나 행정적 어려움이 수반될 수 있다.

내부평가와 외부평가 중 어느 것을 선택하느냐의 기준은 존재하지 않는다. 정책의 성격과 정책평가 의뢰자의 가치체계가 선택에 영향을 줄 것으로 생각된다. 따라서 정책의 각 사항에 따라 선별적으로 선택해야 할 것이다.

제 6 절 보건의료정책평가 절차[30]

보건의료정책 평가는 관련 정보를 수집하고 평가하며 다양한 요소들을 고려해야 한다. 구체적으로 정책의 특성, 평가목표, 정책의 결정시점, 기대효과, 예상효과 시점, 정책관련 정보와 자료의 가용성, 시간과 자원 등이 정책 평가방식을 결정하는데 영향을 미치는 요소이다.

1 평가 목적과 결과에 대한 정의

보건의료정책 평가에서 가장 먼저 수행해야 하는 것은 정책의 목적과 의도한 결과를 정의하는 것으로 이는 향후 평가의 방향과 분석 틀을 명료화한다.

주로 논리모형을 개발하여 사용하는 것이 좋다. 논리모형은 정책에 대한 이론, 가정과 타당성을 뒷받침하는 근거를 기술하는 것으로 다음과 같은 정책 요소들을 포함해야 한다.

- 정책이 만들어진 사회적 맥락과 쟁점
- 투입(inputs) 요소 : 투자된 재정, 인력과 장비, 시간 기술
- 초기 실적(outputs)
- 중장기 결과(outcomes)
- 기대한 영향(impacts)
- 정책적 중재가 성공적으로 수행될 수 있게 만드는 가정

2 결과와 관련된 이해관계자 확인

평가에 유용한 근거를 제공하기 위해서는 결과를 활용할 이해당사자를 확인하고 정책담당자 혹은 다른 이해관계자의 요구를 파악하는 것이 필요하다. 또한 이들 간에 평가 결과가 활용되는 방식과 시점에 대해 어떠한 차이가 있는지를 파악한다.

이는 평가를 시작하기 전에 수행해야 하며, 이러한 작업을 통해 정책 수행, 미래 의사결정 및 예산 계획이 가능하다. 또한 정책 전달과정을 개선하고 관련자들이 책임을 갖게 하며 해당 정책에 대한 지식을 개선하는 데 기여한다.

3 목적과 질문

다음은 평가의 목적과 평가에서 다루어야 할 연구질문을 도출하는 것이다. 연구질문을 도출할 때는 질문의 중요성뿐 아니라 사용 용도를 고려해야 한다. 이는 평가내용과 우선순위를 정하는 데 도움이 되며, 연구질문을 도출할 때 고려해야 될 내용은 다음과 같다.

표 9-1 정책평가 연구질문 도출

정책으로 인해서 어떤 것이 달라지는가?	정책은 어떻게 수행되는가?
• 정책이 성공적이라는 것을 어떻게 알 수 있는가? • 어떤 결과가 가장 중요한가?	• 정책이 기대한 결과를 내거나 내지 못하는 이유를 이해하는 것이 중요한가?
• 영향을 기술하는 것과 마찬가지로 정량화할 필요가 있는가? 정책의 다양한 결과를 어떻게 측정할 것인가?	• 중재의 어떤 측면이 혁신적이며 혹은 검증되지 않는 것인가?
• 정책과 결과에 대한 경로 혹은 논리 모형이 얼마나 복잡한가? 혼란요인을 어떻게 통제할 것인가?	• 중재 수용, 탈락, 태도 등을 아는 것이 중요한가?
• 대상 집단에 주는 영향은 무엇인가? 평균적 영향 혹은 근소한(marginal) 영향을 측정할 자료가 필요한가?	• 정책 제공에 영향을 미치는 맥락적 요인은? (경제적 환경, 다른 정책 수단 등)
• 정책 대상자 하부 집단 간 영향에 차이가 있는가?	• 기대한 영향에 대해서 과정에 대한 어떤 정보가 필요한가?
• 기존의 근거는 어떻게 작성되었는가?	• 정책담당자 혹은 실무자, 대상자의 경험은 어떠한가?
• 비용과 편익은 어떻게 산정되어야 하는가? 정책 결과가 웰빙에 기여하는가?	• 현재 자료수집은 어떻게 가능한가? • 자료구성에 대한 쟁점은 무엇인가?
• 효과가 나타나려면 어느 정도 기간이 걸리는가? 의도하지 않은 부작용이 있는가?	• 정책적 중재가 어떻게 제공되는가?

출처 : HM Treasury(2011). p.44 Table 5.B를 한국보건사회연구원에서 재정리함.

4 평가방법 선정

정책의 특성과 평가 목적에 따라 다양한 연구방법 중에서 평가방법을 선정한다. 여기서는 정책의 과정평가와 영향평가 중심으로 기술하고자 한다.

1) 과정평가

과정평가의 주요 목적은 정책이 수행되는 과정과 정책 수행을 촉진 혹은 방해되는 요인을 파악하는 것이다. 따라서 과정평가는 정책과 서비스 제공자와 전달방식, 대상자와 제공자의 경험이 자세히 기술되어야 한다. 또한 정책 결정과 선택과 판단에 대한 이해가 있어야 한다.

정책 과정평가 방법에는 실행연구(action research)와 사례연구(case research)가 있다. 실행연구는 정책담당자를 대상으로 정책개발 초기에 문제점을 발견하고 개선하는 데 도움을 주는 접근법으로 정책환경과 제공과정에 대한 자료수집을 요구한다. 사례연구는 시범사업과 같이 과정평가에서 주로 활용되는 접근법으로 작은 규모로 정책 제공의 특정 문제에 초점을 맞추는 것이다.

2) 영향평가

영향평가는 정책 수행결과가 무엇인지를 결정하고 그 결과에 대한 책임을 파악하는 것으로 그 정책뿐 아니라, 여러 외적인 요소들 즉 우연히 발생한 사건이나 자연적 변화, 사회경제적 추세, 다른 정책적 중재, 개인의 특성 등이 영향을 미칠 수 있다.

정책 영향평가를 위한 연구방법 선정 시 우선적으로 고려해야 할 요소는 무작위성과 비교 그룹의 존재로 무작위 실험연구(randomized controlled trial) 혹은 유사 실험 연구(quasi experimental trial) 등이 가능하다. 경제성 평가에는 비용효과 분석 혹은 비용편익 분석(cost benefit analysis)이 있다. 혹은 자원 사용과 결과의 변화에 관한 시뮬레이션 모델링을 하는 방법도 있다.

5 자료 확보 및 평가 수행

질적인 평가는 좋은 자료를 필요로 하며, 평가질문에 따라 자료를 확보하고, 평가를 수행한 후 결과를 도출한다.

6 평가결과 확산

정책평가 결과의 확산방안은 작업초기에 미리 정하는 것이 바람직하여, 결과에 대한 출판 뿐 아니라 전달할 사람에 대해서도 고려해야 한다.

제7절 보건의료정책평가의 기준과 한계

1 보건의료정책평가의 기준

정책집행 결과를 평가하는 것은 정책실무뿐 아니라 정책학에서도 가장 핵심적인 연구사항이다. 이에 정책학자들과 정책실무자 및 전문가들은 정책의 결과와 영향을 분석하고, 그 분석결과를 정책 대상자나 일반 시민에게 제시하여 정책결정의 정당성과 타당성을 확보하려고 한다. 따라서 정책을 평가할 때, 타당하고 신뢰성 있는 평가기준의 적용은 매우 중요하다. 잘못된 기준을 적용하여 평가하면 정책의 효과 및 영향이 잘못 판단되기 때문이다. 특히 보건의료정책은 앞에서 서술한 보건의료서비스의 여러 가지 특성으로 인해 객관적이고 타당한 평가기준이 필요하며, 각 평가기준마다 평가자의 가치판단에 영향을 받지 않도록 구체적으로 제시하는 것이 필요하다. 반대로 정책평가기준은 정책목표 설정과 정책대안 선택을 가이드하고 정책 집행 후 정책목표 달성을 측정하는 도구로서 기능할 수 있다.

1) 정책평가기준 비교

보건의료정책의 평가기준을 설정하는 것은 매우 어려운 작업이다. 평가기준에 대해 수많은 학자들이 여러 가지 기준을 제시하고 있지만 통합적 기준은 없는 상황이다.

WHO가 제시한 평가기준은 적절성(relevance), 적정성(adequacy), 과정(process), 능률성, 효과성, 그리고 영향(impact) 등을 열거할 수 있다.[31] 보건의료서비스의 질에 관심이 있었던 A. Donabedian[32]은 평가기준을 보건의료서비스 공급 측면에서 생산성(productivity), 유효성(potency), 적절성(appropriateness), 효율성(efficiency), 접근성(accessibility)으로 제시하였다. 이와 같이 평가기준이 다양한 것은 무형이고 질적인 보건의료서비스의 특성을 반영하는 것이라고 볼 수 있다. 일반적으로 많이 이용되고 있는 학자들의 정책평가 기준을 요약해 보면 [표 9-2]와 같다.

표 9-2 정책평가 기준

Su[33]	Nakam[34]	Dun[35]	Br[36]	Pola[37]	허[38]	노[39]	김[40]	정[41]
노력	목표달성	효과성	능률성	능률성	타당성	효과성	효과성	적절성
성과	능률성	능률성	형평성	효과성	적실성	능률성	적시성	충분성
적정성	만족도	적정성	적정성	적절성	민주성	적절성	능률성	효과성
능률성	대응성	형평성	효과성		수용성	적합성	형평성	능률성
과정	체제유지	대응성			최적성	감응성	대응성	공평성
		적절성			균형성		공익성	일관성
					인본성			실현 가능성

2) 정책평가기준

다양한 학자들의 평가기준들에서 공통적으로 선택되는 기준으로 능률성, 효과성, 적절성이 있다.

(1) 능률성(Efficiency)

능률성이란 산출 대 투입의 비율을 의미하며, 제한된 자원과 수단을 사용하여 산출의 극대화를 기하는 것을 의미하는 경제학적 개념이다. 이러한 능률성이 정책평가기준으로서 매우 중요한 이유는 다수의 국민을 대상으로 하는 정책이라는 것은 거의 언제나 최소의 비용(정부 예산과 자원)으로 최대의 효과를 목적으로 하기 때문이다. 그리하여 능률성은 정책결정에서 매우 중요한 평가기준이며 과정평가나 사후평가에서도 중요하게 작용하고 있다.

그러나 오늘날에는 비용과 관련된 기계적 능률뿐만 아니라 사회적 목적이나 사회적 형평의 달성도를 나타내기 위한 사회적 능률이 강조되고 있다. 예로 의약분업 정책은 의사의 처방과 약사의 조제 분리로 국민들의 약물 오, 남용 예방의 정책효과가 있었지만 국민의료비 인상과 정책대상 집단의 저항, 국민건강보험 예산의 과다지출이라는 낮은 능률성을 초래한 정책으로 평가받고 있다.

(2) 효과성(Effectiveness)

효과성은 정책목표의 달성도를 의미하며, 능률성보다 범위가 넓지만 계량화하기에는 많은 제약점이 수반되는 불확실성을 내포하고 있다.

보건의료정책을 집행한 결과 의도한 대로 소기의 목표를 달성했느냐 하는 문제는 정책집행자의 입장에서는 매우 중요한 관심사가 아닐 수 없다. 왜냐하면, 목표 달성도는 조직의 효율성을 측정하는 하나의 기준이 되며, 특히 전시, 과시행정을 선호하는 정부일수록 효과성을 최대의 정책평가 기준으로 삼고 있다. 효과성 기준은 정책성공 여부를 판단하는 제1의 기준이 되므로 효과성이 높으면 일단 정책이 성공한 것으로 받아들여지고 있다.

효과성 측정시에는 먼저 정책목표의 구체화가 선행되어야 한다. 그러나 보건의료서비스의 경우 목표의 양적인 측정이 불가능하여 보다 나은 방향으로의 이행을 명시하는 질적인 표현방법이 애용되고 있다. 예로 '국민건강수준 향상'이라는 질적인 목표에 대한 효과성 측정은 과거 또는 과거의 추세를 기준으로 하여 효과성의 척도 상에 바람직한 방향으로 중요한 변화가 야기되었는가를 검토함으로써 이루어진다.[42] 정책목표가 양적 측정이 가능한 것은 평가가 용이하지만 질적 목표를 갖는 정책의 평가는 어려울 수밖에 없다.

이러한 효과성 측정의 저해요인으로는 첫째, 효과성(목표달성)에만 관심을 가지고 비용이 얼마나 되는지를 고려하지 않거나, 둘째, 설정된 정책목표들이 애매모호하거나 상호 모순, 대립관계에 있거나, 셋째, 정책수단이 충실히 수행되었는데도 불구하고 정책목표가 달성되지 않는 경우가 있다.

목표와 목적

목표(objective)는 목적(goal)과 구별된다. 목표는 구체적(concrete)이고 조작적(operational)이며 세부적(specified)이고 양적인 경우가 많으며(frequently quantitative), 구체적으로 정의된(specifically defined) 성격을 가지고 있다. W. N. Dunn, op. cit., p.144. 반면에, 목적은 좀더 규범적이고 추상적이며 상징적인 의미를 가지고 있다. 목적은 목표의 상위 개념이라 할 수 있겠으나 혼용하여 사용하는 경우도 흔하다. target이란 용어도 목표로 번역되기도 한다. target은 objective보다 명시적이고 세부적이며 전술적인 개념이라 할 수 있다.

정책목표

우리나라 국민건강보험법 제1조에 나타나 있는 건강보험의 목적은 국민의 질병 · 부상에 대한 예방 · 진단 · 치료 · 재활과 출산 · 사망 및 건강증진에 대하여 보험급여를 실시함으로써 국민보건 향상과 사회보장 증진에 이바지함에 있다. 또한, 의료급여법 제1조에 "생활이 어려운 자에게 의료급여를 실시함으로써 국민보건의 향상과 사회복지의 증진에 이바지함을 목적으로 한다"라고 규정하고 있다. 이 두 조항을 보면 결국 우리나라 의료보장정책의 목적은 국민보건의 향상과 사회보장(복지)의 증진이라고 할 수 있다. 이러한 정책의 목적은 매우 애매하고 기술적이므로 구체적인 목표라고 할 수는 없기 때문에 정책의 효과성을 측정하기 위해서는 구체적인 세부 목표가 제시되어야 한다.

Davis는 전 국민 의료보장정책의 구체적인 목표로 ① 보건의료서비스에 대한 전국민의 접근성 보장, ② 의료비에 의한 가계재정 빈곤의 제거, ③ 의료비용의 인상 억제를 들고 있다. K. Davis, National Health Insurance : Benefits, Costs, and Consequences (Washington, D. C. : The Brookings Institution, 1975), p.2.

문옥륜 교수 등은 ① 국민의 건강권 확보, ② 기존 의료전달체계의 개혁, ③ 빈곤자에 대한 보건의료서비스의 개선, ④ 소득재분배 등을 제시하고 있다. 문옥륜 등, 한국의료보험론(서울 : 신광출판사, 1991), p.468. 위에서도 보았듯이 의료보장정책의 구체적인 목표에 대해서는 각기 다른 의견을 제시하고 있다. 문재우(2015)는 의료보장정책의 구체적인 목표로 ① 보건의료서비스의 합리적인 공급과 경제적 장벽제거를 통한 최소한의 필수적 보건의료서비스에 대한 접근성 보장, ② 보건의료서비스의 전반에 걸친 효율성과 형평성의 보장과 조화를 제시하였다.

능률성과 효과성은 측정의 정확성에도 불구하고 정책집행자 측면의 평가기준이며, 보건의료서비스 소비자의 입장에서는 의미 없는 평가기준으로 인정된다.

(3) 적정성(Adequacy)

적정성이란 가치 있는 결과의 성취가 문제를 어느 정도 해결해 주었는가를 평가하는 것이다. 즉, 문제의 해결 정도를 의미한다. 적정성의 기준은 주어진 효과성의 수준이 정책과제를 제기하는 욕구, 가치, 기회를 어느 정도까지 수렴하고 충족시키고 있느냐 하는 범위와 관련되며, 그 목적은 정치체제에 편견의 작용을 배제하고자 하는 데 있다. 형평성이 기여에서 유래된 반면 적정성은 욕구에서 발생된 원칙이다.

적정성이란 사회적 급여가 평등원칙에 근거하든 사회적 기여도에 따른 차등원칙에 근거하든 관계없이 급여의 수준이 인간으로서의 육체적 · 정신적 존엄과 가치를 유지할 수 있는 수준(decent standard of physical and spiritual well-being)이 되어야 한다는 것이다. 따라서 적정성을 평가할 때는 정책대상 집단 구성원에게 당연히 주어져야 하는 최저 수준이 존재하지 않으면 안 된다.[43]

적정성 기준 역시 효과성 기준과 마찬가지로 현실적으로 특정 보건의료정책이 해결하고자 했던 문제가 명확히 규정되어 있지 않은 경우가 흔하고 정책결정자와 정책평가자, 정책수혜자의 기준에 따라 다를 수 있기 때문에 적정성에 대한 객관적인 평가는 현실적으로 여러 가지 제약을 가지고 있다.

(4) 형평성(Equity)

형평성은 사회의 여러 상이한 집단과 개인 간의 가치배분과 관련하여 정책의 효과나 편익이 모든 사람에게 공정하게 배분되어 있는가를 분석하는 평가기준을 의미한다.[44]

형평성의 대명제는 결국 모든 사람은 균등하게 잘 살아야 하며 행복해야 한다는 것이다.[45] 이러한 관점에서 보면 형평성은 어떠한 행정이념보다

형평성의 개념

형평성은 정의와 동의어로 쓰이기도 하고 때로는 평등의 개념과 혼용하여 사용되기도 한다. 신행정학에서는 사회적 형평성의 개념으로 사용하고 있기도 한다. 따라서 형평성의 용어를 하나로 고집하기보다는 정의, 평등, 사회적 형평성 등으로 혼용하여 사용해도 논리적인 무리는 따르지 않는다고 생각한다.

더욱 근원적이며 상위적인 개념이라 할 수 있으나,[46] 능률성이나 효과성처럼 가치중립성이 확보되지는 않는다.

형평이란 균형과 평등을 의미하는 것으로 균형은 보건의료서비스의 차원에서 볼 때 각 체제 간에 있어서의 가치의 적절한 배분을 뜻하며, 평등은 법 앞에서 균등한 기회가 주어지는 것으로서 성, 종교, 인종 등에 의해서 차별을 당하지 않는 상태라고 말할 수 있다. 우리나라 보건의료서비스의 경우 형평의 문제 중 평등의 문제보다는 균형의 문제가 더 심각하다. 형평성은 평가기준으로서 널리 이용되고 있지만 명료하고 구체적인 평가 기준으로 발전되지 못하고 있는 상태이다.

(5) 대응성(Responsiveness)

대응성이란 정책결정자가 개인과 집단의 요구와 일치하는 행동을 취하는 것[47]이며, 정책 대상자의 선호를 만족시키는 능력[48]이라고 정의할 수 있다. 즉, 대응성이란 정책수혜자의 요구와 기대, 그리고 환경변화에 융통성 있게 대처해 나가는 능력을 의미하며,[49] 관료행정의 경직성과 관리이론의 부적합성에 대한 반성에서 출발하였다고 볼 수 있다.

대응성의 기준은 수혜자의 만족도를 평가하는 기준이 된다. 즉, 수혜집단이 보건의료정책으로부터 어떠한 혜택을 받고 있으며, 이 혜택은 대상자들의 인지된 욕구에 제대로 반응하는가를 검토하는 데 초점을 두고 있다. 일반적으로 조직의 공식 목표 달성도가 높다고 해서 그 조직과 접촉하고 있는 수혜자들의 만족도가 반드시 높다고 할 수 없으므로 수혜자의 주관적이고 심리적인 태도를 대응성이라는 독립된 지표로서 개념화할 필요가 있다. 일반적으로 정부가 제공한 보건의료서비스에 대해 수혜를 받고 있는 국민들이 얼마나 그 서비스에 대해 만족하고 있느냐의 정도에 따라 정부의 대응성을 평가하고 있다.

(6) 만족도(Satisfaction)

대응성의 평가 주체는 정책의 효과를 직접 받는 수혜자로서의 시민을 의미하는 반면, 만족도의 주관적 평가자로서의 시민은 개별 정책이 집적된 장기적이고 선반적인 정책 영향을 평가한다. 정부가 실시한 대부분의 보건의료정책에 많은 사람들이 만족하고 있다고 할지라도 소외되고 불만족을 가지고 있는 소수 국민이 반드시 존재하기 마련이다. 보건의료서비스가 절대적 가치인 인간의 생명을 다루고 있다는 사실 하나만으로도 보건의료서비스에 대해 불만족을 가지고 있는 극소수의 사람들은 매우 중요한 의미를 갖는다.

정책의 최종적인 성패의 판단기준은 정책시행으로 인해 편익을 받는 수혜대상집단의 만족도에 있다. 국민연금정책의 연금급여가 너무 적거나, 건강보험 본인부담금이 너무 많거나 보험료 부담이 과다하다고 국민들이 불만을 가지고 있다면 정책결정자의 입장에서는 완벽하게 성공한 정책이라고 보기 어렵다.

(7) 민주성 및 참여성(Democracy & Participation)

민주성과 참여성은 현대 복지국가에서 모든 정책의 가장 기본적인 기준이 되는 정책평가 기준이며 가치체계이다. 민주성과 참여성은 정책의 정당성 확보에 중요한 밑거름이 된다.

정책평가에 있어서의 민주성이란 정책의 여러 과정에 국민의 참여를 확대시키고 여론을 충실하게 반영시키며 집행에 있어서도 국민의 의사를 충분히 고려하는 것이라고 말할 수 있다. 참여성이라고 하는 것은 정책결정 과정과 정책수행 과정 및 정책평가 과정에 다수의 국민들이 참여하는 것을 뜻한다. 보건의료서비스와 같은 공공 서비스의 경우, 참여성의 개념 속에 건전한 비판과 참여의식을 가지고 있는 민주성의 개념을 함께 포함하여 분석해야만 한다.

왜냐하면, 보건의료서비스는 국민들의 건강과 밀접한 관련이 있을 뿐만 아니라 그 참여정도에 따라 보건의료서비스의 질이 좌우되기 때문이다. 이해당사자들의 참여가 문제해결에 반드시 만병통치약일 수는 없으나 최소한 하나의 중요한 대안으로서 제시될 수는 있을 것이기 때문이다.[50)]

2 보건의료정책 평가의 한계

C. E. Lindblom은 정책평가분석의 한계로 ① 정책문제의 정의, ② 복잡성과 부적절한 정보, ③ 여러 목표와 가치의 조직화 곤란성, ④ 분석에 대한 저항 등을 지적하고 있으며,[51)] J. E. Anderson은 정책평가의 제 문제로 ① 정책목표들 간의 불명확성, ② 인과성, ③ 정책 영향의 확산, ④ 자료 구득의 난점,

⑤ 공식적인 저항 등을 들고 있다.[52)] 원래 모든 일에는 그 일을 시행하는 사람이나 또 그것을 결정한 사람들이 그 사업의 효과를 평가한다고 할 때 잠정적으로 기대 이상의 사업성공을 기대하거나 과잉욕망이나 열의에 치우쳐서 실제보다 좀 더 과대평가하는 경향(slambang effect)이 있기 때문에 좀 더 과학적이고 객관적인 평가를 해야 한다.

특히 보건의료정책을 평가하는 것은 다른 어떠한 국가정책보다 많은 한계점을 가지고 있다. L. Green은 보건의료정책의 결과를 평가하는데 나타날 수 있는 한계를 아래와 같이 지적하였다.

첫째, 수면자 효과(sleeper effect)이다. 보건의료정책의 효과가 상당 시간이 흐른 다음에 나타나는 경우 즉각적인 평가에서는 놓칠 수 있다.

둘째, 반동효과(backsliding effect)이다. 조기의 긍정적인 효과는 시간이 지남에 따라 점차 사라지고 어느 정도의 시간이 지난 다음에는 상황이 사업 이전의 상태로 되돌아가는 가능성이 있다.

셋째, 방아쇠 효과(trigger effect)이다. 시간이 흐르면 자연적으로 발생할 변화가 보건의료정책의 도입으로 갑작스럽게 변화가 유도되는 경우가 발생할 수 있다.

넷째, 역사적 효과(historical effect)이다. 변화의 일부 또는 모두가 특정 보건의료정책의 결과라기보다는 다른 원인에 기인하는 경우도 있다.

다섯째, 대비효과(contract effect)이다. 보건의료정책이 의도한 성과는 반대의 효과가 발생할 수 있다. 예로 의약분업정책에서 약제비 부담 경감 효과를 기대하였으나, 오히려 일부 국민들이 외국의 비싼 오리지널 약을 선호함으로써 전혀 다른 결과를 초래하였다.[53)]

보건의료정책 평가에 따른 이론적인 한계점은 아래와 같다.

(1) 본질적 요인

대부분의 정책은 그 영향이 광범위하게 미치고 장기간에 걸쳐 일어난다. 정책은 대상집단 이외의 다른 집단에도 영향을 미치며, 여러 가지 영향들 간에는 상호작용이 이루어지고 있다. 따라서 이것을 정확히 평가한다는 것은 매우 어렵다. 보건의료정책평가의 주체는 물론 인간이지만 객체 또한 기본적으로는 인간이라고 할 수 있을 것이다. 따라서 평가주체인 인간이 가지고 있는 속성뿐 아니라 평가객체인 인간이 가지고 있는 다양성과 복잡성으로 인하여 보건의료정책의 평가는 한계가 있다. 평가주체의 가치관이나 태도의 차이, 인지의 차이에 따라 평가결과가 달라질 수 있다.

S. Litsios는 보건의료서비스 평가모델 개발의 한계로 GNP와 같이 유익한 총체적 측정(aggregate measures)의 곤란성, 소비자나 공급자의 행태 변동성, 복잡성 등을 지적하고 있다. 특히 그는 평가체제 형태의 변동성으로 보건문제의 형태, 특별한 보건문제를 가지고 있는 소비자의 특성, 보건문제를 다루기 위해 이용 가능한 자원의 속성, 이용 가능한 자원의 실제 이용정도 등으로 인한 평가의 한계를 지적하고 있다.

보건정책을 평가하기 위해서는 정부의 활동이나 서비스의 산출물이 확인되어야 하며, 평가기준과 그 기준의 적용방법을 분명히 해야만 의미 있는 평가가 되지만 실제로 이러한 작업은 결코 쉽지 않다.[54] 정책평가의 일반적인 문제점으로는 다음과 같은 것들이 지적된다.

① 평가는 복잡한 문제에 대해 제한된 해답만 제시할 뿐이며, 정책결정자의 주관적 판단의 여지가 많다.
② 정밀한 평가에는 많은 시간이 소요되기 때문에 평가결과는 적시성을 잃기 쉽다.
③ 평가자들은 전문적 언어를 사용하기 때문에 결과를 필요로 하는 집단과의 사이에 의사소통 장애가 발생할 가능성이 높다.
④ 같은 평가결과도 상반된 해석이 가능하다.
⑤ 평가가 구체적이고 분명한 결론을 도출하지 못하여 무용지물이 되는 경우가 많다.
⑥ 평가연구 자체가 대상에 영향을 미쳐서 성과를 변화시키기도 한다.

(2) 내부 구조적 요인

국가가 보건의료서비스를 국민들에게 제공하는데 있어서 보건의료체계는 중요한 역할을 하고 있다. 자유방임주의 보건의료체계의 복잡한 구조를 가진 우리나라에서 보건의료정책 평가는 어려워질 수밖에 없다. 그럼에도 평가는 장래의 바람직한 상태로 이끌기 위한 하나의 나침판이 되어야 한다. 전 국민

건강보험으로 평가의 필요성은 그만큼 커진 반면, 평가의 내부 구조적 요인은 더욱 복잡해졌다고 볼 수 있다. 내부 구조적인 요인은 운영상의 문제점일 수도 있다. 원활한 평가 운영을 위한 활동계획, 책임의 분배, 평가과정의 통제, 업무 배분 등의 문제가 해결되어야 한다.

(3) 외부 환경적 요인

외부 환경적 요인이란 사회제도적 환경과 물리적 환경(생태학적 환경)요인으로 보건의료정책의 외부에서 작용하는 모든 상황적 요소를 뜻한다. 정부에서 시행하는 보건의료정책의 수행은 국민에게 바로 전달되지 않고, 의료기관과 같이 중간자적 역할을 하는 존재가 있기 때문에 보건의료정책 평가는 외부 환경적 영향을 많이 받는다.

따라서 보건의료정책을 정확하게 평가하기 위해서는 상호 의존적인 주변의 여러 환경 시스템에 대한 평가가 수반되어야 한다. 그러나 현실적으로 이러한 작업은 매우 어렵고, 평가의 폭이 너무 커져 실제 평가 그 자체가 무의미해질 가능성이 크다.

한편, 1970년대 초부터 보건의료정책 평가결과가 정책결정과정이나 정책집행과정에서 활용되고 도움이 되는 가에 대한 연구들도 활발하게 이루어지고 있다. 이것은 실제 정책결정자들의 실무에서의 요구가 있기 때문이며, 보건의료정책 평가가 강조될수록 평가결과의 활용도 중요한 쟁점이 되고 있다. 그러나 실제 평가결과 활용에 대한 연구들은 정책평가결과 산출된 정보들이 제대로 활용되지 못한다는 것을 보여주고 있으며,[55] 이는 정책평가에 동원되는 많은 인적, 재정적 낭비 뿐 아니라, 국민들이 원하는 보건의료정책의 개선으로 이어지지는 않는다는 중요한 문제점을 보여주고 있다.[56][57]

기타 정책평가의 한계

이외에도 정책평가의 한계(장애요인)로 ① 과학적 · 기술적 문제, ② 정치적 · 행정적 문제, ③ 윤리적 · 도적적 문제를 지적하는 경우도 있다. 최호준, 정책평가연구의 최근동향과 과제, 경대행정논총 4(1982. 2), pp.34~37.
또한, ① 정책목표체계의 불확실성, ② 정책 영향의 확산, ③ 평가 환경의 영향, ④ 평가 기준의 불명확성, ⑤ 평가 방법의 과학성 등을 거론하는 경우도 있다.

참고문헌

1) 서순복(1999), "신공공관리에 관한 보완적 접근:정보기술을 활용한 행정개혁," 한국사회와 행정연구, 제10권 2호, p.82.
2) 송희준(1999), "국민의 정부 중앙정부개혁의 중간평가", 서울대학교 행정대학원, 행정논총, 37(2), p.91.
3) G. R. Palmer and S. D. Short(1990), Health Care & Public Policy, South Melbourne:The Macmillan Company, pp.24~25.
4) 정정길 외(2015), 정책학원론, 서울:대명출판사.
5) J. S. Wholey, et al.(1970), Federal Evaluation Policy, Washington, D. C.: Urban Institute, p.25.
6) 유 훈(1988), 정책학원론, 서울:법문사, p.340.
7) E. A. Suchman(1967), Evaluative Research, New York:Russel Sage Foun-dation, pp.31~32.
8) J. E. Anderson(1984), Public Policy-Making, 3rd ed., New York:Holt, Rine-hart and Winston, p.154.
9) 노화준(1991), 정책평가론, 서울:법문사, pp.36~37.
10) 이해준(1993), 종합병원 입원환자의 재원 기간에 영향을 미치는 요인분석", 서울대학교 석사학위논문.
11) D. M. Lewison(1989), Essential of Retailing, Merril Publishing Company, p.345.
12) 추호경(1991), "의료과오에 관한 연구", 서울대학교 박사학위논문, p.111.
13) 석희태(1987), 의료과실의 판단기준, 판례월보, 2, p.13.
14) 김남순, 오윤섭, 박실비아, 박은자, 정 연, 김대은, 최지희(2016), 보건의료정책 평가모형 연구(I), 세종 : 한국보건사화연구원, pp 41-141.
15) 노화준, 앞의 책, pp.58~59.
16) 안해균(1990), 정책학원론, 서울:다산출판사, p.405.
17) 김형렬(1990), 정책학, 서울:법문사, p.644.
18) 유 훈, 앞의 책, p.345.
19) D. Nachmias, op. cit., p.5.
20) M. Scriven(1972), The Methodology of Education, in C. H. Weiss(ed.), Eval-uating Action Programs:Readings in Social Action and Education, Boston: Allyn and Bacon, Inc., pp.123~136.

21) R. T. Nakamura and F. Smallwood(1980), The Politics of Policy Implementation, New York : St. Martin's Press, p.76.
22) B. D. Jones(1981), "What to Measure and How to Measure It : Assessing the Products of Government", Policy Studies Journal, 9(7), p.965.
23) W. H. Lucy, D. Gilbert and G. S. Birkhead(1977), "Equity in Local Service Distribution", PAR, 37(Nov./Dec.), p.688.
24) M. Siegler(1979), "A Right to Health Care : Ambiguity, Professional Responsibility, and Patient Liberty", The Journal of Medicine and Philosophy, 4(2), June, pp.148~157.
25) 김병진(1989), 정책학개론, 서울 : 박영사, p.380.
26) 김광웅(1976), "정책의 효율적 집행", 서울대학교 행정대학원, 행정논총, 14(2), p.57.
27) A. Browne and A. Wildavsky(1984), What Should Evaluation Mean to Implementation? in J. L. Pressman and A. Wildavsky, Implementation, 3rd ed., Berkeley : University of California Press, p.186.
28) 노화준(1980), "정책평가의 체제와 관리", 서울대학교 행정대학원, 행정논총, 18(1), p.81.
29) E. Glaser and T. Backer(1972), Outline of Questions for Program Evaluators Utilizing the Clinical Approach, Evaluation, Fall, pp.56~60.
30) 김남순, 오윤섭, 박실비아, 박은자, 정 연, 김대은, 최지희(2016), 보건의료정책 평가모형 연구(I), 세종 : 한국보건사회연구원, pp 29-38.
31) WHO(1981), Health Programme Evaluation, p.3, pp.16~18.
32) A. Donabedian(1973), Aspects of medical care administration, Harvard University Press, pp.208~211.
33) E. A. Suchman, op. cit., pp.61~68.
34) W. N. Dunn(1981), Public Policy Analysis : An Introduction, Englewood Cliffs : Prentice-Hall, pp.343~345.
35) W. N. Dunn(1981), Public Policy Analysis : An Introduction, Englewood Cliffs : Prentice-Hall, pp.343~345.
36) G. D. Brewer and P. deLeon(1983), The Foundations of Policy Analysis, Homewood : Dorsey Press, p.331.
37) O. F. Poland(1974), Program Evaluation and Administrative Theory, PAR, 34(July/August), p.335.
38) 허범(1988), 행정학개론, 서울 : 대영문화사, p.84.
39) 노화준, 앞의 책, pp.79~81.

40) 김형렬, 앞의 책, pp.665~677.

41) 정정길(1980), 정책평가를 위한 실험실적 사회 실험의 문제점, 한국행정학보, 14, p.300.

42) 김명수(1988), 공공정책평가론, 서울: 박영사, p.130.

43) J. E. Trompman and J. K. McClure(1980~1981), Social Values in the Policy Process: Values Dualism and Social Policy Affecting the Elderly", Policy Studies Journal, 9(4), p.607.

44) 박차상(1990), 한국의료복지정책에 관한 연구, 동아대학교 박사학위논문, p.25.

45) D. MacRae, Jr.(1985), Policy Indicators, Chapel Hill: The University of North Carolina Press, p.221.

46) C. Sampson(1983), Values Bureaucracy and Public Policy, Lanham: University Press of America, pp.4~6.

47) R. E. Weber(1975), The Political Responsiveness of the American States and Their Local Governments, in L. N. Rieselbach ed., People vs. Government: The Responsiveness of American Institutions, Bloomington: Indiana University Press, p.189.

48) E. Ostrom, The Design of Institutional Arrangements and the Respon-siveness of the Police, in L. N. Rieselbach, op. cit., p.274.

49) 김형렬(1987), "포괄적인 정책평가 기준에 관한 연구", 연세대학교, 연세논총, 제23집, p.134.

50) 정용덕(1982), 복지 및 소득재분배정책과 행정학, 한국행정학보, 16, p.194.

51) C. E. Lindblom, 안용식·최호준 공역(1984), 정책결정론, 서울: 삼영사, p.24.

52) J. E. Anderson, 박홍식 역(1983), 공공정책론, 서울: 대왕사, p.162.

53) L. Green(1977), "Education and Measurement: Some Dilemmas for Health Education", American Journal of Public Health, 67, pp.155~162., J. Naidoo, 지역보건연구회 역(2001), 건강증진, 서울: 계축문화사, p.401에서 재인용.

54) 노화준(1982), "공공생산의 측정과 향상을 위한 접근 방법", 서울대학교 행정대학원, 행정논총, 20(1), p.214.

55) 노화준(2003), 정책학원론, 서울: 박영사.

56) 노유진(2005), "정책평가결과 활용요인과 활용유형의 특성에 관한 연구", 고려대학교 박사논문.

57) 제9장 보건의료정책 평가는 "문재우(2015), 보건정책론, 서울: 계축문화사, pp.325~365."의 내용을 전문인용하여 수정 보완함.

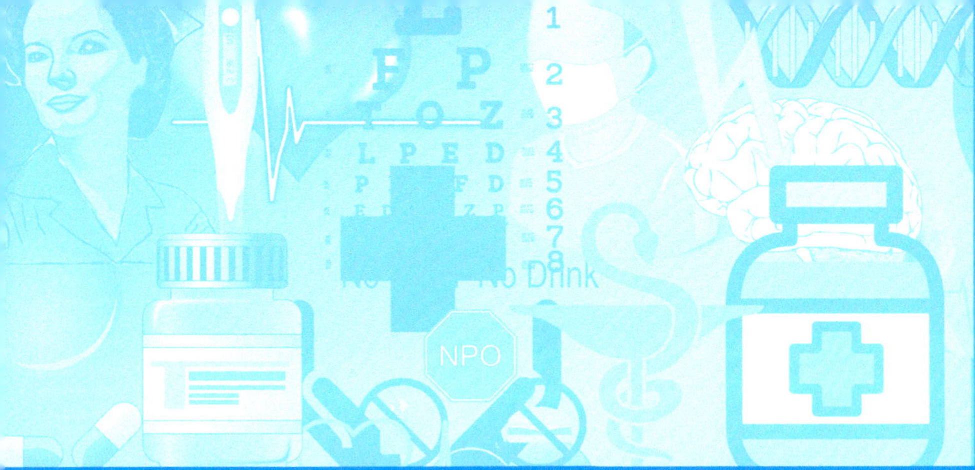

10

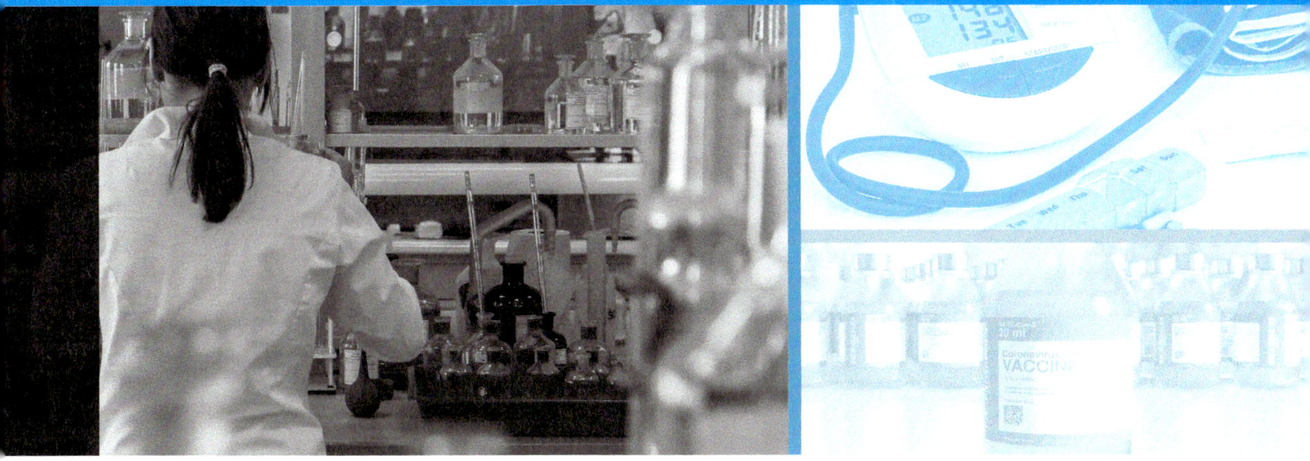

보건의료정책 변동

제1절 보건의료정책 변동의 개념

제2절 정책변동 이론(모형)

제3절 보건의료정책의 승계

제4절 보건의료정책의 종결

제10장

10 보건의료정책 변동

제1절 보건의료정책 변동의 개념

정책변동(policy change)이란, 정책상황의 변화에 의해 정책내용 및 집행과정을 변경하는 일련의 과정을 의미한다. 넓은 의미의 정책변동은 "정책과정의 진행 도중에 획득하게 되는 새로운 정보 및 지식 등을 다른 단계로 환류시켜 정책내용이나 정책집행 방법상의 변화를 가져오는 것"을 의미한다.[1] 반면에 최근의 정책변동의 개념은 좀 더 다의적으로 변화하여 정책변동이 정책형성에 동반되지만 존재가치가 없고 불필요하거나 필수불가결한 정책수정 활동일 뿐이라는 인식이 그것이다.

정책변동은 주로 정책과정에서 끊임없는 환류에 의하여 발생하게 된다. 그리고 정책과정상의 환류 중에서 가장 중요한 부분이 정책평가에서 밝혀진 정보를 환류(feedback)시키는 것이다. 그런데 정책과정의 환류활동은 여러 가지 이유 때문에 제대로의 기능을 수행하지 못하는 경우가 많다.[2] 즉 현실의 정책변동은 기존의 정책내용을 약간씩 수정 · 변경하는 정책승계와 정책유지가 대부분이지만, 정책의 대응성이 제고될 때 정책변동은 정책발전의 계기가 될 수 있다.

적절한 과정을 거친 바람직한 방향으로서의 정책변동은 정책과정 중에 정책대상 집단의 요구나 의견을 재차 반영시킴으로써 정책의 수용성을 확보하고 적실성을 제고시켜 정책효과를 높이는 등의 순기능을 가지는 반면, 무원칙적이고 졸속적이며 특정집단의 이익 옹호를 위해 정책변동이 이루어지는 경우 막대한 국가 자원의 낭비와 새로운 문제 발생 및 정부에 대한 국민의 불신을 초래하는 등의 역기능을 초래한다.[3)]

따라서 정책집행자는 정책의 어느 부문을 수정, 대체, 종결할 것인지에 대해 여러 가지 대안을 탐색하고, 그 결과를 예측해서 비교, 평가한 후에 최선의 대안을 선택해야 한다. 정책변동의 합리적 결정은 합리적 · 분석적인 정책결정과 동일한 논리가 적용되지만, 정책의 합리적 변경을 위해서는 기존 정책에 대한 평가가 선행되어야 한다는 점에서 새로운 정책결정과는 구별된다. Brian W. Hogwood와 B. Guy Peters는 정책변동의 전형적인 유형으로서 ① 정책의 쇄신(policy innovation), ② 정책의 승계(policy succession), ③ 정책의 유지(policy maintenance), ④ 정책의 종결(policy termination)을 제시하고 있다.[4)]

1 정책변동의 원인

정책변동의 원인은 정책환경에 항상 내재되어 있는데, 정책과정 단계에서 얻어진 결과가 환류되거나 또는 정책과정에 영향을 미치는 여러 환경요소 및 정치체제의 특성이 시점에 따라 변화됨으로써 일어난다. 구체적인 정책변동의 요인은 다음과 같다.

1) 정책목표의 변화

정책목표의 달성이 불가능하거나 정책목표를 일부 또는 완전 달성할 경우 정책변동이 발생한다. 전염병관리 정책 중에서 천연두 환자가 더 이상 발생하지 않을 정도로 천연두 관리 정책목표를 달성하였을 경우에는 그 자원을 장티푸스, 콜레라 관리 정책으로 전환하도록 전염병 관리의 집행정책을 수정, 집행하는 경우가 그 예이다.

또한 모자보건이나 가족계획사업이 예전에 비해 국민이나 정부의 관심에서 멀어지게 된 것은 정책목표가 어느 정도 달성되었다고 평가되었기 때문이다. 기생충관리를 위한 기생충박멸협회가 목표를 달성하자 지금은 성인병 예방과 치료를 위한 건강관리협회로 전환한 것은 정책목표의 변화에 따른 보건정책 변동의 한 예라고 할 수 있다.

2) 정책평가 정보의 환류

정책평가에서 획득된 정보는 정책과정의 모든 단계에 환류를 거치며 큰 영향을 준다. 일반적으로 정책평가의 궁극적 목적은 정책결정이나 집행과정에 필요한 정보를 제공하여 이들 과정이 바람직하게 추진되도록 하는 것이다. 즉 정책평가에서 얻어진 정보를 가지고 정책의 계속적 추진, 중단, 축소, 확대 및 수정 여부를 결정한다.

정책의 수정관리는 정책집행 과정 중에 시행하는 정책평가를 전제로 한다. 이러한 과정평가를 집행이 완료된 후 시행하는 정책평가와 구별하여 형성평가(formative evaluation) 또는 집행 중 평가라고 한다. 집행 도중에 기존 정책에 대한 제반 평가를 하는 가장 기본적인 목적은 그 평가결과를 집행에 반영시켜 성공적인 정책집행에 활용하기 위해서이다. 이와 같이 정책의 수정관리는 정책집행의 성공을 확보하는 매우 중요한 활동이다.

3) 정책환경의 변동

정책환경이란 정책결정 구조, 즉 정치체제를 둘러싸고 있는 외부적 요인의 총체를 의미하며, 정치 · 경제 · 사회 · 문화 · 과학기술 등을 말한다. 정책에 영향을 미치는 여러 가지의 정책환경은 본질적으로 불안정하고 예측 불가능한 성격을 지니게 된다. 또한 장기적으로 볼 때 정책환경은 예외 없이 변화하게 되며, 이는 직접적으로 또는 정치체제를 매개로 하여 정책과정에 영향을 미쳐 정책변동을 유발하게 된다. 즉 정책 자체는 문제가 없으나 정책과 관련된 내외부적 조건과 변수가 당초 예측과는 다르게 변화하여 정책을 수정하게 되는 경우이다.

정책환경이 정책문제에 영향을 주면 정책문제의 내용과 성격이 집행 도중에 변화하면서 이에 대처하여 다시 새로운 정책을 형성하거나, 기존 정책을 변동시키지 않으면 안 된다. 정책변동의 정도는 정책문제의 변화정도와 정책 주체의 판단에 달려 있다.

예로 전 국민 건강보험제도로 양적 확대정책의 목표가 달성되면 보건의료정책의 내용과 성격은 양질의 의료서비스 보장과 삶의 질 향상으로 수정되어야 하고, 국민의 건강욕구를 반영하여야 한다.

4) 정치체제 구성원의 변동 및 상호작용

P. A. Sabatier는 장기간에 걸친 정책변동을 가장 유용하게 분석하기 위해서는 정치집단 내 정책 하위체제(policy subsystem)의 상호작용에 초점을 맞추어야 한다고 주장하였다.[5] 즉 그는 전통적으로 미국의 정책을 결정해온 집단을 '철의 삼각집단(iron triangle) : 행정기관, 의회위원회, 이익집단'에 한정해온 것에 비판하고, 이들 외에도 여론지도자, 전문가, 정책분석가 등을 정책 하위체계로 지칭하면서 특정한 정책 문제에 관심을 가지고 정책의 생성, 확산 및 평가에 중요한 역할을 해야 한다고 하였다. 하나의 정책 하위체제 내의 다양한 행위자들은 그 역할 및 형태에 따라 소수의 옹호연합집단(advocacy coalition)과 정책중개집단(policy broker) 등으로 분류된다. 옹호연합집단은 특정문제에 대한 기본적 가치관, 인과적 가정, 문제인식 등에 있어 공유된 신념체제를 가지고 있고 장기간에 걸쳐 일치된 행동을 하는 집단이며, 또한 정책중개집단은 옹호연합집단 간에 발생하는 정치적 갈등을 조정하여 정책문제에 대한 합리적 해결책을 도출하고자 하는 집단이다.

이들 정책 하위체제는 오늘날 사회문제의 복잡화, 분권화와 기능의 전문화가 심화되면서 해당분야의 정책결정에 있어 상당한 수준의 자율성을 행사하고 있다. 또한 정책하위체제 내의 각각의 옹호연합집단은 특정의 문제 상황에 전문적으로 일관된 관점 혹은 신념을 공유하고 있으며, 따라서 이들 집단 간의 세력관계 또는 전문성, 지지자의 수 및 법적 권위 등과 같은 가용자원의 변화로 기존 정책의 변동이 유발될 수 있는 것이다.

우리나라는 역사적으로 볼 때 정책 하위체제의 자율성은 매우 미미하였으며, 정책변동은 거시체제 구성원(대통령, 장 · 차관, 의회지도자 등 정책지도자)의 변동에 기인한 바가 크다고 할 수 있다.[6] 예로 지역과 직장 건강보험 통합과 의약분업 정책은 국민의 정부 수립 이후 정치체제 구성원의 변동과 상호작용에 의해 추진되었다고 할 수 있다. 즉, 대통령과 관료조직, 전문가 집단 등의 상호작용에 의해 강력하게 정책이 집행될 수 있었다.

2 정책변동에 대한 저항

정책변동은 기존의 정책에 변화를 초래하기 때문에 이해득실에 따라 저항세력을 형성하게 된다. 환경변화에 대응하기 위해서는 정책변동이 합리적으로 이루어져야 하나, 현실적으로는 여러 가지 요인들에 의해 제약을 받는다. 특히 기존정책과 관련된 정책수혜집단과 정책담당조직들로부터의 반대와 저항이 가장 크다. 정책수혜집단은 정책담당조직, 정치인들과의 정치적 연합을 통해 저항한다. 조직의 항구성으로 인해 한 번 창출된 조직은 쉽게 종식되기 어렵다. 즉 조직은 역동적 보수주의(dynamic conservatism)에 의해 정책목표가 없어지면 새로운 정책목표를 개발하거나 수정해서 살아남으려 한다. 정책결정자들은 정책종결이 자신들의 잘못으로 간주되기 쉽기 때문에 소극적인 태도를 보이며, 정책수혜집단의 강력한 정치적 저항에 대해 부담감을 가질 수밖에 없다.

또한 정책변동은 내재적 불합리성이나 한계성을 지니고 있다. 기존의 수혜자에게 부여하던 혜택을 박탈하는 것이 매우 어렵기 때문에 윤리적 정당성의 문제가 발생한다. 매몰비용의 문제, 법적 제약, 정책의 일관성 문제 등도 정책변동을 어렵게 하는 제약요인으로 작용하고 있다.

제2절 정책변동 이론(모형)[6]

1990년 이후 정책행위자의 범주가 확대되면서 정책시스템이 다양한 비정부부문의 조직들이 공조하는 거버넌스(governance) 체제로 변화하며 보다 복잡하고 역동적인 양상으로 나타났다. 이에 정책변동이 새로운 정책분야로 부각되면서 여러가지 정책변동 모형들이 제시되었다.

1 정책산출변동 모형(Policy Output Change Framework)

역사적, 지리적 조건이나 사회경제적 구조, 대중의 정치행태, 정부 기구 등 제도적인 요인들과 엘리트의 행태가 정책변화를 결정한다고 규정함으로써 정책변동에 있어 인간의 행태가 가장 중요하다고 강조하는 모형이다. 그러나 이 모형은 엘리트라는 극소수의 영향력에만 집중하고 있기 때문에 이와 대립되는 속성을 갖는 사회적 담론에 대한 고려는 배제된 단점이 있다.

2 정책흐름 모형(Policy Streams Framework)

정책변동 당시의 명확성, 불확실성, 복잡함, 혼란한 상황들을 모두 고려할 수 있으며, 정책사업가에 의해 정책의 창(policy window)이 열림으로써 정책변동이 일어난다고 설명하는 모형이다. 즉 정치부문에 정책변동의 주도권이 있다는 것이 모형의 핵심내용이다. 따라서 정책변화 촉발사건에 대한 규명이 가능하고 정책결정자들이 어떠한 정책문제에 민감하게 반응하고 해결을 위해 정책을 변화시켰는지 확인할 수 있다.

3 정책옹호연합 모형(Policy Advocacy Coalition Framework)

이 모형은 정책과정단계 모형(stages model)이 복잡하고 역동적인 정책결정 과정을 제대로 설명할 수 없다는 한계점을 극복하는 대안으로 제시된 모형으로서 형성, 집행, 재형성 등 사회적 논쟁의 반복과정을 정책 네트워크와 공동체 맥락에서 이해하기 위해 개발되었으며[7], 정책변동모형의 대표적 모형이다. 이 모형의 대표적인 학자인 Sabatier(1988)[5]는 외부요인들, 장기적 연합구조, 하위체제 행위자들의 단기적 제약조건과 자원, 정책 하위체제라는 큰 틀에서 서로 대립하는 옹호연합들과 정책중개자 및 정책지향 학습 등의 상호작용을 통해 정책변동을 설명하고 있다. 아울러 이 모형에서 가정하는 개인은 규범적 신념을 중시하고 이타적 행위도 가능하기 때문에 정책신념에 기반한 정책하위체계인 옹호연합이 형성된다.[7] 또한 이 모형은 여러 정책변동 사례에 활용할 수 있고 설명력이 높은 장점이 있지만 정책담론의 형성이나 수행과 갈은 복잡한 상호작용에 대한 설명이 없으며, 담론과정을 통해 나타날 수 있는 촉발기제에 대한 규정이 없는 것이 단점이다.

4 정책담론 모형(Narrative Policy Framework)

정책의 변화과정에서 나타난 사례를 관련 요인들과 함께 서사적으로 기술함으로써 정책변동을 설명하는 모형이다. 정책담론모형은 정책과정에서 상대적으로 많은 담론이 형성되는 외국에서 정책변동 설명도구로써 자주 활용되고 있으나, 국내에서는 활용이 드문 편이다. 정책담론의 구조적 요소는 문제상황이 설정되었거나 설정되려는 상황이 있어야 하며, 정책담론과 등장인물들이 존재해야 하며, 윤리적 해결방안을 포함해야 한다. 문제상황이란 정책분야에서 강렬한 감정적 갈등이 충돌하는 정책문제를 뜻한다. 즉 대립상황이 존재해야 담론이 형성될 수 있다는 의미이며, 대립이 발생하는 기관이나 지역 등의 공간적 범위는 특정 범주에 한정되거나 구속되지 않는다. 정책담론의 구성은 정책과정에서 나타나는 시간 순서상의 개별적 사건의 나열 이외에도 내적 요인들을 고려하며, 담론 내 다양한 의도와 부주의, 사고와 인과관계 메커니즘 등을 설명해준다. 담론 내 등장인물은 담론행위자로서 영웅/동맹, 악당/적, 피해자로 지칭되는 세 가지 범주의 특성을 갖는다. 윤리적 해결방안은 담론이 반드시 정책문제를 해결하는 역할을 해야 하며, 교훈적 활동으로 바람직한 행동을 제시할 수 있어야 한다는 의미이다

5 패러다임변동 모형

Hall(1993)은 다양한 사회적 진전, 축적된 변화들, 실험, 권위의 손상, 패러다임들간의 광범위한 경쟁 등에 기인해 기존 정책패러다임이 다른 패러다임으로 대체됨으로써(paradigm shift) 정책변동이 이루어진다고 이 모형을 통해 설명하였다. 이 모형은 정책학습을 강조하고 정책흐름 모형과 유사한 특성을 가졌지만, 정책변동을 외부의 경제적·정치적 위기에 의해 변화되는 단순한 과정으로 보기 때문에 구체성이 결여되어 있어 모형으로서 설명력의 한계가 있고 정책담론에 대한 고려가 없다.

제3절 보건의료정책의 승계

정책승계(policy succession)는 동일한 분야에 있어서 기존의 정책이 새로운 정책에 의하여 대체되는 것을 말한다. 정책의 기본목표는 유지하면서 정책의 기본적 성격을 바꾸는 것으로서 정책을 없애고 새로운 정책으로 대체하는 것을 포함한다. 즉 추진조직의 변경, 예산의 대폭적인 변화 등을 수반하는 행위이다.

낡은 정책이 폐지되고 새로운 정책이 등장했다는 점에서 새로운 요소를 지니고 있는 것은 사실이나, 정책의 쇄신과는 다르다. 정책의 승계와 관련된 변동은 복잡하고 많은 문제를 내포하고 있으며 선형적 승계, 정책의 통합 및 분할, 비선형적 승계, 우발적 승계 등으로 나누어진다.[8)9)]

1 선형적 승계(Linear Succession)

정책승계의 여러 형태 중 가장 순수한 형태의 것으로, 기존 정책이 전적으로 폐지되고 동일한 목표를 지닌 새로운 정책이 수립되거나, 동일 분야에서 다소 다른 목표를 추구하는 새로운 정책이 수립되는 경우를 말한다. 국민기초생활보장정책은 기존의 영세민 정책에 대한 선형적 승계에 해당한다.

2 정책통합(Policy Consolidation)

정책통합은 두 개 이상의 기존 정책 등이 하나로 통합되는 것을 말한다. 즉, 두 개 이상의 정책이나 사업계획이 완전 또는 부분적으로 종결되고, 이와 유사한 정책목표를 추구하기 위하여 새로운 단일의 정책이 제도화되는 것을 말한다. 예를 들어, 해운항만정책과 수산정책을 해양수산정책으로 통합한 것과 외교정책과 통상정책을 외교통상정책으로 통합한 것을 들 수 있다.

이러한 통합은 정책의 하위수준인 사업의 수준에서 더욱 효과적으로 이루어질 수 있는데, 이 경우 새로운 정책은 기존의 정책보다 다소 자원의 집중화를 기할 수 있다는 장점이 있다. 그러나 만약 둘 이상의 고객집단 또는 서비스 제공 집단이 정책합병에 반대하기 위하여 동맹 등을 맺게 되면 큰 어려움이 생길 수도 있다. 또한 흡수당하는 사업을 관장하고 있는 기관의 반발도 적지 않을 것이다.

집행과정에서 상위차원의 정책 기조 · 방향 · 목적을 동일 또는 유사하게 공유하는 정책을 따로 집행하기보다는 여러 가지 필요에 따라 통합하는 것이 더 좋다면 하나로 통합할 수 있다. 그리고 통합은 흔히 집행조직 · 인력 · 예산 등의 통합을 수반한다. 통합은 정책수요가 감소되거나 독립적인 정책집행이 비효율적일 때 자주 일어난다.

3 정책분할(Policy Splitting)

정책분할은 하나의 정책이 두 개 이상으로 분리되는 것이며, 정책분할에 따라 보통 담당 집행조직, 인력, 예산 등도 분리된다. 집행과정에서 정책수요가 증가하거나, 서로 이질적인 요소의 혼란 · 갈등이 나타날 경우, 하나의 정책을 별도로 분할하여 집행하는 것이 더 효율적일 수 있다.

일반적으로 정책분할은 기존 정책을 좀 더 효율적으로 수행하기 위하여 이루어지며, 이 경우 대개 기존 조직이 두 개 이상의 조직으로 나누어진다. 예를 들어, 1980년 보건사회부에서 환경청의 분리, 환경해양수산부를 해운항만청과 수산청으로 재분할하려는 시도와 문화공보부를 문화부와 공보처로 분리한 것 등을 들 수 있다. 반면, 정책분할은 조직이 두 개 이상으로 분리됨에 따라 나타나기도 하며, 이 경우에도 정책의 질적 변화가 나타나기도 한다. 또한 조직분할에 의해 분리된 각 기관은 동일한 서비스를 제공하기 위하여 공동협조를 계속 유지하기도 하며, 특히 대규모 기관의 분할은 기존 정책에 직접적인 영향을 미치지 않는 경우도 있다. 특정기능을 수행하기 위하여 기존의 조직을 분할한다 할지라도 계속해서 기존 정책에 대해 책임을 지며 조직의 분립만으로 정책 자체가 종결되는 경우는 드물다.

4 부분종결(Partial Termination)

부분종결은 기존의 정책 중 일부는 계속적으로 유지하면서 일부는 완전히 종결시키는 경우이다. 정책의 부분종결은 정책의 양뿐만 아니라 질적 변화를 초래하므로, 양적인 축소만을 의미하는 정책감축과는 다르다. 정책의 부분종결은 흔히 정책의 목표를 일부 달성하거나 정책대안이 일부 부적절할 경우, 또는 자원이 부족한 경우 등에 나타난다. 그리고 부분종결에는 그 담당 집행조직, 인력, 예산 등의 감축이 수반되는 것이 보통이다.

현실적으로 정책담당기관은 기존 정책을 일시에 전면적으로 종결시키게 되면 많은 저항에 부딪치게 되므로 점진적으로 정책을 종식시키기 위하여 부분종결이 이용되는 경우가 많다. 그러나 부분종결도 고객, 서비스 제공자, 입법가 등 기존 정책의 관련자들로부터 강력한 저항을 받기도 한다. 이는 기존 정책을 감축한 결과로 축소된 부분을 보완할 대안의 마련이 고려되지 않았기 때문이다.[10)]

5 비선형적 승계(Non-linear Succession)

비선형적 승계란 새로 수립되는 정책이나 프로그램이 기존의 정책과는 매우 밀접하게 연결되어 있지만 정책목표 · 사업계획의 특징 · 조직형태 등이 크게 다른 경우를 말한다.

6 우발적 승계(Incidental Policy Succession)

예기치 않았던 원인 또는 계기로 인하여 발생하는 정책승계를 말한다. 중요하지 않은 원인으로 발생한 우발적 승계는 무시되는 경향이 있으나 이는 바람직하지 못하다.[11)]

제 4 절 보건의료정책의 종결

정책종결(policy termination)이란 정책을 완전히 소멸시키는 것으로서 법률, 사업, 조직, 예산 등이 폐지된다. 정책평가의 정보에 의해서 정책이 성공적으로 시행되었고 그 목표와 가치가 달성되었으며 문제가 해결되었다면 그 정책은 종결해야 한다. 또한 어떠한 정책의 성공에 대한 객관적이고 확실한 합의가 없는 경우에는 정책의 지속여부와 종결여부 혹은 대안을 생각해보아야 한다.

정책이 새로운 환경에 적응하지 못하면 종결될 수밖에 없다. 최근 많은 사례연구를 토대로 M. R. Daniels는 정책종결의 특징을 아래와 같이 제시한 바 있다.

첫째, 정책종결과 예산절감과는 무관하다. 정책종결이 경제적 · 재정적 요인에 의한 경우가 없지는 않지만 많은 경우 다른 요인에 의해 정책종결이 발생한다. 따라서 대부분의 경우 정책종결은 예산절감효과를 수반하지 않으며, 오히려 단기적으로는 예산팽창의 결과를 가져온다.

둘째, 정책종결은 정치적 저항이 수반된다. 정책종결은 반대세력의 저항을 수반하여 정치적 요인의 지배를 받을 수밖에 없다. 정책종결과정에서 저항세력은 노동조합, 국회의원, 정치인 등을 동원하기도 한다.

셋째, 반대세력의 무마가 중요하다. 건강보험 통합과정에서 나타난 각 이해집단간의 반대투쟁은 조합주의 정책종결을 더욱 어렵게 한 바 있다.

넷째, 정책종결의 실현과 좌절에는 이념적 요소가 강하게 작용한다. 이승만 정권의 북진통일정책, 박정희 정권의 대북정책 등이 오랫동안 종결되지 않고 지속된 이유도 이념적 요인에서 찾아볼 수 있다. 1970년대 후반에 시작된 공기업의 민영화는 영국의 보수당 집권과 미국의 Reagan 행정부의 등장으로 인한 보수화 이념과 관련이 있다.

다섯째, 종결된 정책에 대한 부활의 가능성이 항상 존재한다. 정책종결의 실현이나 좌절이 정치적 · 이념적 요인에 많은 영향을 받기 때문에 종결된 정책이 부활하는 경우도 종종 있다. 특히 정책종결에 저항이 존재한 경우 정책이 부활하기 쉬우므로 의약분업정책의 백지화나 건강보험 분리정책 등은 부활할 수 있는 가능성이 있다.

여섯째, 정책종결은 예측이 곤란하다. 정책종결은 저항세력이 존재하고 정치적 영향을 받기 때문에 달성되기가 어려울 뿐만 아니라 종결여부나 종결시기를 예측하기가 어렵다. 특히 정책종결과정이 길수록 예측하기란 불가능하다.[12)]

광의의 정책종결은 정책혁신, 정책승계, 정책유지 등 정책변동을 총괄하는 개념이며, 협의의 정책종결은 정책변동 중 특정한 정책을 의도적으로 종식시키거나 중지하는 것을 의미한다.

정책종결론은 비교적 최근에 관심이 대두되었다. 1970년대 말, 대부분의 서구 선진국에서는 이데올로기적으로 거대정부를 반대하는 정치적 성향을 가진 의원들이 선출되어 예산절감을 요구하였다. 더불어 1970년대의 석유파동은 경기침체와 재정적자를 가속화시키는 촉매제의 역할을 하였다. 결국 심각한 재정난에 직면한 서구 각국은 공룡처럼 비대해진 정부의 역할을 축소하고 불필요한 조직이나 정책을 과감히 정리하기에 이르렀다. 이로써 긴축과 재편으로 대표되는 작은 정부의 시대가 등장하였다. 이와같은 석유파동(oil shock)과 감축관리의 대두와 함께 정책종결에 대한 연구도 시작되었다.

우리나라는 1960년대 이후 성장 지향적 경제정책을 추진하는 과정에서 기존정책을 축소시키거나 종결시키는 데에는 큰 관심이 없었지만 문민정부와 국민의 정부 이후 권위주의 청산작업, 행정기구 개혁, 작은 정부의 지향, 민영화, 규제완화, 구조조정, IMF 등과 같은 일련의 정책환경들은 정책종결에 관심을 기울이게 하였다.

1 정책종결 전략

정책종결에는 기준과 전략이 필요하다. 정책종결의 기준으로서 Lasswell은 시기, 균형감각, 개선(양), 목표달성의 신뢰도 등 네 가지를 제시하였으나 정치적인 가치판단과 정책의 효율성 등도 중요한 기준이라고 할 수 있다. 정책종결을 어떤 전략과 방법을 이용해야만 가장 적은 저항과 비용으로 성공할 수 있는지가 관건이다. 몇 가지 전략을 제시하면 다음과 같다.

① 정책종결의 목적이 무엇이고 종결사업의 담당자가 누구이며, 어떤 기준과 절차를 이용해서 결정할지에 대한 정보가 분명하게 제시되어야 한다.

② 대상집단이나 기관의 특성과 저항요소 등의 연구가 선행되어야 하며, 또한 종결의 범위, 즉 부분적인지 전면적인지를 분명히 결정한 후 종결작업을 시작해야 한다.

③ 법적 종결에 따른 도덕적이고 윤리적이며 정치적인 종결의 가치를 분명히 해서 그 종결에 대한 부정적인 영향을 최소화하거나 이해관계에 대한 중립성을 정립할 수 있는 전략을 수립하여야 한다.

④ 인사문제에 관한 명백한 기준과 처리방안 및 후속조치가 있어야 한다. 정책종결에 따른 인력감축 등과 같은 인사문제의 해결이 정책종결 전략의 성공여부를 결정짓는다.
⑤ 정책 'A'를 종결시키는 것으로 정책 'B'를 채택하고 시행해서 자연적으로 정책 'A'를 'B'에 흡수시킨다는 세부규정을 정해서 종결시키는 방법이 많이 사용된다.
⑥ 법적 대응이나 헌법소원 가능성을 사전에 제거하기 위해 종결의 목표를 구체적이고 내용적인 문제에 두는 것이 좋다. 법적 문제가 제기되면 장기간에 걸친 대응전략을 하게 되고 정책종결의 원래 목표를 실현시킬 수 없을 가능성이 커진다.

현실적으로 일단 시작된 정책은 제도 뿐 아니라 인간적인 요소가 가미되어 없어진다는 것이 쉽지 않다. 왜냐하면, 조직 그 자체는 생존전략으로 목표를 다른 것으로 변환시킨다든지(goal displacement), 수단과 목표를 대체시키는 등 다양한 전략을 구사하여 저항하기 때문이다. 그러나 이미 끝난 사업이거나 더 이상 불필요한 경우, 잘못 결정되어 시행된 사업, 시행상의 문제가 큰 사업, 도저히 불가능한 정책 등을 영원히 지속시킨다는 것은 사회적 · 국가적으로 큰 낭비가 아닐 수 없으므로 정책종결이 필요하다.[13]

2 정책종결의 원인

정책종결의 원인은 매우 다양하다. 그것은 자원부족에 따르는 예산상의 어려움에 기인할 수도 있고, 국내 · 외 정책환경의 변화와 정치체계나 집권세력의 변화에 따르는 정치적 이유일 수도 있고, 행정조직의 내부요인일 수도 있다. 또한, 정책종결이 커다란 사회 · 윤리적 문제를 불러일으킬 수도 있다. 물론 이러한 여러 원인들이 개별적일 수도 있고 동시적으로 나타날 수도 있으며 국가에 따라 다르게 나타날 수도 있다.

C. H. Levine은 조직종결의 원인을 정책종결의 원인으로 활용할 수 있다는 전제하에 조직감축의 원인이 외부적인가 내부적인가 하는 차원과 정치적인가 경제 · 기술적인가 하는 차원에 따라 문제의 소멸, 환경적 엔트로피, 정치적

취약성, 조직쇠퇴 등으로 분류하였다.[14)15)]

1) 문제의 소멸(Problem Depletion)

문제의 소멸은 감축대상 조직의 통제범위를 벗어난 조직의 외부적인 힘에 의하여 결정지어진다. 문제소멸을 가져오는 세 가지 특수형태로는 학령아동의 감소로 인한 학교폐쇄와 같은 인구이동(demographic shifts), 제도적으로 정신질환자를 병원에 수용하는 것으로부터 비제도화(deinstitutionalization)로 전환시키는 것과 같은 문제의 재정의(problem redefinition), 일몰법(sunset law)과 같은 정책종결(policy termination) 등이 있다. D. Whetten은 이를 정당성의 상실로 바꾸어 논의하고 있다.[16)] 천연두와 같은 정책대상 문제가 소멸되면 천연두와 관련된 보건의료정책은 자연히 종결될 수밖에 없다. 문제의 소멸에 의한 정책종결은 가장 자연스럽고 저항이 적다.

2) 환경적 엔트로피(Environmental Entropy)

환경적 엔트로피는 조직의 활동수준을 지지하거나 유지시켜 주는 환경의 능력이 결여되었을 때 일어나게 된다. 경제기반의 쇠퇴로 재정적으로 곤경에 처한 정부가 보건의료서비스를 축소시키거나 건강보험 재정의 취약으로 급여기간을 제한하거나 급여수준을 감소시키는 경우가 좋은 예이다. 이는 조직의 외부적인 상황으로서 주로 경제 · 기술적인 결과이다.

D. Bothun과 J. C. Comer는 정책문제를 해결하는 새로운 기술의 개발, 제한된 예산의 재할당(reallocation) 등을 정책종결의 원인으로 지적하고 있는데 이 역시 환경적 엔트로피 측면을 지적하고 있는 것으로 볼 수 있다.[17)]

3) 정치적 취약성(Political Vulnerability)

정치적 취약성은 예산삭감이나 환경으로부터 감축요구에 저항하는 능력이 조직의 의존성과 취약성으로 인하여 부족한 경우이다. 조직이 정치적으로 취약하게 되는 요인으로서는 소직규모의 빈약, 내부갈등, 지도자의 교체, 전문가의 부족, 역사성이나 적극성의 결핍 등을 지적할 수 있다.

오래된 기존 조직일수록 신생 조직보다는 신축성과 잠재능력이 크기 때문에 감축될 가능성이 희박해진다. 조직의 내부적인 상황으로는 정치적인 요인에 기인하는 경우가 흔하다. 건강보험의 통합에 대해 다수당인 한나라당이 재검토를 하는 것은 좋은 예이다. Bothun과 Comer는 기존 정책을 지지해 왔던 정치나 이념의 변화, 정책지도자의 교체 등을 정책종결의 원인으로 지적하고 있는데, 이 역시 정치적 취약성 측면을 지적하고 있는 것으로 볼 수 있다.[18)]

4) 조직쇠퇴(Organizational Atrophy)

조직쇠퇴는 모든 조직에서 나타나는 공통적인 현상이다. 조직쇠퇴를 야기하는 요인으로서는 일관성의 결여, 통합이 무시된 분권화, 역할혼동, 책임소재가 불분명한 권한의 분화, 수많은 부적절한 규칙들, 감독태만, 경직화된 의사소통, 실패의 전가, 자치통제능력의 결여, 높은 이직률, 관례에 집착함으로써 생기는 변화 대응력의 결여 등 여러 가지를 지적할 수 있다.[19)]

3 정책종결에 대한 저항요인

정책종결은 정치적 과정으로서 이에 따른 이득과 손실이 관련 집단이나 개인에 따라 다르게 미치기 때문에 이해관계를 둘러싼 이들 사이의 갈등과 저항이 발생하게 된다. 다시 말하면, 정책종결로써 어떤 정책을 축소 · 폐지하거나 조직을 감축 · 폐쇄할 경우 이와 관련된 구성원들과 수혜자들은 생활근거를 잃어버리거나 곤경에 처하기 때문에 가능한 한 모든 수단과 방법을 동원하여 이를 필사적으로 저지하려 든다.

정책종결을 결정하는 기준으로 보통 경제적 효율성과 정치적 타당성이 이용된다. 정책종결 결정자는 종결에 따른 저항을 극복하기 위해 표면적으로는 경제적 효율성을 주장하지만 이면에는 대부분 정치적 이해관계가 얽혀 있는 것이 보통이다. 특히 보건의료사업과 같이 계산의 산출이 어려운 경우 정책종결 여부를 경제적 효율성에 비추어 결정하기란 쉽지 않다.

오히려 정책종결을 할 때 우선적으로 고려해야 할 점은 사회적 형평성과 대상집단의 성격이다. IMF 시절 공공근로사업이나 대졸 미취업자에 대한 인턴 사원제도 등은 경제적인 측면에서 보면 효율성이 낮을 수 있지만 대상집단의 성격에서 살펴보면 충분히 사업의 타당성은 있었다.

정책종결의 피해집단은 빈곤계층이나 장애자, 노인계층, 후임자 선해고(last-in, first-out) 등과 같이 사회적 · 정치적으로 취약계층의 경우가 많다. 또한, 우리나라의 경우 정책종결이 실질적인 정책이나 사업의 종결을 대상으로 하기보다는 단순한 조직이나 기구의 축소에 불과한 경험을 가지고 있다.[20]

1) 정책종결에 대한 일반적인 저항요인

(1) 심리적인 요인

종결대상이 어떤 하나의 프로그램이든지, 아니면 조직이든지 간에 현상을 그대로 유지하려는 보수성을 지닌 사람들은 우선 변화에 심리적인 저항감을 갖게 된다. 개혁이 몰고 올 미래에 대한 막연한 불안감과 새로운 상황에 적응해야 하는 부담감이 심리적 저항을 유발한다. 그리고 이러한 요인들과 더불어 개인적 이익이 심하게 침해될 경우에는 더욱 거센 저항을 유발하게 되는 경우가 많다.[21]

(2) 기득권 침해

기득권의 침해는 수혜를 입은 집단의 위치변화를 의미하기 때문에 정책종결로 인하여 직 · 간접으로 피해를 입게 되는 계층은 이에 필사적으로 저항하게 된다.[22] P. deLeon도 종결반대자들의 연합(anti-termination coalition)이 정책종결의 장애요인이 된다고 설명하고 있다.[23] 피해집단과 이해관계가 같은 정치집단이 연합하여 저항할 경우 그 효과는 매우 커진다.

(3) 높은 종결비용(high start up costs)

정책종결에는 유 · 무형의 비용이 요구된다. 정책종결에 대한 저항이 강할수록 종결비용은 더 많이 소요된다. 정책 프로그램이나 조직의 종결에 반대하는 연합세력과 조직적 저항에 효과적으로 대응하여 정책이나 조직을 종결시키기 위해서는 상당한 정치적 지지가 있어야 하는데, 이를 이끌어내기 위해서는 많

은 종결비용을 지불해야 한다.[24)]

(4) 합리성과 형평성의 결여

합리성과 형평성의 결여로 저항이 야기될 수도 있다. 두 가지 이념적 측면이 반드시 양립되지 않는 것은 아니지만 대개는 어느 한쪽을 지나치게 강조할 경우 다른 한쪽이 과도하게 침해됨으로써 저항이 일어나게 된다. 예를 들어, 물가상승을 억제하기 위해 쌀 가격의 지지정책을 포기하거나 쌀 수입개방 정책을 실시할 경우 소비자는 경제적인 이익을 얻게 되나 농민은 과도한 희생을 감수하게 됨으로써 형평성의 측면에서 정책종결에 저항하게 된다. 그리고 정책종결에 있어 관련된 개인들이 납득할 만한 충분한 합리성이 없거나 이에 따른 정책이나 조직 사이의 형평성을 상실할 경우에도 관련자들은 반발하게 된다.[25)]

(5) 정치적 유인책의 결여(lack of political incentives)

정책종결로 인해 이득을 보는 사람들이 분산되어 집단화되지 못하거나, 그 이익이 너무 작은 경우 정치가들은 정책종결에 별 관심을 기울이지 않는다. 왜냐하면, 정책종결로 인한 정치적 이익을 크게 기대하기 어렵기 때문이다. 과거 한나라당이 교원정년 연장이나 건강보험 통합 정책에 대해 머뭇거렸던 것은 정치적 유인이 부족했기 때문이라고 볼 수 있다.

2) 조직종결에 대한 저항요인

(1) 지적 저항감(intellectual reluctance)

정치가나 조직의 책임자는 자신의 조직이 감축되거나 폐쇄될 경우 이를 자신의 실패로 간주하기 때문에 이에 저항한다.[26)] DeLeon은 이러한 점을 '지적 저항감'이라고 부르고 있다.[27)] 그는 행정가들은 자신이 개입한 조직이나 정책의 소멸을 자신의 실책으로 간주하여 회피하려 하는데, 이러한 회피는 주로 조직의 목표가 변화하는 현실에 적응하지 못하는 데서 연유한다고 하였다. 따라서 정책분석가들은 정책의 결점을 스스로 인지하려고 노력해야 하며, 정책종결의 필요성이 대두되면 과감히 자신을 희생할 수 있어야 한다.

(2) 조직의 영구성(institutional permanance)

모든 조직이나 제도는 일단 구성되면 하나의 생명체처럼(조직 유기체설) 현실에서 생존하는 전략이 강하기 때문에 쉽사리 폐지하기는 어렵다. 정책이나 행정조직은 지속성을 전제로 하여 설계되어 수혜자와의 관계가 제도화된다. 또한, 조직의 목표가 실제 환경과 괴리되면 조직은 이에 적응하는 속성(adaptive nature)을 보이며 조직의 계속적인 생존을 추구하게 된다. 그러므로 이렇게 제도화된 조직을 종결시키고자 한다면 종결대상으로 선정된 조직의 구성원들과 관련정책 수혜자들의 저항을 수반하게 된다.

(3) 역동적 보수주의(dynamic conservatism)

조직은 생명력을 지니고 있어서 변화에 대한 대응전략을 구사하면서 기존체제를 유지하려고 한다. 이러한 역동적 보수주의에 의해 조직은 생명을 지속시킬 수가 있다. 조직은 목표의 달성 또는 조직의 정책이 목표와 괴리되는 때를 인지할 수가 있기 때문에 이러한 상황에서 최초의 목표를 변경하거나 새롭게 적합한 목표를 채택한다. 정책환경에 적응력을 지닌 동태적인 조직은 그만큼 종결되기 어렵다. 조직은 그 자체가 스스로 생존능력을 끊임없이 산출해 낸다.

(4) 법적 장애(legal obstacles)

정책의 경우도 법적 근거가 있는 경우가 많지만 어느 정도 신축성이 있는 반면에 행정조직은 대부분 법적 근거를 지니고 있기 때문에 그만큼 종결이 어려워진다. 왜냐하면 법률이나 규정의 개폐는 복잡하고 의회의 심의와 의결을 거쳐야 하는 경우가 대부분이기 때문이다. 이러한 과정에서 수정이나 타협 없이 개혁추진주체의 의도대로 진행되기를 기대하는 것은 무리이다.

(5) 불리한 영향(adverse consequences)

정책종결은 많은 변화를 초래한다. 특히 관련 집단의 지위변동을 초래하는 경우는 극심한 저항을 하게 된다. 조직을 종결함으로써 조직 구성원의 신분상 불이익이 초래되거나 영향력이 감소되는 경우 조직종결에 저항하게 되며, 종결대상이 되는 조직과 관련된 수혜집단 역시 계속적인 혜택을 볼 수 없다는 이익감소의 두려움 때문에 소직종결에 저항한다.

(6) 지연과 거부(procrastination and refusal)

법적으로 종결이 명확히 결정되었음에도 불구하고 집행의 속도를 늦추고 용어상의 모호함을 해결하는 과정에서 집행이 지연되거나 더 나아가서는 집행이 완전히 거부되어질 수 있다. 특히 지연과 거부가 조직 내에서 의도적으로 진행될 가능성이 크기 때문에 개혁 담당자는 확고한 집행의지를 가지고 있어야 한다.

4 정책종결에 대한 저항전략

정책종결에 대해 반대하는 사람들은 기존의 정책이나 조직을 살리기 위해서 나름대로의 합리적인 대안을 제시하거나 반대전략을 조직적으로 수립한다.[28)]

1) 정책종결에 대한 일반적인 저항전략

(1) 이익집단과 같은 다른 중요한 관련조직으로부터 지지를 획득하고자 노력한다.

대표적인 것으로는 이익집단의 지지를 얻고자 시도한다. 이익집단의 크기나 정치적 자원의 동원능력 정도에 따라 정책이나 조직의 생사에 결정적인 역할을 하게 되는 경우가 많다. 강력한 이익집단을 배경으로 반대세력이 형성되면 정치지도자는 부담을 가질 수밖에 없다.

(2) 입법부의 지지를 얻는다.

정책이나 조직이 변경 · 폐지되기 위해서는 입법부의 승인이 있어야 하는데, 이 과정에서 국회의원들을 설득함으로써 정책종결을 막을 수 있다. 그리고 의원을 설득하는 과정에서는 이익집단이 크게 영향을 미칠 수도 있다. 관련 상임위원회에 대한 적극적인 로비활동이 대표적인 예이다.

(3) 상관이나 다른 영향력을 행사할 수 있는 실력자의 지지를 호소한다.

정책종결에 힘을 발휘할 수 있는 사람들의 지지를 구함으로써 정책종결을 중지시키거나 범위를 줄일 수 있다. 정책종결을 막기 위해 관료집단이 청와대

비서실이나 실력자에게 접근하여 구명운동을 벌이기도 한다.

(4) 일반대중에게 정책이나 조직의 중요성을 역설함으로써 그들의 지지를 획득하고자 한다.

매스컴을 이용하여 일반대중에게 기존 정책이나 조직의 중요성을 알림으로써 존속의 정당성을 확보한다. 국민이 존속을 원하는 정책이나 조직을 쉽게 종결하기란 정치적 부담이 클 수밖에 없다.

(5) 어느 정도 양보를 해 줌으로써 행정상의 타협을 통해 문제를 해결한다.

정책종결 추진주체와 협상을 통해서 적절한 대안을 찾아냄으로써 어느 정도의 기득권을 보장하면서 급진적인 정책종결을 막을 수 있다. 그러나 타협을 통한 저항극복은 본래의 정책의지를 손상시킬 수 있기 때문에 합리적인 방법은 아니다.

2) 조직종결에 대한 저항전략

C. H. Levine은 조직종결의 원인을 문제의 소멸, 환경적 엔트로피, 정치적 취약성, 그리고 조직쇠퇴 등으로 분류하였는데, 이러한 원인 자체를 없애면 보다 근본적으로 조직종결을 막을 수 있다.

(1) 문제의 소멸(Problem Depletion)

조직이 추구하는 문제가 소멸되면 조직의 존재가치는 당연히 상실된다. 정치적 성격과 조직 외부상황에 기인하여 문제가 소멸될 경우 이에 대한 대응전략으로 다음과 같은 것이 있다.

① 정책이나 사업을 다양화시켜 고객의 지지를 얻는다. 즉, 영역확대를 통해 조직의 활로를 찾는다.

② 정책이나 조직의 목적을 국민에게 계몽시키고, 국민들로 하여금 정책종결 추진주체에게 압력을 가하도록 만든다.

③ 국민과 밀접한 관계에 있는 정책이나 조직을 먼저 종결시켜서 국민들이 위기감을 느끼게 한다.

④ 이익집단이나 입법부의 힘을 동원하여 압력을 가한다.

(2) 환경적 엔트로피(Environmental Entropy)

조직종결의 원인이 경제 · 기술적인 것과 조직외부에 있는 것을 말하므로 존속하기 위해서는 경제 · 기술적인 미비점을 보완하여 환경으로부터의 지지를 얻어야 한다.

① 광범위하고 풍부한 수입원을 개발해 낸다. 보건의료비의 상승과 보험료에 대한 저항으로 정책종결에 직면하게 되면 건강복권 발행이나 담배나 주류에 대한 건강세 부과 등과 같은 새로운 수입원을 찾아야 한다.

② 기존정책과 조직에 대한 반대급부를 보장해 준다.

③ 새로운 기술을 계속적으로 개발하고 도입함으로써 조직이 활기찬 존재임을 알린다.

(3) 정치적 취약성(Political Vulnerability)

정치적인 성격과 조직내부 상황에 기인하여 발생하는 것이므로 존속전략으로는 다음과 같은 것이 있다.

① 신축성과 적응력을 높이기 위해 연구집단이나 Task Force Team을 구성한다.

② 정책이나 조직의 새로운 상을 부각시킨다.

③ 전문가와 유능한 지도자를 영입한다. 우리나라의 경우 흔히 실세 장관의 영입(취임)이 정치적 취약성을 해소하는 데 결정적 영향력을 행사하는 경향이 있다.

(4) 조직쇠퇴(Organizational Atrophy)

경제 · 기술적인 성격과 조직내부 상황에 기인하는 것으로 존속전략으로는 다음과 같은 것이 있다.

① 계층적인 통제로 지나친 분권화를 막는다.

② 생산성을 높이고 서비스 전달체계의 가격을 인하시킨다.

③ 계속적인 평가를 실시하고 내부적 절차도 자동화시킨다.

④ 조직발전의 기법을 도입한다.[29)30)]

참고문헌

1) 안해균(1997), 정책학원론, 서울 : 다산출판사, p.446.
2) 정정길(1997), 정책학원론, 서울 : 대명출판사, pp.785~787.
3) 유성용(1994), "정책변동에 관한 연구", 서울대 석사학위논문, p.4.
4) Brian W. Hogwood and B. Guy Peters(1983), Policy Dynamics, New York : St. Martin's Press, pp.26~29.
5) P. A. Sabatier(1988), "An Advocacy Coalition Framework of Policy Change and the Role of Policy-Oriented Learning Therein", Policy Sciences, Vol.21, pp.130~131.
6) 이재무(2014). 보육료지원정책 변동과정 분석을 통한 정책담론모형의 한국 정책변화 설명에 대한 적용 가능성 탐색, 행정논총, Vol.52, No.4(Dec), pp.111~138
7) 배그린, 강민아(2013). 영국, 미국, 한국의 줄기세포연구에 관한 정책변동 비교 분석: Advocacy Coalition Framework 모형의 적용, 보건행정학회지, Vol.23, No.4(Dec), pp.314~325
8) 위의 논문, p.16
9) 유 훈(1999), 정책학원론, 서울 : 법문사, pp.540~548.
10) 박성복 등 공저(1997), 정책학원론, 서울 : 대영문화사, pp.614~615.
11) 구철회(1998), "정책변동의 저항요인과 저항과정에 관한 연구", 서울대 석사학위논문, pp.9~11.
12) M. R. Daniels(1977), Terminating Public Programs, Armonk : M. E. Sharpe, pp.69~80, 유 훈(1998), "한국의 정책종결", 서울대학교 행정대학원, 행정논총, 36(2), 12, pp.99~101에서 재인용.
13) http://www.kyungil.ac.kr/~haylee/data/중앙공.html:http://publica.chungju.ac.kr/policy8_9_10.htm(2001년 10월 30일 검색).
14) Chares H. Levine(1978), "Organizational Decline and Cutback Management", PAR. Vol.38, No.4(July/Aug, pp.318~319.
15) 박성복·이종열(1998), 정책학원론, 서울 : 대영문화사, pp.635~636.
16) David Whetten(1980), "Sources, Responses, and Effect of Organizational Decline", In John R. Kimberly, et al., The Organizational Life Cycle, San Francisco : Jossey-Bass, pp.354~362.
17) Dougles Bothun, and John C. Comer(1979), "The Politics of Termination : Concepts and Process", Policy Studies Journal, Spring, p.542.

18) Ibid., p.542.

19) 구철회, 앞의 논문, pp.17~19.

20) 박성복·이종열(2000), 정책학 강의, 서울: 대영문화사, pp.455~456.

21) 오석홍(1990), 조직이론, 서울: 박영사, pp.730~731.

22) A. M. Okun(1975), Equity and Efficiency: The Big Tradeoff, Washington, D. C.: The Brookings Institution.

23) Peter deLeon(1978), "A Theory of Policy Termination", In Judith U. May, and Aron B. Wildavsky(eds.), The Policy Cycle, Beverly Hills: Sage, Publication, pp.286~293.

24) Ibid., pp.286~293.

25) R. D. Behn(1980), A Symposium: Leadership in an Era of Retrenchment, PAR, Vol.40(Nov./Dec.), pp.600~619.

26) Herbert Kaufman(1976), Are Government Organizations Immortal?, Washington, D. C.: Brookings.

27) Peter deLeon, op. cit., pp.286~293.

28) 최수현(1982), "정책종결에 관한 이론적 연구", 서울대 석사학위논문, p.53.

29) 구철회, 앞의 논문, pp.25~33.

30) 제10장 보건의료정책 변동은 "문재우(2015), 보건정책론, 서울: 계축문화사, pp.369~386"의 내용을 전문인용하여 수정 보완함.

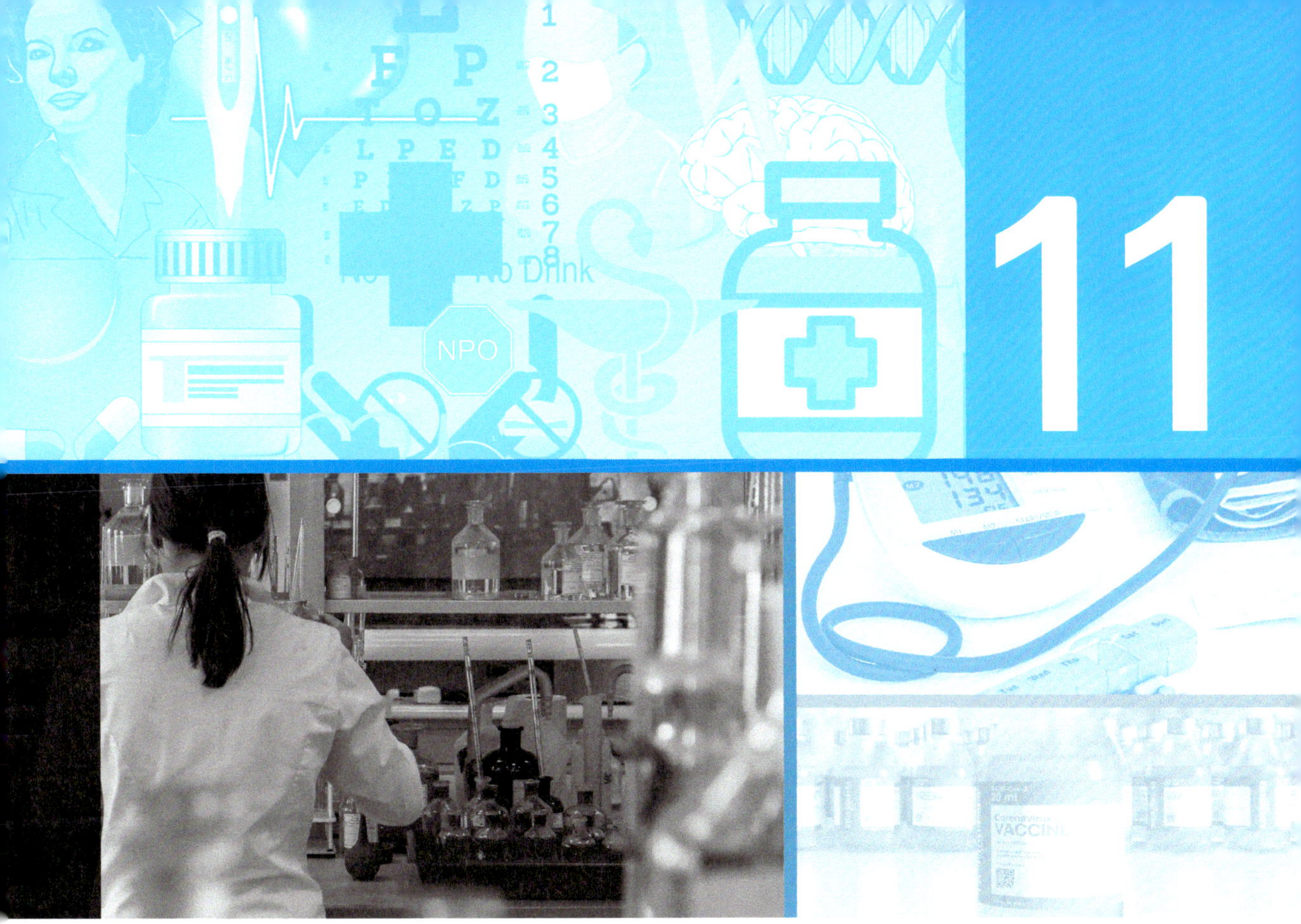

11

간호와 보건의료이슈

제1절 대한간호협회의 정책과 집행

제2절 간호 관련 주요 정책

제11장

11 간호와 보건의료이슈

제1절 대한간호협회의 정책과 집행

대한간호협회는 의료법 제28조에 의해 설립된 간호사 중앙회로 회원의 자질향상 도모, 직업윤리 준수, 회원의 권익옹호와 국민건강증진 및 국제교류를 통한 국가 간호사업 발전에 기여함을 목적으로 설립되었다. 대한간호협회의 조직은 전국 17개 지부(16개 시도 및 군진, 산하 116개 시 · 군 · 구간호사회), 10개 산하단체[1](16개 시도 산하 117개 지회)로 구성되며, 광역시 · 도 단위에는 223개의 시 · 군 · 구별 분회 조직이 있다. 병원간호사회는 수술간호사회, 병원투석간호사회, 병원중앙공급간호사회, 병원중환자간호사회, 병원신경간호사회, 병원응급간호사회, 병원조혈모세포이식간호사회, 병원신생아간호사회, 병원당뇨병교육간호사회, 병원여성건강간호사회, 병원상처장루실금간호사회, 병원한방간호사회 등 12개 분야회를 별도로 운영하고 있다. 또 대한간호협회 산하에는 회원들의 자질 향상과 정보제공을 위해 간호교육연수원, 신문사, 출판사, 2개의 출연기관(한국간호교육평가원, 대한간호복지재단)이 있다. 대한간호협회 소속 회원은 2022년 12월 현재 481,443명이며, 전체 의료인[2] 중 69.6%[3]를 차지한다.

대한간호협회는 정부에 대한 정책건의와 설립목적에 따른 사업을 추진하기 위하여 3년마다 장기사업계획을 수립하고, 매년 장기사업계획에 따른 세부계획을 집행하고 있는데, 2023년 현재 제10차 장기사업계획(2023~2025)이 추진되고 있다. 장기사업계획의 작성은 대한간호협회 운영위원회가 심의하고, 이사회와 대표자회의의 의결을 거쳐 대의원총회에서 최종 확정한다. 제10차 장기사업계획은 '존엄한 돌봄, 보편적 건강보장을 위한 간호시대를 열겠습니다'를 비전으로 6대 사업목표별로 실행전략과 활동계획을 수립하여 추진해 오고 있다. 자세한 내용은 [표 11-1]과 같다.

표 11-1 제10차 장기사업계획(2023~2025)에 따른 주요 사업[4)]

1. 조직 운영 및 회원관리 강화

목표	실행전략	활동계획
조직 운영 및 회원 관리 강화	행정 운영관리 효율화	• 행정체계 운영 • 기록물 관리 • 사무관리 효율화 • 각종 행사 관리
	총무업무체계 개선	• 의사결정체계 운영 • 조직관리체계 확립 및 출연기관 관리 • 자산 · 계약 · 용역관리 및 연구 용역 사무관리
	조직 인사업무체계 개선	• 조직관리 • 인사관리 효율화 • 직원 역량 개발 강화
	재무업무체계 개선	• 회계별 예 · 결산 전문화 및 보고강화 • 자산 및 세무관리 체계화 • 회계처리 및 세무신고 모니터링
	회원관리체계 개선	• 회원관리 효율화 • 회원지원 활성화 • 회원복지 활성화 • 회원민원 대응

2. 정보시스템 고도화

목표	실행전략	활동계획
정보시스템 고도화	행정 운영관리 효율화	• 행정체계 운영 • 위원회 관리
	정보인프라 효율성 및 가용성 강화	• 정보보안강화 • 인터넷 · 네트워크 인프라 강화

	정보시스템 운용의 효율화	• 회원정보관리 • 에듀센터 전산 • 면허신고 전산 • 기타 시스템 전산
	정보시스템 재구축	• 단계별 정보시스템 재구축 • 시스템 개선 지원 • 창립 100주년 기념 홈페이지 구축 지원

3. 간호정책 혁신 및 국제활동 강화

목표	실행전략	활동계획
간호정책 혁신 및 국제활동 강화	행정 운영관리 효율화	• 행정 체계 운영 • 위원회 관리
	간호교육 제도개선 및 교육환경 질 제고	• 학부교육제도 개선 • 간호 표준 개정 • 신규 간호사 역량 제고 • 대학원 교육제도 개선
	간호법 제정 및 관련 법령 개정	• 간호법 제정 및 관련 법령 제 · 개정 등 • 관련 법령 의견 제출
	면허 · 자격 체계 개선	• 면허 자격 체계 정립 • 전문간호사 제도 확대 • 전담간호사 제도 구축
	고용 및 노동 환경 개혁	• 간호사 근무환경 및 처우 개선 • 간호사 적정 수급 방안 마련
	건강보험 간호정책 강화	• 간호 관련 수가제도 개선 및 신설 • 건강보험 제도 개선 활동 강화
	노인 및 지역사회 간호 정책 확대	• 노인장기요양보험 수가 및 제도 개선
	간호통계 DB 구축	• 간호정보 DB 생산 관리 • 간호정보 교류 활성화 • 간호통계연보 제작
	글로벌 간호 리더 양성 및 국제 교류 강화	• 한국형 간호 글로벌 리더십 센터 운영 • 간호 관련 국제기관과의 연대 강화 • ICN과의 유대 및 협력 강화 • 국제사업 관련 기타 활동

4. 전략적 홍보활동 강화

목표	실행전략	활동계획
전략적 홍보활동 강화	홍보콘텐츠 경쟁우위 확보	• 온라인 소통 강화 • 오프라인 콘텐츠 제작
	전문인으로서의 간호사 이미지 강화	• 참여형 홍보 강화 • 국민공감 사업 전개 • 사회공헌 활동 • 협회 대외이미지 제고
	언론 · 유관단체 네트워크 활성화	• 언론과의 우호적 관계 강화를 통한 보도 확대 • 언론대응 체계구축을 통한 효과적인 위기관리 • 유관단체 협력체계 강화
	인터넷 간호사신문 운영	• 인터넷 간호사신문 발행 • 인터넷신문 자문위원회 운영
	간호역사 바로 알리기	• 간호역사 연구 및 관련 도서 발간 • 간호역사 교육 및 홍보

5. 연수교육 체계 고도화

목표	실행전략	활동계획
연수교육 체계 고도화	행정 운영관리 효율화	• 행정체계 운영 안정화 • 위원회 관리 내실화 • 대내외 협력 및 홍보 강화 • 규정 및 지침 개선
	교육원 정보시스템 재구축 및 안정화	• 정보시스템 재구축 • 정보시스템 품질 개선 • 연수교육 질 제고 • 데이터기반 성과관리
	연수교육 개발 및 운영 내실화	• 연수교육 개발 전문화 • 연수교육 운영 효율화 • 보수교육 실시기관 및 프로그램 관리 강화
	연구 및 학술활동 활성화	• 연구 수행 및 관리 성과 확보 • 연수교육 학술교류 확대
	면허 · 자격시험 관리 체계 공고화	• 면허 · 자격시험 전략적 기획 • 면허 · 자격시험 개선 활동 • 자격시험 운영 전문화 • 면허 신고 관리 강화
	도서 출판 사업 관리 효율화	• 도서 기획 및 출판 확대 • 도서 등 판매 및 홍보 강화

6. 간호인력 지원 및 역량강화

목표	실행전략	활동계획
간호인력 지원 및 역량 강화	행정 운영관리 효율화	• 조직 운영관리 효율화 • 인적자원 관리 및 처우개선 • 사업 협력체계 구축 • 취업지원 통합관리시스템 구축 • 홍보체계 구축
	양질의 간호 일자리 확보 및 취업 연계 활성화	• 고용 · 교육 연계 협력체계 구축 • 간호사 교육 • 예비간호사 교육 운영 • 국가 재난 대응 교육 운영 • 권역별 특성화 교육사업 추진 • 권역별 실습 환경 개선
	경력유지를 위한 적응 지원	• 멘토링 및 상담프로그램 개발 · 운영 • 취업장려금 지원제도 개선 • 사업 성과보고회 및 재취업 성공 사례발표회 개최
	근거 기반 연구 및 간호정책 제안	• 데이터베이스 구축 • 통계보고서 발간 • 발전방안 도출 연구 수행 • 정책제안 • 간호사 교대제 개선 시범운영 컨설팅(2차년도)

제2절 간호 관련 주요 정책

우리나라는 해방이 되고 1948년 대한민국 정부가 들어서면서 의료와 관련된 법률인 「국민의료법」이 1951년 처음 제정되었다. 이후 1962년 재개정을 거쳐 현재의 「의료법」이 만들어졌다. 「의료법」이 제정된 후 72년의 긴 여정을 거치면서 한국 의료는 발전을 거듭해 왔고, 이제는 선진외국에서도 인정하는 수준에까지 이르렀다. 1977년 의료보험제도가 도입되기 시작하였고, 1989년에는 전 국민을 대상으로 건강보험이 실시되면서,

> **국민건강보험**
>
> 전 국민을 대상으로 하는 의무 가입 제도이다. 1963년 도입된 이후, 한국의 의료보장 수준을 크게 향상시킨 공로를 인정받고 있다. 2022년 기준, 한국의 의료보장률은 99.9%로, 이는 OECD 국가 중 최고 수준이다. 의료제도는 국민건강보험과 의료급여라는 두 가지 프로그램으로 구성된다. 국민건강보험은 모든 국민이 가입하는 의무 보험으로, 소득에 따라 보험료를 납부한다. 의료급여는 소득이나 재산이 부족한 사람들을 위하여 국가가 제공하는 사회복지 프로그램이다.

1992년 기준 국내총생산(GDP) 대비 3.6%에 불과했던 의료비 총액이 2021년에는 8.8%로 OECD 국가 중 가장 빠른 속도로 증가하고 있다[5]. 그러나 의료기술의 발전과 더불어 전국민을 대상으로 한 건강보험이 실시되면서 국민 건강증진에는 큰 기여를 했지만 이 과정에서 많은 문제들도 발생하였다.

지난 오랜 시간 빠른 성과를 내기 위하여 모든 산업분야가 그러하였듯 보건의료 분야도 앞만 보고 달렸다. 목적을 위하여 수단과 방법을 가리지 않다 보니 반칙이 난무하였다. 보건의료 분야에서는 만성적인 병원 간호사 부족 문제가 이에 해당한다. 의료기관 간호사의 법정 비율만 놓고 보더라도 우리나라 임상간호사는 선진외국에 비해 2~5배가량 많은 환자를 담당해 그만큼 높은 업무강도를 요구한다. 그럼에도 불구하고 의료기관 10곳 가운데 6곳이 이를 지키지 않고 있다. 그러나 정부는 이 같은 위법행위에 아무 관여를 하지 않고 방치해 오고 있다. 이러한 과정에서 간호사의 건강과 근무환경, 환자의 안전과 국민건강 역시 외면당해 온 것이 사실이다.

대한민국은 이제 2025년이면 초고령사회로 진입한다. 노인인구와 만성질환자의 증가는 노인진료비의 증가로 이어지면서 대한민국 의료보장체계의 핵심인 건강보험은 그 지속가능성을 위협받고 있다. 급증하는 노인인구와 만성질환자에 대한 건강관리와 간호돌봄에 대한 국가와 사회의 책임과 역할을 규정하고, 우수한 간호인력 양성과 적정 배치, 그리고 장기근속을 위한 처우개선 등에 관한 법적 제도적 기반을 마련하기 위해서는 반드시 「간호법」이 제정되어야 한다.

초고령사회(超高齡社會)

65세 이상의 인구가 전체 인구의 20% 이상인 경우를 말한다.

1 우리나라 간호사 수급현황

우리나라 간호사는 낮은 인력 배치 수준으로 인하여 선진국 간호사에 비해 2~5배 이상 많은 환자를 담당하고 있다. 열악한 근무환경, 일 · 가정 양립의 어려움 등으로 인한 높은 이직률은 숙련된 간호사의 부족을 야기하여 의료서비스의 질을 낮추고, 환자안전에도 심각한 위협이 되고 있다. 2022년 말 현재 전체 간호사 면허자(481,211명) 가운데 의료기관에서 근무하는 임상간호사는

52.8%(254,227명)에 불과하다[6]. 이는 경제협력개발기구(Organization for Economic Cooperation and Development, OECD) 국가 중 면허 간호사 대비 임상간호사의 평균 비율인 68.2%와 비교해도 최하위권 수준이다. 우리나라 간호사 신규 면허자는 2019년 20,356명, 2020년 21,357명, 2021년 21,741명, 2022년 23,362명으로 매년 평균 5.1%씩 증가해 OECD 국가 평균인 1.2%보다 4.25배 높다[7]. 그러나 간호사 본래 업무범위 이상의 과도한 일과 과중한 업무량, 열악한 근무환경, 업무 부적응 문제 등으로 인하여 전체 간호사 면허자 중 임상에서 근무하는 간호사 비중은 2018년 49.5%, 2019년 51.9%, 2020년 51.7%, 2021년 52.5%, 2022년 52.8%에 불과하다. 의료기관에서 근무하는 임상간호사 수도 2019년 19,979명, 2020년 10,169명, 2021년 14,845명, 2022년 13,920명 순증가하는 데 그쳐 5년 사이 모두 58,913명 증가하는데 그쳤다. 이는 최근 5년 동안 한해 14,700여 명 늘어난 것이다. 반면 이 기간 간호사 국시에 합격한 신규 면허자 수는 모두 107,227명이었다. 신규 간호사 취업률은 2016년 85.9%, 2017년 86.6%, 2018년 86.6%, 2019년 86.9%, 2020년 83.6%로 5년 평균 86% 수준을 나타내고 있다[8].

간호사 사직률도 매년 높아져 19.7%(2020년)에 달한다. 이를 의료기관 종별로 보면 요양병원이 35.0%로 가장 높다. 이어 병원 27.3%, 기타 27.1%, 의원 24.5%, 보건소 및 보건기관 22.1%, 종합병원 16.2%, 상급종합병원 10.7% 순을 보이고 있다. 사직자 가운데 절반에 가까운 45.2%는 간호사 본래 업무범위 이상의 과도한 일로 '사직'을 선택하고 있는 실정이다. 특히 신규 간호사의 경우 업무 부적응 등으로 인해 2017년 38.1%였던 1년 이내 사직률이 2022년 52.8%로 불과 5년 사이 14.7%포인트나 상승하였다[9]. 간호사 배치수준은 환자의 사망률, 패혈증, 재입원, 재원기간, 중환자실 입원, 병원감염, 낙상, 욕창 등 여러 가지 환자의 건강결과에 직접적 영향을 미친다. 만성적 간호인력 부족을 해결하기 위해서는 신규 배출 인력만 늘릴 게 아니라 먼저 간호사들이 간호현장을 떠나는 근본적인 이유를 제거해야 한다. 이를 위해서는 간호법을 제정하여 간호인력에 대한 근무환경 개선과 배치기준을 강화하는 것이 무엇보다 필요하다.

표 11-2 최근 5년간 의료기관 근무 간호사 수(단위: 명)

구분	2022년	2021년	2020년	2019년	2018년
전체	254,227	240,307	225,462	215,293	195,314
서울	61,743	58,773	54,778	52,727	47,763
부산	20,802	19,794	18,961	18,514	16,696
대구	15,461	13,983	12,683	12,557	10,541
인천	13,262	12,656	12,176	11,639	10,355
광주	9,938	9,452	9,112	8,949	7,990
대전	8,202	7,871	7,457	7,153	6,274
울산	5,350	5,044	4,808	4,612	4,003
세종	1,008	882	754	220	171
경기	50,844	47,108	43,922	39,694	36,593
강원	6,998	6,647	6,235	6,043	5,509
충북	5,344	5,133	4,869	4,767	4,382
충남	7,612	7,420	6,112	5,940	5,284
전북	8,752	8,434	7,971	7,652	7,329
전남	9,308	8,880	8,556	8,539	8,051
경북	10,494	10,179	9,693	9,577	8,921
경남	15,964	15,046	14,576	13,972	12,862
제주	3,145	3,005	2,799	2,738	2,590

출처 : 「건강보험통계」, 국민건강보험공단, 건강보험심사평가원 보건소, 보건지소 등 보건기관 포함

2 간호 · 간병통합서비스제도의 성공적인 정착

간병비용은 환자가족에게 의료비보다 더 큰 경제적 부담을 초래하였으며, 환자 개인의 문제를 넘어 과도한 사회적 비용을 발생시켰다. 또한 전문인이 아닌 간병인이 환자를 돌보게 되면서 감염문제나, 안전문제를 발생시키는 등 간호의 질 관리에 있어서도 많은 문제점을 드러내고 있다. 이에 정부도 사설 간병에 대해 근본적인 대책이 필요하다는 인식에 따라 2006년 '보호자 없는

병원' 시범사업을 시작으로 환자가 부담하였던 간병 부분을 제도권으로 편입하고자 하였다. 2006년 4월 종합병원급 이상 병원 4개로 시작하여, 2010년부터는 공동간병 모형으로 10개 병원에서 시범사업을 시행하였다. 공동간병 시범사업의 결과 입원서비스의 질 저하, 간호인력 부족, 환자부담의 증가 등이 여전히 지적됨에 따라 단순히 공동간병 형태를 벗어나 간호인력 확충을 통한 한국형 포괄간호제도 도입 필요성이 제기되어, 2013년에 시범사업이 시작되었다. 2013년 13개 기관, 29개 병동으로 시작된 사업은 2015년 6월에 발생한 메르스(중동호흡기 증후군) 이후 사설간병인이나 보호자의 상주로 발생할 수 있는 문제점이 극명하게 드러나면서 가속화되어 시행규모가 급속히 확산되었다. 시행확대와 더불어 2015년 건강보험 급여 사업으로 전환되었고, 의료법 개정으로 시행근거를 확립함에 따라 지속사업의 근간을 마련하였다. 이에 힘입어 2022년 말 기준 656개 기관, 70,363병상으로 확대되었다. 간호사 배치기준도 일반병동보다 크게 낮아 근무개선에도 일조하고 있다. 일반병동 간호사 1명당 담당환자 수는 상급종합병원 12~13명, 종합병원 19~20명, 병원 25명 이상이었다. 이를 평균으로 나눠보면 일반병동에서 간호사 1명당 평균 16.3명을 돌본다는 계산이 나온다[10]. 반면에 상급종합병원 통합병동은 간호사 1명당 환자 수가 5~7명이다. 종합병원은 7~12명, 병원은 10~16명이다.

이에 따라 대한간호협회는 국민의 간병 부담 해소와 간호서비스의 질 향상을 위한 간호 · 간병통합서비스제도의 성공적인 정착을 위하여 노력하고 있다. 그러나 간호 · 간병통합서비스제도의 성공적인 정착을 위해서는 간호사가 충분히 확보되어야 하므로, 임상간호사에 대한 처우 개선이 시급하다. 대한간호협회는 이를 위하여 환자안전을 보장하고 양질의 간호 · 간병통합서비스를 제공하기 위해서는 상향된 간호사 배치기준이 필요하며 기준 준수에 대한 관리감독을 강화할 것을 정부에 요구해 오고 있다. 그 이유는 간호사의 노동가치가 반영된 수가를 적용함으로써 간호사의

간호 · 간병통합서비스

입원환자가 보호자나 개인 고용 간병인이 필요 없도록 간호인력에 의해 전문적인 간호서비스를 24시간 받게 됨으로써 입원서비스의 질을 향상시키고 환자 및 가족의 간병 부담을 경감시킬 수 있도록 간호사와 간호보조인력이 전인간호서비스를 제공하는 제도를 말한다.

노동가치

환자를 간호하기 위하여 들이는 노력에 대한 경제적 가치를 말한다.

채용을 늘리고 환자안전을 보장하는 선순환이 발생할 수 있기 때문이다. 뿐만 아니라 간호사의 과중한 업무와 열악한 근무환경, 교대 · 야간 근무로 인한 건강문제는 의료서비스 질 저하를 야기하여 환자 안전에 중대한 영향을 미칠 수 있으므로 간호사 표준근로지침도 마련해줄 것을 정부에 요구해 오고 있다.

3 환자안전을 위한 숙련 간호사 확보

환자안전을 위하여 숙련 간호사를 확보하고 간호사의 이직을 방지하여야 한다. 그러나 우리나라 의료기관의 병상 수는 OECD 국가 중 일본에 이어 두 번째에 달할 정도로 많다. 특히 코로나바이러스감염증-19(COVID-19)로 국가보건의료 재난 상황이 국내에서 발생하면서 중환자실은 적고, 중환자를 담당할 숙련 간호사의 공백도 크다는 문제점이 대두되었다. 간호사의 열악한 근무조건과 낮은 임금으로 숙련된 경력직 간호사가 없다는 사실도 재확인되면서 간호사 부족이 환자의 안전을 위협하는 중요 요소라는 사실도 깨닫게 되었다.

간호사 부족문제를 해결하기 위해서는 체계적이고 종합적으로 간호사 확보를 비롯한 간호정책의 새로운 틀을 짜야 한다는 문제가 제기되었다. 첫째, 환자 중증도 및 간호 · 의료 필요도에 따른 정확한 간호사 수급 추계를 바탕으로 적정 인력 배치가 필요하다는 점이다. 특히 수도권과 비수도권 간의 간호사 확보 불균형이 크고, 간호사의 절대적인 인원 확보보다는 숙련된 간호사의 확보정책이 우선 과제로 지적되었다. 둘째, 숙련된 간호사의 확보를 위한 교육과 투자가 필요하다는 점도 대두되었다. 이를 위하여 신규간호사들에게는 일정 기간 현장 적응 교육을 담당할 교육전담간호사 확보가 선결 과제로 대두되었다. 현장 교육은 적어도 3~6개월은 확보되어야 신규간호사들이 병원에서 제대로 몫을 다할 수 있기 때문이다. 아울러 일 · 가정 양립을 가능하게 할 모성 정원제 및 일률적인 3교대 근무형태에서 벗어나 유연하고 다양한 근무제도로 전환 등도 요구되고 있다. 대한간호협회는 우선 간호인력취업교육센터를 통하여 신규 및 경력간호사 교육 인프라 확충에 심혈을 기울이고 있다. 간호사 역량 강화와 적응지원 프로그램, 경력개발교육 프로그램을 시행하고 이를 확대하는 방안을 정부와 지속적으로 협의해 가고 있다.

4 전문간호사제도의 법제화와 활성화

의료법에 명시된 전문간호사는 보건 · 마취 · 정신 · 가정 등 4종류였다. 이들 분야는 과거 '분야별간호사'로 인정되어 왔으나 2000년 1월 「의료법」이 개정되면서 전문간호사로 명칭이 바뀌게 되었다. 이어 감염관리, 산업, 응급, 노인, 중환자, 호스피스, 종양, 임상, 아동분야가 신설되었다. 하지만 전문간호사의 업무범위가 법으로 규정되어 있지 못하여 활성화에 걸림돌이 되어왔다. 그러다 「의료법」이 2018년 개정되고 '전문간호사 자격인정 등에 관한 규칙'이 2022년 4월 19일자로 공포 및 시행에 들어가게 되면서 전문간호사의 업무범위가 법으로 명시됨으로써 전문간호사제도가 실효성을 갖추고 활성화될 수 있는 법적 토대가 마련되었다.

개정된 「의료법」에서는 '제78조 전문간호사' 조항에 전문간호사의 업무범위를 규정할 수 있는 근거를 명시하였으며, 기존 '전문간호사 자격인정 등에 관한 규칙'에 있던 전문간호사 자격인정 요건을 상위법인 「의료법」으로 옮겨 명시하였다. 전문간호사의 업무범위는 보건복지부령으로 정하도록 하였다. 개정법은 공포 후 2년이 경과한 날인 2020년 3월 28일부터 시행되었다. 하지만 법 시행일이 지나고도 정부는 업무범위를 규정한 시행규칙을 만들지 않았으며, 의사단체의 반대 주장에 밀려 논의가 미뤄져 왔다. 이후 '전문간호사 자격인정 등에 관한 규칙' 개정안 입법예고가 2021년 8월 3일부터 9월 13일까지 진행되었다. 입법예고 기간 중에 대한간호협회는 정부세종청사 보건복지부 앞에서 '1인 릴레이 피켓시위'를 펼치며 전문간호사 업무범위를 조속히 법제화하여 줄 것을 강력하게 촉구하였다. 이에 힘입어 개정된 규칙은 2022년 4월 19일자로 공포되었으며, 공포된 날부터 시행에 들어갔다. 전문간호사 13개 분야별 업무범위가 제3조에 규정되었으며, 전문간호사 교육기관 질 관리 업무의 위탁 근거가 제4조제3항에 신설되었다.

개정된 규칙에는 전문간호사 13개 분야별 업무범위를 규정하고 있다. 해당 분야의 ① 처치 · 주사 등 진료에 필요한 업무 중 의사, 치과의사 또는 한의사의 지도하에 수행하는 업무, ② 전문간호 제공을 위한 협력과 조정, ③ 전문간호 분야의 교육, 상담, 관리 및 연구 등 전문성 향상, ④ 그 밖에 전문간호에 필요한 업무이다. 또한 개정된 규칙에는 전문간호사 교육기관을 체계적 · 효율적으로 관리하기 위하여 '전문간호사 교육기관 질 관리 업무' 위탁 근거도 마련되었다.

대한간호협회는 업무범위 규정 마련을 계기로 전문간호사제도가 더욱 활성화될 수 있도록 힘쓰고 있다. 현재 전문간호사 자격분야는 모두 13개 분야이다. 그러나 대상자 중심으로 전문간호사 분야별로 통합할 필요가 있다는 지적이 나오고 있다. 우리나라 전문간호사 수는 2022년 기준 총 16,888명이다. 자격시험(2005년 첫 시행)을 거쳐 배출된 수가 8,724명이며, 자격시험 시행 이전 취득자가 8,164명이다. 전문간호사 자격시험은 대한간호협회에서 시행하고 있다. 대한간호협회는 '전문간호사 자격인정 등에 관한 규칙' 제8조제2항에 따라 보건복지부장관이 지정한 자격시험 시행기관이다. 2021년부터 전문간호사 자격시험 시행기관이 한국간호교육평가원에서 대한간호협회(간호연수교육원)로 변경되었다[11].

5 지역주민 건강증진을 위한 방문간호 확대

우리나라는 고령자가 늘고 만성질환 증가로 인하여 치료중심이 아닌 예방과 간호돌봄 중심으로 수요가 전환되고 있다. 이를 위하여 지역주민 건강증진을 위한 방문간호 활성화 방안이 필요하다. 우리나라 방문간호제도는 보건소 방문건강관리사업 및 건강보험 의료기관 가정간호, 노인장기요양보험 방문간호 등 크게 세 가지 형태로 운영되고 있다. 특히 노인장기요양보험 수급자는 대부분 고령 만성질환자로 일상생활 도움뿐 아니라 보건의료서비스에 대한 욕구가 있지만 거동이 불편해 충분한 의료서비스를 이용하지 못하고 있다. 하지만 정작 노인장기요양보험 방문간호는 2020년 기준 노인장기요양보험 재가수급자 614,804명 가운데 16,543명(2.69%)만 방문간호 급여를 이용하여 제도 초기부터 이용률이 약 2% 수준에 머물러 활성화가 필요하다. 이로 인해 상

> **노인장기요양보험제도**
>
> 현대 국가는 그 내용이나 정도에 차이가 있으나 모두 복지국가를 표방하고 있다. 대부분의 국가에서는 경제발전과 보건의료의 발달로 인한 평균 수명의 연장, 자녀에 대한 가치관의 변화, 보육 및 교육 문제 등으로 출산율이 급격히 저하되어 인구구조의 급속한 고령화 문제에 직면하고 있으며, 이러한 사회변화에 따른 새로운 복지수요를 충족하기 위한 것이 장기요양보험제도이다.

당수 재가수급자들의 의료서비스 욕구가 충족되지 못하여 입원 및 응급실 방문이 잦아지고 있다. 2020년 기준 한 해 동안 재가수급자의 29.7%가 입원하였으며 20.7%는 응급실을 이용하였다[12].

이를 개선하고 제도의 활성화를 위해서는 본인부담금을 완화시키고 방문간호 중심으로 급여체계를 개선하여야 한다. 이와 더불어 보건소에서 방문건강관리를 담당하는 비정규직 간호사의 정규직화를 위하여 정부가 나서야 한다. 보건소 방문건강관리는 지역사회 통합 건강증진사업으로서 대국민 호응도 및 효과성이 매우 높은 사업임에도 불구하고 방문건강관리요원들이 대부분 비정규직으로 활동하고 있어 처우개선과 고용안정이 요구된다. 이와 함께 가정간호사업소 확대 및 가정간호수가 인상이 필요하다. 가정간호제도는 장기 입원이나 불필요한 입원을 줄임으로써 국민의료비를 절감하기 위한 입원 대체 서비스 제도이나 최근 급성기 병상의 과잉공급과 저수가로 인하여 점차 사용이 축소되고 있어 불합리한 가정간호수가 개선을 통한 활성화 방안이 필요하다. 의료취약지 주민을 위한 간호사 인력 확보 방안도 함께 마련되어야 한다.

그러나 현행「의료법」은 급성기 질병 치료 중심의 의료기관에 한정된 법으로, 앞으로 국민건강을 지키기에 부족하다. 방문진료 시범사업만 봐도 참여의료기관이 부족하여 거동이 불편한 환자라도 진료를 받기 위해 의료기관을 스스로 찾아가야 한다. 이를 해결하기 위해서는「간호법」을 제정하여 간호사와 의료기관, 간호사와 장기요양기관의 협력체계가 만들어지도록 하고 이를 통하여 지역사회 간호돌봄 서비스가 제공될 수 있도록 해야 한다. 재가중심의 간호돌봄 서비스는 불필요한 의료비를 절감시키고 국민이 원하는 건강관리를 충족시킬 수 있다. 또한 전문적 간호돌봄 서비스가 충분히 제공되면 시설과 병원이 아닌 재택에서 건강의 유지와 증진은 물론 임종의 순간까지도 인간다운 간호와 돌봄을 받을 수 있다.

6 국민건강을 위한「간호법」제정

앞서 언급한 것처럼 우리나라 간호사가 처해있는 근무환경은 의료사고의 위험을 높이고 간호서비스 질을 떨어뜨릴 수밖에 없는 구조를 갖고 있다. 국내외 많은 연구결과에서도 입증되었듯이 간호사 1인당 담당 환자 수가 많을수록 환자의 욕창, 낙상, 감염 등 치명적 의료사고가 증가하였다. 따라서 간호사 수급 불균형 문제는 국민건강 측면에서 볼 때 큰 문제를 야기시킬 수 있다. 전 국민들이 동일한 간호혜택을 받지 못하는 주요 원인이 되기 때문이다. 이를 해결하기 위해서는 의료기관 내 법정 간호인력 준수 의무화 등 간호인력 근무환경 개선이 이뤄져야 한다. 그러나 이를 제도화시킬 법이 우리나라에는 없다.

간호사는 COVID-19 팬데믹을 통하여 보건안보의 중요한 인력이라는 사실을 이제는 모르는 국민은 없다고 해도 과언이 아니다. 상시 부족하였던 간호사로 국민을 살려야 한다는 절박함으로, 대한간호협회가 직접 나서서 자원봉사자를 모집하여 '파견간호사'로 해결하는 땜질식 처방이 아닌 숙련된 간호사를 양성하고 확보하여야 한다는 것을 COVID-19는 우리에게 가르쳐 줬다. 그러나 COVID-19라는 긴 어둠의 터널을 지났지만 현장 간호사들은 바뀐 게 없다고 말한다.

우리나라 간호사의 노동강도는 외국과 비교하면 과히 살인적이다. 외국에선 보통 간호사 1명이 환자 5명을 돌본다. 그러나 우리는 법적으로 12명을 돌보도록 규정하고 있지만 의료기관들이 이를 지키지 않아 만성적인 간호사 부족 현상을 겪고 있다. 또 이로 인하여 간호사 1명이 선진 외국의 2~5배를 돌봐야 하는 상황에 놓여있다. 간호사는 데이(day)-이브닝(evening)-나이트(night) 3교대 근무로 환자 곁을 24시간 지키는데 인력부족으로 근무가 들쭉날쭉해서 생체리듬이 깨지기 일쑤다. 여기에 낮은 처우와 살인적인 노동강도로 몸과 마음이 빠르게 소진된다. 이 같은 열악한 근무환경 탓에 30세 안팎이면 병원을 떠나는 경우가 많아 간호사 면허를 '7년짜리'로 부르기도 한다.

이를 해결하기 위해서는 「간호법」이 반드시 제정되어야 한다. 「간호법」은 변화된 보건의료 환경에 발맞춰 간호·돌봄에 대한 국민의 절실한 요구와 헌법상 사회적 기본권에 입각한 '필수적 민생법안'이다. 「간호법」은 우수 간호인력을 양성하여 의료기관과 지역사회에 적정하게 배치하고 처우개선과 장기근속 유도로 숙련된 간호인력을 확보함으로써 의료의 질을 개선하고 수준 높은 간호 혜택을 국민에게 제공하기 위한 것이다. 특히 임박한 초고령사회에 부합하도록 보건의료체계를 개선함으로써 건강한 대한민국을 만들기 위한 법안이다.

우리나라 헌법 제36조는 "모든 국민은 보건에 관하여 국가의 보호를 받는다"고 규정하고 있다. 헌법에 의한 국민의 건강권을 제대로 보장하기 위해서 이 시대에 가장 시급한 것이 바로 「간호법」이다. 세계보건기구(WHO)도 COVID-19 이후 각국 정부에 보편적 건강보장을 위해 간호인력에 보다 적극적인 투자가 필요하다고 강력히 권고하고 있다. 특히나 우리나라는 이제 초고령사회로 진입한다. 노인인구와 만성질환자의 증가는 노인진료비의 증가로 이어지고 대한민국 의료보장체계의 핵심인 건강보험은 그 지속가능성을 위협받고 있다. 초고령사회를 대비하려면 급성기 질환과 치료 중심의 보건의료 패러다임이 만성기 질환과 간호 · 돌봄 중심의 패러다임으로의 전환되어야 한다.

의료기술이 발전하고 전문화된 만큼 간호학과 간호지식이 발전되었고 그 분야는 다양화 · 전문화 · 구체화되었다. 간호사는 의료기관뿐 아니라 장기요양기관, 노인복지시설, 보건소, 아동 · 장애인시설 등 다양한 기관에서 일하고 있고 그 수요는 크게 증가하고 있다. 그러나 간호사가 일하고 있는 의료현장의 현실은 어떠한가? 특히 의료기관에서 근무하는 현장의 간호사들은 한계에 직면해 있다. 상시적인 간호인력 부족, 만성적인 업무과중 속에 신규 채용된 간호사들은 채 1년을 버티지 못하고 절반이 사직하며, 평균 근속연수가 7년에 머무르고 있다. 40대가 주축을 이루는 선진국 간호사들과 달리 우리나라는 20대 후반에서 30대 초반의 간호사가 대부분이며, 이직과 사직을 반복하다 경력이 단절되는 것이 현실이다. 간호사 면허자 중 의료현장에 남아있는 간호사는 그 절반에도 미치지 못한다. COVID-19 이후 우리사회는 급격한 충격과 변화를 겪었다. 그러나 공공의료의 강화와 보건의료인력의 대대적 확충이 필수적임에도 현실은 그렇지 못하다.

간호사는 결코 잠깐 쓰다 버려지는 소모품이 아니다. 의사 보조를 위한 도구적 존재로 평가받아서도 안 된다. 간호사는 우리나라 국민의 건강과 안전을 위한 소중한 의료자원이며, 어느 날 갑자기 양성하고 싶다고 해서 쏟아낼 수 없는 전문교육이 필요한 인력이다. 초고령사회 국민의 건강증진을 위한 간호 인력의 확충과 「간호법」의 제정은 이 시대 변할 수 없는 대명제이자 진리이다.

참고문헌

1) 병원간호사회, 보건간호사회, 마취간호사회, 보건진료소장회, 보건교사회, 산업간호사회, 보험심사간호사회, 가정간호사회, 정신간호사회, 노인간호사회

2) 의료인 : 의사, 치과의사, 한의사, 조산사, 간호사(의료법 제2조). 의사(132,013명), 한의사(26,788명), 치과의사(33,031명), 조산사(8,194명), 간호사(457,849명)

3) 보건복지부, 2022 보건복지백서.

4) 대한간호협회, 2023 대의원총회 자료집.

5) 보건복지부, 국민보건계정, GDP대비 경상의료비 추이.

6) 국민건강보험공단·건강보험심사평가원, 건강보험통계 2022.

7) 보건복지부, 2021 보건의료인력실태조사.

8) 교육부, 한국교육개발원, 중계열 가이드북 2017~2021.

9) 병원간호사회, 2022 병원간호인력 배치현황 실태조사.

10) 통계청, 한국의 사회동향 2016 보고서.

11) 간호사신문, '전문간호사 업무범위' 법으로 명시(2022년 4월 19일자)

12) 건강보험연구원, 노인장기요양보험 방문간호 운영 현황과 발전 방향 2022.

찾아보기

편저자 소개

이 혜 영 두원공과대학교 간호학과 교수

권 미 영 인천재능대학교 간호학과 교수

박 금 주 수원대학교 간호학과 교수

백 찬 기 대한간호협회 홍보국장

조 미 영 동남보건대학교 간호학과 교수

문 재 우 한세대학교 사회복지학과 교수

간호와 보건의료정책〈제2판〉 값 23,000원

2016년 2월 27일 제1판1쇄 발행
2024년 2월 23일 제2판1쇄 발행

편저자 : 이 혜 영 · 권 미 영 · 박 금 주
백 찬 기 · 조 미 영 · 문 재 우
발행인 : 주 영 일
발행처 : **계 축 문 화 사**

판권소유

서울특별시 종로구 통일로12길 16-17
우편번호 : 03029
TEL : 735-2257 · 738-9746
FAX : 723-9025
E-mail : gyechuk@hanmail.net
홈페이지 : http://gyechuk.co.kr
1973. 10. 31 등록번호 제300-1973-8호
ISBN 978-89-5629-753-8 93510